岭南中医药精华书系

邓铁涛 禤国维 周岱翰 韦贵康 总主编

岭南名老中医临床经验传承系列

刘小斌 主编

何世东
学术精华与临床应用

董明国 宁为民 主编

SPM 南方出版传媒

广东科技出版社 | 全国优秀出版社

·广 州·

图书在版编目（CIP）数据

何世东学术精华与临床应用/董明国，宁为民主编. —广州：
广东科技出版社，2022.9
（岭南中医药精华书系. 岭南名老中医临床经验传承系列）
ISBN 978-7-5359-7861-5

Ⅰ.①何… Ⅱ.①董… ②宁… Ⅲ.①中西医结合—临床医
学—经验—中国—现代 Ⅳ.①R2-031

中国版本图书馆CIP数据核字（2022）第082514号

何世东学术精华与临床应用
He ShiDong Xueshu Jinghua yu Linchuang Yingyong

出 版 人：严奉强
责任编辑：曾永琳　潘羽生
封面设计：林少娟
排版设计：友间文化
责任校对：陈　静　李云柯
责任印制：彭海波
出版发行：广东科技出版社
　　　　　（广州市环市东路水荫路11号　邮政编码：510075）
销售热线：020-37607413
http://www.gdstp.com.cn
E-mail: gdkjbw@nfcb.com.cn
经　　销：广东新华发行集团股份有限公司
印　　刷：广州市彩源印刷有限公司
　　　　　（广州市黄埔区百合三路8号　邮政编码：510700）
规　　格：787 mm×1 092 mm　1/16　印张29.5　字数590千
版　　次：2022年9月第1版
　　　　　2022年9月第1次印刷
定　　价：150.00元

"岭南中医药精华书系"编委会

总主编：邓铁涛　禤国维

周岱翰　韦贵康

编　委：（按姓氏笔画排序）

刘小斌　孙晓生　张永杰

张忠德　陈永光　陈达灿

冼绍祥　郑　洪　徐鸿华

"岭南中医药精华书系"出版工作委员会

总序

岭南中医又被称为"岭南医学"，是中医的学术流派之一。

岭南，首先是地理概念。《汉语大词典》谓："指五岭以南的地区，即广东、广西一带。"而对"五岭"则解释说："大庾岭、越城岭、骑田岭、萌渚岭、都庞岭的总称，位于江西、湖南、广东、广西四省之间，是长江与珠江流域的分水岭。"这样岭南的方位就很清晰了。

岭南这片土地上的许多文化都自成特色，过去就有"岭南派"一词，《汉语大词典》解释为"现代中国画流派之一"。这说明最早被认为自成一派的，首先见于画坛。不过随着岭南文化的发展，有越来越多领域都呈现出鲜明的特色。所以，后来人们将画学上的"岭南派"加上"画"字，称其为"岭南画派"，而其他领域方面的"岭南派"则有岭南琴派、岭南园林、岭南音乐……

岭南医学则是医学上的派别，主要指岭南地区的中医。"岭南医学"这一名称虽然出自现代，但它是对岭南中医发展的历史文化特色的总结，可以说其内涵是源远流长的。

从中国文化发源来看，中国文化的主流发源于中原一带。岭南文化源于中原文化，随着征战的军士、民族的迁徙传入岭南地区。中医药学就是和传统文化一道，从中原传入岭南的，并在岭南地区与当地的民俗相结合，形成了有本地特色的医学流派。

晋唐时期，岭南的中医学就已经体现出自身的特色。例如对地方性流行病研究有突出的成果。晋代有葛洪、支法存、仰道人等活跃于广东，记载了对蛊毒、沙虱热（恙虫病）、疟疾、丝虫、姜片虫等流行病的认识与治疗方药。唐代开始有《岭南脚气论》等多种以岭南为名的方书，后来宋代郑樵在《通志》中为唐以前医药文献划分门类，就专门划出一类叫"岭南方"，计有《岭南急要方》三卷，《南中四时摄生论》一卷，《南行方》三卷，《治岭南众疾经效方》一卷，《广南摄生方》三卷，共五部十一卷。在《诸病源候论》《千金要方》《外台秘要》等综合医书中也多有关于岭南疾病的记载。由此可见，当时研究岭南的疾病与治疗已经发展成中医药学科的一个分支。

如果说唐以前的岭南医学偏于研究地方性疾病，那么在宋元明清时期，岭南医学则开始向两个方面全面发展。一是对地方性的疾病研究更加深入，二是开始进而探讨疾病背后的体质因素，指出岭南地理气候环境对人群体质的特定影响。重要标志是元代医家释继洪所撰《岭南卫生方》，集宋元医家治疗瘴病经验之大成，对主要指疟疾的瘴病在证治规律方面有更深入的认识。到了明清时期，中医的各个学派都传入岭南，岭南医药学家对河间、丹溪、伤寒、温病等流派理论在岭南的适用性进行了多方探讨，还系统地发掘整理了岭南草药的应用经验，将其充实到中药宝库之中。

清中期以后，随着十三行贸易的兴盛，广东经济愈来愈发达。医学方面随之人才辈出，儋州罗汝兰著《鼠疫汇编》，丰富了对急性传染病的诊治经验；晚清伤寒名家陈伯坛名扬海内外，著作《读过伤寒论》《读过金匮》为世所重；岭南骨伤世家梁氏、管氏等注重总结学术经验，撰写了多种讲义。同时岭南地区在对外开放交流中，得风气之先，引种牛痘的先驱邱熺，一门三代中西医汇通的陈定泰家族，以及"中西汇通四大家"之一的朱沛文等，均有较重要的学术影响。

到了现代，岭南的医药学家更加注意总结地方医药特色。邓铁涛教授在1986年中华医学会广东分会广东医史分会成立大会上，作了题为《略谈岭南医学之特点》的学术报告，提出了岭南医学的三个特点：①重视岭南地区的多发疾病；②重视岭南地区特产的药材和民间经验；③重视吸收新知。并提出这些特点是与岭南的地理、人文、环境密切关联的。随后，岭南中医各科的理论与临床研究不断发展。2006年广东省启动中医药强省建设，我省中医药界与出版界通力合作，组织编撰并出版了"岭南中医药文库"系列丛书，较全面地总结了岭南名医、名院、名科、名药等成就与贡献，产生了巨大反响。"岭南医学"这一名称，在国内中医学术界得到广泛认同。

岭南医学有何特色？其实，问题的答案就在"岭南"二字之中。关于学术流派，有不同的定义。所谓流，是支流；派，意味着派生。一般认为流派的形成以师承名家为起点，然后源流相继，派生支系，如此不绝。这其实是指以某一杰出人物为中心的单点播散式。而岭南医学，是整个岭南地区中医药群体共同探索的成果，呈现出多线式传播的特点。在岭南医学这一大的学术流派当中，有许多世家流派、专科流派，各有传承。像潮汕地区的"大娘巾"蔡氏女科，有400多年历史，至今已14代。佛山梁财信所创的梁氏伤科，传承至第6代。内科方面有国家大师邓铁涛的邓氏内科流派，针灸有现代"靳三针"流派，皮肤科有国医大师禤国维的岭南皮肤病流派，妇科还有罗元恺的罗氏妇科等，均享誉全国。

以上这些学科与流派是纵向式的线性传播，它们又共同置身于岭南地域环境之中，面对着同在岭南气候与风俗下生活的人群。中医自古以来就注意地理环境、气候与人的体质对疾病和医药的影响，提出了"因时制宜、因地制宜、因人制宜"的原则。唐代《千金要方》指出："凡用药，皆随土地所宜，江南岭表，其地暑湿，其人肌肤薄脆，腠理开疏，用药轻省，关中河北，土地刚燥，其人皮肤坚硬，腠理闭塞，用药重复。"因此在岭南中医各科的学术中，都存在人群特有性质、地区多发病证与常用地产药材等方面的特色内涵。这些如同横向的纬线，将纵向的各个学科与流派贯穿织成"岭南医学"这一幅大画卷。

由此可见，要想深入地阐明"岭南医学"，需要中医理论与临床紧密合作，各个专科专病各自深入总结，才能为宏观上的规律总结提供具体支撑。自"岭南中医药文库"出版以来，岭南中医药界在理论探讨与临床总结方面又取得了不少新进展。为了进一步总结发展中的岭南医学，我们又策划了"岭南中医药精华书系"，采用开放式系列架构，首批书目规划为80个品种，分为名医卷、世家卷、技法卷、名药卷、名方卷、典籍卷、民族医药卷和港澳卷八大系列：

名医卷：旨在对广东、广西和海南三省区获"国医大师"称号及获批建设"全国名老中医传承工作室"的中医专家，以及部分省级名老中医的学术经验进行总结，成规模展示岭南当代名医的群体水平。

世家卷：以族群记录方式挖掘和整理岭南传承四代以上、特色鲜明，且有代表性传承人的中医世家的传承文化和研究成果，展示世家的临床秘验精华，具有存亡接续的重要意义，填补岭南中医药和文化研究中以往忽视的空白。

技法卷：系统展示入选国家级、省级和市级非物质文化遗产名录的中医药技法项目，以及入选国家中医药管理局"中医适宜技术推广项目"的岭南中医绝技绝学，突出展现岭南中医药技术水平亮点和中医药文化传承成果。

名药卷：系统总结岭南传统"十大广药""四大南药"的历史源流、品种分类、性状鉴别、规范化生产技术、临床功效和古今医家应用经验等，全方位展现名药的文化内涵和实用价值，树立岭南优质中药的品牌形象。

名方卷：着眼于名方传世，注重名方临床实用价值，汇集有确证来源的历代岭南经典名方，同时注重对近现代岭南著名医家名方的搜集和整理。全系列以疾病系统为纲，首次对岭南古今名方的组成、功效、方解和临床应用进行系统展示。

典籍卷：遴选岭南古医籍中在全国影响较大、流传广远的品种，精选古籍善本、孤本，采用校注加研究集成的方式出版，是首次对岭南珍本古医籍的系统整理和挖掘，力求系统展示原味的岭南中医诊疗方法和理论，对丰富中医药从业者治疗手段、提高诊疗水平具有良好的借鉴作用。

民族医药卷：几千年来，岭南各族人民在共同创造具有地域特色的岭南文化的同时，也丰富和发展出具有本民族特色的医药文化，现已有不少民族医药技法列入岭南地区省、市级非物质文化遗产。本系列对岭南地区瑶族、壮族、黎族、侗族、苗族、京族等各民族医药进行梳理，填补岭南传统医药研究空白。

港澳卷：港澳地区南北交流，中西汇聚，其中医药屡得风气之先，一方面继承着鲜明的岭南中医特点，另一方面又表现出广纳中原和西方医学新知的交融特性，尤其是近代以来活跃着一代代特色鲜明的名医和世家名门，本项目首次将目光聚焦港澳中医药，以点带面展示港澳中医药临床和研究水平。

本丛书的策划，是在更大范围和更深层次上对岭南传统医药学术的一次新总结。相信本丛书的出版，将使岭南医学这一富有特色的我国地域中医学术流派的理论内涵更加充实，在理论和临床上进一步发扬光大。

邓铁涛

（国医大师，广州中医药大学
终身教授，博士生导师）

2018年10月

序

中国医药学是中国人民几千年来与疾病作斗争的实践总结，在历代劳动人民和医药学家的长期实践中，形成了独特的理论体系，这一理论体系蕴含中国古典哲学的精髓，集中体现了中国传统文化对人体本身以及人与自然辩证关系的深刻思辨，为中华民族的繁衍昌盛和卫生保健做出了不可磨灭的贡献。

中国医药学是我国独特的卫生资源，又是潜力巨大的经济资源、具有原创优势的科技资源、优秀的文化资源和重要的生态资源，是中华民族的伟大瑰宝，也是世界医学宝库中独具特色的财富。中国医药学很早就通过丝绸之路开启了对外交流的渠道，为世界文明做出贡献。

现今世界，现代文明不断进步，但人类所受疾病的伤害并没有因社会的发展而减少，中国医药学作为一种具有独特优势理论和特色的传统医学，又被人类重新重视起来。在新的实践中，人们从中国医药学中看到了未来医学的曙光，许多有识之士，不单是中国人，甚至外国人，从现代医学的角度去重新认识中医并发现，一旦蕴藏在中国的中医药宝库与现代科学相结合，中国医药学就会出现质的飞跃，从而更广泛地造福全人类！

中国医学需要中医，更需要发展中医；世界医疗卫生保健事业同样需要中医和发展中医。

中医药事业的繁荣和发展，尤其需要一大批矢志不渝、信念坚定的"铁杆"中医，齐心合力，孜孜以求，为弘扬国粹，传承创新奋斗终身。广东省名中医何世东先生正是这样一批对中医执着与热爱的佼佼者。

我认识何世东先生已有二十多年，他不尚空谈，为人低调，谦虚谨慎，爱岗敬业，工作勤奋，他的医道、医德、医术给我留下了深刻印象。

他是一位学习、工作、生活的勇者，青年时代就矢志岐黄医术，刻苦钻研。为解决乡民疾苦，他奔走于穷乡僻壤，克勤克俭，成为深受乡民爱戴的一名赤脚郎中。

他又是一位学习、工作的智者。"文化大革命"结束，高考恢复。他以优异的成绩考入广州中医学院（现广州中医药大学），得以在中医药方面的高等学府深造，并跟随全省乃至全国著名的中医药名家学习宝贵的医学经验。他勤奋好学，博学广闻，在学术上无偏倚，师古不泥，融汇古今，取长补短，学术渐有建树，造诣颇深，深得同道称赞。

他更是一位忠于中医药事业的强者。悬壶数十年，一生治学严谨，锲而不舍，潜心医术，广采新知。他医术精湛，医德高尚，在东莞一地，有口皆碑。由于工作、学术出色，多次获得殊荣。曾被评为"东莞市技术专业拔尖人才""广东省优秀中医药科技工作者"。2001年起享受国务院政府特殊津贴，2002年获准成为第三批全国老中医药专家学术经验继承工作指导老师，2012年获批成为"全国名老中医药专家传承工作室建设项目专家"，并被省政府授予"广东省名中医"称号。

在众多荣誉面前，何世东先生又是一位谦者。他不居功自傲，反而谦逊有加。他常教育后学者注重医德修养，对患者要诚信宽厚。他对自己更是严格要求，率先示范。他认为学术无止境，要不断临床，不断实践，不断探索。

何世东先生的从医经历和学术经验，经其弟子们悉心整理成书并付梓出版，是广东省医学界的大喜事，也是名中医学术经验传承的有益之举。谨致以热烈祝贺，并为序。

原广东省中医药局副局长

广州中医药大学客座教授

邝日建

2022年4月18日

目 录

何世东学术精华与临床应用

第一章 医家小传

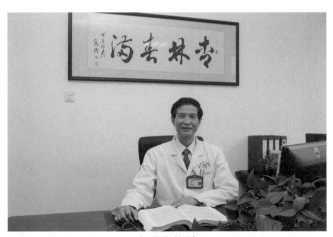

何世东教授

何世东，1947年出生，主任中医师，广州中医药大学教授、硕士研究生导师，全国名老中医药专家传承工作室建设项目专家。

从1988年开始，何世东教授历任东莞市中医院内科副主任、主任，1999年获"主任中医师"职称，2008年被聘为广州中医药大学教授、硕士生导师。何世东教授技高德馨，屡受表彰，1975年获"东莞县卫生系统先进工作者"奖；1997年被授予"广东省优秀中医药科技工作者"称号；2001年起享受国务院政府特殊津贴，同年当选"东莞市技术专业拔尖人才"；2002年跻身第三批全国老中医药专家学术经验继承指导老师行列；2012年获"广东省名中医"殊荣，成为"全国名老中医药专家传承工作室建设项目专家"。何世东教授数十年兢兢业业，誉满杏林，为培养中医药人才做出了巨大贡献。

此外，在1988—2008年期间，何世东教授历任东莞市中医学会理事、广东省中医药学会肾病专业委员会委员、广东省中西医结合学会消化专业委员会委员、广东省中西医结合学会消化资深专家委员会委员、广东省中医药学会风湿病专业委员会委员、广东省中西医结合虚证与老年医学专业委员会委员、东莞市老年病研究所副所长等职。

第一节　尊师重道，矢志中医

　　1966年是一个特殊的年份。这一年，"文化大革命"的烈焰点燃了大幕的一角，也正是这一年，刚刚高中毕业的何世东轻轻推开了中医大门。在群情激昂、唾沫漫天的喧哗中，年轻的何世东岿然不动，虽安坐于一方小天地，心中却满怀救死扶伤的热忱，日复一日地埋首于医学书籍，静静咀嚼着知识与寂寞。在这骚动的年代里，虽有批斗暴力如火如荼，"赤脚医生"与"中医下乡"的善举却也被热烈提倡。何世东带着初生牛犊的青涩与赤诚，欣然加入了"赤脚医生"的队伍，走到了贫苦农村医疗第一线。

　　但若想行医救人，空有抱负与热情是远远不够的，浅薄的医学功底是何世东实现理想途中的硬伤。他欲拜师求学，无奈身处穷乡僻壤，无师可投，又累于家口生计，无力外出从师。他被迫自力更生，寻来《中药学》《中医基础理论》《中医诊断学》《方剂学》《中医内科学》《儿科学》等相关教材，花3年时间细致研读，反复琢磨。其中，"中医学院试用教材重订本"是他的启蒙书籍，这是我国成立最早的五所中医院校共同参编的一套教材，涵盖了中医基础理论、中医诊断、方剂、中药、中医内科、中医外科等方方面面的内容，为何世东日后进入学院学习奠定了坚实的理论基础。

　　在1969—1970年两年时间里，为充分锻炼自己的实战能力，何世东积极参加了东莞县组织的"赤脚医生"学习班，其间有幸跟随第一届毕业于南京中医学院的袁沃光老先生学习中医临床，算是拜得了医学上的启蒙老师。袁老师尊崇张仲景的伤寒论，善用经方治疗疾病，疗效显著。袁老师对伤寒条文了如指掌，其重视背诵的刻苦精神深深感染了何世东，使他亦开始专心于熟读、熟背经典这项基本功的修炼。无论是《药性赋》《濒湖脉诀》《医学三字经》等启蒙读物，还是《黄帝内经》《伤寒论》《金匮要略》《温病条辨》《外感温热篇》等中医经典的重点条文，即便时至今日，何世东仍可信手拈来、倒背如流。至临床应用之际，这些知识储备就成了活水之源，对诊疗大有裨益，久而久之便可熟能生巧，真正做到迅速甄别、对症下药，可谓终生受用。

（董明国　邓丽娥）

第二节　悬壶采药，惠泽黎民

从1970年起，何世东开始独立应诊，与另外三名西医同事共同负责东莞市麻涌镇大步乡卫生站的医疗工作。时值"文化大革命"后期，全社会开始推行单一的中草药治疗，因药材种类繁多，因此要分辨、牢记每一味药的气、味、功能、主治实非易事。何世东为了体察药性，花大工夫恶补起草药知识。他曾多次跟随老药农去广州增城南香山一带进行实地考察，观察不同药材的生长环境和形态，对于药性有了更进一步的认识。何世东钦佩神农、李时珍等前辈亲尝百草的壮举，亦仿效先人，亲试草药。试药讲究循序渐进，因类制宜，万不可操之过急。何世东深谙此道，对不同的草药采取或干嚼或煎服的方法，先尝平性药，后尝烈性药，剂量也一点一点慢慢增加，好让身体有充足的消化、适应时间，然后综合两三味相类的药一起尝试、感受、比较。如此下来，何世东反复尝过了百余种常用草药。

根据服药后的身体反应，他基本掌握了部分药物的轻重浮沉、寒热温凉等特点，并拿捏住了各类药的一般用量，所获颇丰。他从亲身试验中总结出了如下经验：气轻味薄的疏散药宜小剂量使用，大剂量只会带来反作用；消导药宜用量适中，慢慢服食，否则将超出肠胃承受的限度，造成身体不适；苦寒泻下药则酌情予以中、大剂量，出现不适症状则立即停止用药，否则损害精气；烈性药只宜小剂量使用，提防副作用；滋补药量大才有效果，但最好与少许调理、润滑肠胃的药配套服用，减轻肠胃负担。后来何世东自己亦作为老师带领过一批学生去采草药，因此他对药理的认识极为牢固、深刻，正所谓"纸上得来终觉浅，绝知此事要躬行"。

在此实践基础上，何世东的辨药、采药技术已经炉火纯青了。当地医疗条件有限，因此他一有空就采摘草药回来，晒干备用，并无偿为穷人诊病、开药。他还特别立足于当地情况，针对水乡常见病如感冒发热、腹泻、痢疾、肝炎、肾炎等，多备火炭母、一包针、车前草、四方全草、羊蹄草、珍珠草、白茅根、白花蛇舌草、土牛膝等草药，造福村里人。除常见病外，何世东还运用纯中药治疗农村传染性疾病，以"紫草三豆汤"治疗急性结膜炎（红眼病），以野菊花、桑叶、夏枯草、生地黄煎水治疗红眼病，并在村里推广使用，效果非常好。由于工作成绩突出，何世东在1975年被评为"东莞县先进卫生工作者"。采药、尝药、行医的实战经历与大学期间所学的理论知识相互支撑，成为何世东教授一生从医的宝贵财富。直到现在，他仍善用草药治疗各种疾病，副作用小且疗效佳，成为其临床的一大特色。

（董明国　邓丽娥）

第三节 广采新知，博采众长

前期的自学、"赤脚医生"训练班的培训，加上8年的中医临床工作，让何世东积累了一定的中医学理论与实践经验。但理论与实战之间总是横亘着一条河，他在书本知识与实际病症的转化之间遇到了各种各样的难题，深感自己功夫不到家，离真正的融会贯通还差一步。为了跨越这条河，何世东决心继续深造。1975年1月—1976年1月，他进入广东省东莞卫生学校学习，开始接触中西医结合的疗法；1977年全国恢复高考制度，何世东考入了广州中医学院，得以更加深入、系统地学习中西医知识。8年的临床经验使何世东成为同学中的佼佼者，他从不死抠书本，而是重视理论与临床的灵活结合。也正源于多年的行医经历，他积攒了一系列疑问与难点请教老师，真正做到了有的放矢。不屈不挠的钻研精神使何世东不放过每一个学习空隙，在完成课堂理论学习的前提下，他常常主动跟诊名医，观其"望、闻、问、切"、辨证论治，强烈的求知欲使他获得了很多名师的青睐和点拨。何世东持之以恒，积少成多，博采众长，实实在在学到了不少治病本领。如学习何汝湛治疗肾病、付大明中西医结合治疗肝病、关济民巧用经方治病、杨志仁治疗五官科疾病并以补脾补肾法治疗内科杂病等。1980年在江门市中医院（今江门市五邑中医院）见习期间，何世东更尽情地"开眼看世界"，师法名家，进步飞快。如简锡禧善用经方治疗，许锦培治疗湿温病讲求"轻、清、芳"化法，李圣贤喜用清热祛湿法治疗慢性胃肠疾病等。

虚心学习是十分重要的，这在何世东治疗过敏性紫癜的经历中表

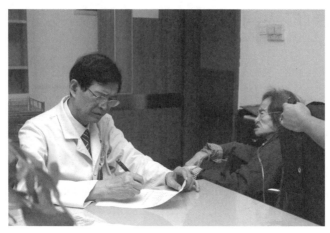

何世东教授在为患者诊病

现得尤为突出。早年何世东喜用清热凉血的药物治疗过敏性紫癜，而杨志仁教授同时辅以补益脾肾的药物，疗效颇佳。当时的情形如下：有一青年女性，因过敏性紫癜已住院近2个月，已尝试应用激素、抗过敏药物、维生素C及清热凉血中药进行治疗，但皮疹均未得到有效控制，反而成片成片地蔓延，疹色鲜红，舌质红，二便调，脉稍缓，语声低。针对这种情况，杨志仁教授拟以调补脾肾为重，加仙鹤草、阿胶等清热凉血的中药，并停用所有激素及西药。此举让何世东大为震惊，但此患者3天之后就无新发出血点，2周后出血点基本消退。何世东认真思索其原因，加深了对过敏性紫癜乃至慢性病的认识，明白了脾肾为人之本，必须重视。当然，"偷学"来的本领如何彻底转化成自己的，还得依靠临床当中耐心、细心的体悟和检验。何世东下了一番苦功总结众多老师的用药特点，有选择地吸收其临床经验，结合自身已积累的临床心得，慢慢形成了对病机的独到认识，并不断加以完善、创新。

（董明国　邓丽娥）

第四节　衷中融西，相得益彰

难能可贵的是，何世东教授对学术没有偏见，尤其是中西医的门户之见。他认为中西医各有所长，也各有所短，面对形形色色的疑难杂症，医学知识只怕少，不怕多。《史记·扁鹊仓公列传》说道："医之所病病道少。"中医若能兼采西医之长，只会有益无害。所谓"西为中用，古为今用"，中西医相互取长补短，能够更好地认清自身的弊端，从而使自身的长处、潜力得到更好的挖掘、整理和发挥，这正应了"他山之石，可以攻玉"的道理。

大学五年中，他全面学习了西医学的组织胚胎、解剖、生理病理、药理、西医诊断学临床等理论课程，以及西医现代检查、诊断先进方法等，弥补了中医在微观上的不足，大大拓展了自己的视野。何世东教授平时善于采撷众长，向师友请教，例如向中山大学第三附属医院余步云教授请教疑难风湿性疾病的疗法，向中山大学第一附属医院叶任高教授、许乃贵教授请教难治性肾病的问题。通过五年的科班学习，何世东教授最大的收获就是辩证地认识了中西医各自的优劣。中医诊治观与中国传统自然观一脉相承，即讲求全局观念，从整体上重视人与自然的关系，重视五脏功能、气血盛衰、气血运行等周身器官的均衡，如五脏通过经络彼此联系，互相生克，达到平衡、稳定的状态。故中医诊治讲究宏观视野下的辨证，要透过患者的症状、舌象、脉象、二便等现象把握本质。所谓"对症下药"，对的是内症而非表象，掌握了原始病机才能进行适宜的调理。相比之下，西医着重微观研究，善于借助各种科学仪器进行细微而深入的检查和化验，近似于"指哪打哪"，直观地确定病灶。

例如，发热1个月的患者伴有消瘦、咳嗽、痰中带血等症状，若交由中医诊断，则无法确切地判断其为肺结核、肺癌或其他病症。西医则不同，使用仪器一检测，病症便一目了然。在借助西医学仪器确定具体的病灶后，中医便能够发挥优势。比如，肺结核与肺癌所对应的中药便有所不同，尤其是肺癌，发热之顽固，热邪之深重，用药之大量、持续，有别于肺结核的治疗。

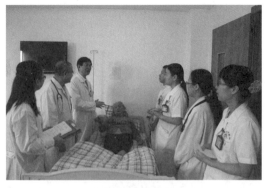

何世东教授查房

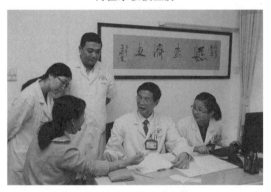

何世东教授为患者诊病

又如慢性肾炎患者，西医学可以观照其潜在的病变全过程，包括从早期尿常规检查中蛋白、管型、红细胞、白细胞的不正常，至晚期血液检查中非蛋白氮等升高而死于尿毒症。这恰恰充分论证了清代邹澍《本经疏证》"山药"条目下的"肾气者，固当留其精而泻其粗也"之说，实在是天才的真知灼见。在彼时的历史条件下，邹澍当然不可能清楚地认识到精与粗的实质，但这一论点在西医学上的成功佐证使何世东教授理解了慢性肾炎患者的发病过程——初时留精功能不足，出现蛋白尿现象，即肾气衰颓；继而去粗功能有亏，导致有害物质滞留，肾脏不能排泄而出现血检异常现象。

上述事例证明，中西医结合所产生的优良效用是不容否认的。立足于中医整体观念和辨证论治的特点，对一些仅靠中医直观感觉难以确诊的疾病，可以借助西医现代仪器的科学诊断手段明确其性质和病灶，加强立法选方的针对性，扩大中医的辨证依据，丰富辨证内容，更好地发挥中医治疗的优势及效果。

（董明国　邓丽娥）

第五节　治学严谨，尤重临床

　　何世东教授毕业后被分配到东莞市中医院，一直负责住院部工作，他不仅重视临床，还扎根研究。除了医治住院部患者，何世东教授还每天坚持门诊工作，常诊治患者至下午一两点而不知劳累。何世东教授深觉，实践是巩固知识的必由之路，任何书本理论都一定要经过临床的检验，不但是为了加深印象，也为了验其正误，看是否需要补充修改。从何世东教授的身上认识到，莫以为中医古板，事实上它也是与时俱进、千变万化的。例如，俞根初有一段话是这么说的："吾四十余年阅历以来，凡病之属阳明、少阳、厥阴而宜凉泻清滋者，十有七八；如太阳、太阴、少阴之宜温散温补者，十仅三四；表里双解，三焦并治，温凉合用，通补兼施者，最居多数。"这些基本的概率都是从大量的临床实践中摸索得来的，这就是把张仲景的《伤寒论》读活了，消化成了自己的东西。又如《金匮要略》讲瘀血患者

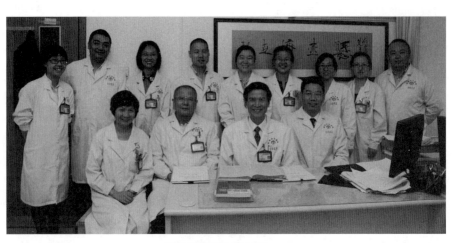

何世东教授医学团队

"口燥，但欲漱水不欲咽"，何世东教授曾一度把它当作"渴不欲饮"来理解，后来临床上接触的肝硬化患者多了，常听他们说口中黏腻。何世东教授这才恍然大悟，"但欲漱水不欲咽"是因为口中黏腻，而不是渴。所以《金匮要略》说它是"口燥"而不是"口渴"，尤在泾释为"血结则气燥也"，与"渴不欲饮"完全是两回事。一名好的中医往往是先夯实理论基础，后通过临床总结经验和教训，再去温习理论，才会真正达到"温故而知新"的效果，这时理论对临床才具有切实的指导意义。

通过长期的临床实践，何世东教授不但熟悉了常见病、多发病的治疗方法，在疑难重症方面也逐渐积累了一些经验。我们常说"生也有涯，而知也无涯""术业有专攻"，在人有限的一生里，时间与精力都无法匹配"既专且全"的野心，除非是像达·芬奇那样的天才。就医学领域而言，门类已然十分庞大，过去称为十三科，科科精通之人实属罕见；何况时代日趋进步，人才辈出，分工愈益细致，这时候"专"的重要性就大大凸显出来了。何世东教授显然深明此取舍之理。多年来，他积累了大量临床病案，起初以内科、妇科、儿科杂病为主，后来对肾病、消化道疾病、肿瘤、风湿病的认识逐渐加深，研究兴趣、方向就发生了转移和固定。接下来，何世东教授便专注于对这四个方面疾病的研究，不断"充电"学习全国名老中医的相关经验，再结合自身实际体会进行系统总结，渐渐在这几类疾病的治疗中树立了威信和名声。随着时间的推移，何世东教授的临床知名度日渐提高，慕名就诊的患者接踵而来，且多患疑难杂症，如系统性红斑狼疮、难治性肾病综合征、肿瘤等。何世东教授凭借严谨的医学态度，以及长久以来的观察和实践，业务能力持续精进，在中医临床领域建树颇丰。

（董明国　邓丽娥）

何世东学术精华与临床应用

第二章 学术精华

第一节　坚持整体，强调辨证

一、坚持整体观念

中国传统医学认为，人体是一个有机整体，可用心、肝、脾、肺、肾五大系统概括，并与大自然息息相关。中国传统医学借助阴阳、气血、脏腑、经络等概念，阐述人体的生理、病理及其治法，能有效地指导养生保健及防治疾病。

何世东教授在临床实践中始终贯穿整体观念，充分应用它去分析病情，见到某一局部症状，便习惯性地从整体出发，把局部看成整体的局部，类似"管中窥豹"却不局限于肉眼所见，而是通过这一小块豹纹想象豹的全貌。如急性肾小球肾炎，症状有头面部及全身浮肿、尿少、血尿、蛋白尿、头痛、乏力、恶心、呕吐等，多按水肿辨证，用宣肺健脾、清热利水法治疗可获良效，决不能简单地认为消除炎症就应该使用清热解毒的药物。

二、强调辨证论治

辨证论治是中医的精华，只有辨证准确才有效果。中医辨证有六经辨证、卫气营血辨证、脏腑辨证、经络辨证、气血津液辨证、八纲辨证等，都是经历了长久实践的，具有普遍指导意义。何世东教授认为，天地间一切物质都处在不停的运动、变化中，人体生命现象和生理病理的矛盾斗争亦是如此，病态的机体通过正邪相搏，维持着一种动态平衡。中医在临证时关注证的转变，强调抓住主证进行辨证施治，正如常说的"抓主要矛盾"，但实际应用起来并非易事。如今临床上广泛应用西药，导致中医很多时候被西医观点干扰，如见支气管炎伴有发热症状，就用清热化痰止咳药物以消炎；遇到慢性前列腺炎、不育就视为肾虚，给予温补肾阳或补肾精等。这么一来，中医诊断就变成了西医的附庸，思维变得十分机械、呆板，常发生以虚为实或以实为虚、以寒为热或以热为寒的误治。这是中医辨证的大忌。

　　一个病症的病机往往有多个方面，临床上必须根据"望、闻、问、切"这四诊将所有资料收集齐全后，再作全面考虑，做出"病"与"症"的综合分析，寻求疾病的本质，不可停留在表面的寒热虚实，因为相异的寒热虚实有可能导致相同的表象。遇到大病、复杂病症时更要格外细密，务必丝丝深入，契合病机，这样才可靠。下面拟举三例，方便大家理解。

　　例1：久泻之病，听起来像是脾阳虚或脾气虚，但患者舌红，苔黄腻，口干，泻前腹痛，泻后仍有里急后重感，时有肛门灼热之感，脉浮中取乏力，重按则弦实，此乃大肠湿热兼有木克土的实证之象，必须清热祛湿、理气疏肝才能获效。

　　例2：婚后8年，阳痿、早泄、不育作肾虚治之，翻阅多年前的方药，不是补肾阴就是补肾阳，或阴阳两补而不效。求诊时表现为舌苔黄厚腻、脉沉滑数，此乃下焦湿热壅滞，治以清化下焦湿热而获效。

　　例3：小儿白血病合并肺炎，患者表现为咳喘、低热、疲乏、纳差、多汗等，不可因肺炎而清热消炎，而应服用补中益气汤、归脾汤等，方能奏效。

三、辨病辨证有机结合

　　西医的辨病论治建立在近代自然科学发展的基础上，是以病因学、病理学、解剖学为基础，以实验室检查等为依据的，因而其辨病较为深入、细致、具体，特异性比较强；中医的辨证论治是综合、归纳、分析有关患者发病的各种因素和现象而做出综合诊断，强调因时、因地、因人而给以不同的治疗方法，把病和人密切结合成一个整体，具体情况具体分析，个体性比较强。何世东教授主张中西医结合，强调中医辨证论治，参考西医现代成果，兼取二者之长：中医从宏观入手，讲求天人合一；西医关注中微观，深入分子、原子、离子、基因等角度进行科学研究，现代仪器更是必不可少的诊断帮手。因而，西医成果可作为中医临证时的参考，有助于丰富中医用药依据。如肾炎水肿，在水肿消退后，无证可辨，此时就需要参考尿常规所提供的蛋白、红细胞、管型等指标来用药了。切记，中医在临证处方、分析病情时必须排除西医的干扰，坚定立足本身的辨证施治。

除去西医诊断与中医辨证论治相结合的方法，中西药的合用也大有可为。用药应彼此协同以增强药效，并相互拮抗不良作用，从而减轻副作用。如原发性肾病综合征患者使用激素后出现面红满月脸、水牛背、烦躁、失眠、口干口苦、便秘的症状，这时以中药滋阴降火，可以增强治疗疾病的效果，也可对抗由激素引起的上火烦躁。随着激素的减量，证型随之变化，此时便应当及时调整中医治法。如糖尿病酸中毒患者，表现出津液干枯之症状，应用胰岛素、补阴药治疗，但因胰岛素属补阴之性，故阳虚患者用之可伤，过量会压抑阳气而导致昏迷。在治疗经过现代医学确诊为冠状动脉粥样硬化性心脏病（冠心病）范围内的某些心脏疾患时，根据四诊所得，参用补肾阴或温肾阳的方法，往往能取得比较满意的疗效，这说明中医"心肾相交""坎离既济"等经典理论并没有过时。中西医巧妙结合，正是"1+1>2"的道理。

（宁为民）

第二节　重视脾肾，培补固本

一、着重治病求本，慢性病重视培补固本

在整体观念的指导下，何世东教授通过收集患者的全部症状，再进一步探究其全身的变化，从中找出病因、病机，并通过详细分析，抓住疾病的本质，确立治疗方法，循证求因，治病求本。

对于慢性病的治疗，何世东教授认为中医调治具有较大优势。于慢性病的急性发作期后，培本治疗可减少急性期发作次数，有些患者或可就此而愈。如治疗老年慢性支气管炎，患者常伴咳嗽、咯痰症状，或伴气喘，长期反复发作。综合分析其病因病机可得：肺、脾、肾三脏虚弱为本，外感或痰浊阻肺为标，故治疗时当化痰止咳。若咳嗽、咯痰、气喘好转后，亦未达到目的，此时应更着重对肺、脾、肾进行培本治疗。若干时间后，肺、脾、肾有所好转的患者，其发作次数明显减少，体质明显增强，个别患者从此治愈，此治病求本也。又如治疗非水肿期顽固性原发性肾病综合征，水肿消退后，患者多见面色无华、神疲乏力、腰膝酸软、头晕等。大多数患者是由于反复使用大量激素而造成阴虚火旺、湿热内蕴、血瘀内阻之证，随着激素用量的减少，渐显气阴两亏之证，至激素停用后，则表现为阴阳两虚或脾肾阳虚，且虚实错杂。通过中药长期的益气补肾，可帮助减少激素使用及消除蛋白尿、预防复发。

在肿瘤、癌症治疗方面，手术、放射治疗、化学治疗（以下简称"放疗""化疗"）的祛邪作用的确具有针对性，亦具有较好的杀伤、祛除癌细胞的作用，但会对人体造成较大伤害。尤其是化疗，过

度用药往往会带来不可逆、不可救的副作用，故适可而止是必须的。相比之下，中药往往应用整体观和辨证论治法以扶正祛邪。事实证明，体虚情况下应用扶正补益中药治疗癌症，不但可以增强体质，也可以很好地抗癌。治疗过程中不但要注意清热解毒、化痰祛瘀之法，更要全面考虑患者体质虚弱以哪些脏器为主、程度如何、应配合哪些扶正补益之品、这些中药在患者某个治疗阶段中的用药比例如何等一系列问题。

二、重视脾肾根本，调补先天后天

《黄帝内经》有载："正气存内，邪不可干""邪之所凑，其气必虚"，强调了扶正固本的重要性。慢性病、重病、疑难病的病机大多以虚为本，治疗应以扶正为主。"脾为后天之本、气血生化之源，血之统在脾；肾为先天之本、元阴元阳之宅，气之根在肾"，肾、脾二者分别为先天、后天之本，巩固了这两者，则诸病都有望痊愈。当慢性病发展至五脏受损、病情复杂、症状繁多、根深难愈之际，唯有培补脾肾，若脾肾功能有所好转，再将其他症状相继解决。现代医学认为越来越多疾病与免疫功能紊乱有关，如肾病综合征、慢性肾炎、系统性红斑狼疮、过敏性紫癜、慢性结肠炎、肿瘤等，使用调补脾肾法都可以取得一定疗效。

（董明国）

第三节　掌握温病规律，重视防变

一、掌握温病发展规律，早期截断

对于温病，早期的治疗或卫气同治，或透邪泄热，或轻下祛邪，迅速截断。温热病的特点有起病急，变化快，易伤阴化燥，易入营入血，故临床上多遵照叶天士"卫气营血"辨证，"在卫汗之可也，到气才可清气，入营犹可透热转气，入血就恐耗血动血，直须凉血散血"。需指出的是，温病初起，虽见卫分，或可兼见有气分之邪，但由于起病急、变化快，不要拘泥于"在卫汗之可也"，而要作为"透"字理解，即在透解表邪的基础上早日重用清热解毒之品，以期快速截断、取效，以免形成烈火燎原之势。

二、先证而治，阻止传变

把握营分关，邪初入营，及时清营透邪，或在清营基础上予凉血散邪，不必等血分证出再用血药。温病若出现入营症状之蛛丝马迹，立即选用清营汤加减，或加紫雪丹、牛黄丸之类，使邪透热转气，以防热邪内陷，昏厥且痉，此为先安未受邪之地也。

三、注意湿温病与温热病辨治有异同

湿温病多从吴鞠通的温病三焦论治，湿温病多表现为湿热之邪弥漫三焦，阻遏气机，导致水谷精微运化失常，水液运行障碍，使"上焦如雾，中焦如沤，下焦如渎"的气化功能失职，故湿温病辨证应用"三焦辨证"更为合适。但湿温病若化燥化火、入营入血，宜参照"卫气营血"辨证较佳。如1989年何世东教授治疗的1例重症伤寒患者，湿热化燥、化火，出现消化道大出血，即以凉血清热法，用犀角地黄汤加地榆、槐花炭、大黄炭、白及而获效。

湿温病治疗中，对于湿重于热或湿热并重者，着重化湿为主，兼顾清热，因湿为阴邪，易伤阳气，清热之品亦易伤阳气，若阳气受损，阴邪之湿难以化解而病难愈，故治湿温病，不要因为患者高热而大剂量使用清凉之品，最要紧的是分清三种情况，即湿重于热，湿热并重，热重于湿，只有后者才以清热为主。

（李斐媛）

第四节　重痰瘀，调气机

一、久病、疑难病重痰瘀

痰饮、血瘀是由体内病理产物变成病因，往往被人们所忽略，其实是十分常见的致病因素。痰的产生与肺、脾、肾三脏关系较为密切，肺气失宣肃，功能失调而产生痰，脾为生痰之源，肺为贮痰之器，肾为痰之本。痰病甚广，症状复杂，部位无定，病情较重，变幻百端，痰之为病，随气升降，无处不到，系疑难怪证之源。临床上每遇疑难病，病从痰治，往往收效。

血瘀是血液凝滞或血脉运行不畅所致的病理产物，又可引发各种各样的病证。瘀的原因有气虚、阳虚、气滞、血寒、血热等，使血液运行不畅而凝滞，瘀病较少单独存在，往往是他病的兼证，在辨证用药的基础上，考虑加用祛瘀之品，往往可以收效。

总之，痰瘀的形成有多种因素，虚实夹杂，日久积滞而成有形之物。痰瘀虽各具征象，但因均为津血不归正化的产物，同源异物，故在病理状态下，又有内在的联系，往往互为因果，胶结难解。治疗上经常痰瘀同治。临证所见导致痰瘀同病的疾病虽多，但均可遵循异病同治的原则处理。

二、兼顾七情致病，调畅气机，善于开导

喜、怒、忧、思、悲、恐、惊，此七情是人体在外界环境各种条件的刺激下产生的精神活动，正常情况下是在体内各脏腑的调节下

进行。但过甚或过久的情志活动会影响脏腑调节，遂至损伤脏腑而致病。虽说七情均可致病，但临床上以怒、思、忧致病多见。在《黄帝内经》中即有"怒伤肝、喜伤心、思伤脾、忧伤肺、恐伤肾"的论述。何世东教授认为怒、思、忧可使气机郁滞，甚则耗气伤阴。何世东教授平素善用柴胡疏肝散、逍遥散等疏肝理气解郁的代表方治疗气机郁滞之证。另外七情除可致病，亦可治病，临床上多见喜乐能使气机和顺，情志舒畅，营卫通利。医生的职责，在于千方百计地治好疾病，当医生在为患者诊察之际，治疗即已寓于其中。若能针对病因劝导患者，并采用各种方法，使之心情舒畅，调节好情志活动，常能获事半功倍之效。昔张子和以戏谑之言，使患者大笑不忍，而使心下结块于一二日皆散。临床上用喜乐之法治疗怒、思、忧所致疾病，甚少闻及。故无须有"喜伤心"之虞。

（叶小汉）

第五节　方随法出，灵活组方

何世东教授多年来注重对本草学的研究，早年实地采药、炮制，途中眼到、口到、笔到，一丝不苟地总结经验，平时察之于古，验之于今，针对古人用药方法进行临床检验。何世东教授认为，组方用药应与辨证有机结合，法随证立，方依法出，量方用药，通权达变，以求得动态平衡。除需注意君臣佐使等组方原则外，还应根据治法要求，处理好以下五种辩证关系。

一、阴与阳

阴者阴柔静滞，阳者行走通达。补益之剂，尤其是滋阴养血之品，易壅塞气机，故其性为阴；而宣通之剂，如行气活血通阳气之品，多属阳。组方配伍时，应注意阴阳结合，阳中有阴，阴中有阳。如补法最易引起脘腹痞胀、纳食欠佳等气机不畅、胃气不和之证，或郁而化火变生他疾，常宜合宣通、和胃之法，佐以阳药，以行其滞，宣其痞，散其壅，故补气常佐以行气，补血常佐以活血；养阴注意助阳化气，温阳注意阴阳互根，才能补而不滞，滋而不腻，阴生阳长，能生能化。

二、攻与补

攻为祛邪，补为扶正。应根据邪正斗争的情况，将攻补灵活配合，两者之中，关键在于扶正。《伤寒论》保胃气、存津液，温病之"存得一分津液，便有一分生机"，皆在于顾护正气，正如葶苈大枣泻肺汤之大枣，白虎汤之粳米、甘草。何世东教授每用清热解毒、活血化瘀及攻伐之剂，必适当佐以顾护正气之品，至于具体方药之多少，其比例如何，均据证灵活掌握，唯以祛邪而不伤正、扶正而不留邪为目的。

三、寒与热

寒者热之，热者寒之，治寒以热，治热以寒，治寒不远热，治热不远寒，是治则大法。但因病情复杂多变，组方配伍并非纯用寒热，而是寒热并施。寒热错杂之证，自不待言。真假寒热之证，因纯用寒热一致格拒不受，亦需反佐一二味药性相反之品，谓之反治。根据方剂配伍及治疗的需要，常宜灵活使用寒热之剂，如左金丸中的吴茱萸与黄连，交泰丸中的黄连与肉桂，取其相互制约、相反相成之功效。这些药物虽数少量轻，但其效用颇大，往往有出奇制胜之妙。

四、升与降

升指提升，言其向上；降指通降，谓其向下。升降本为人体血气的正常运动。若升降失常，则生化无权，故治病当调气机之升降，配伍应注意药物的升降，使气升降得宜，调配得当，升者不可升而无制，降者不可降之太过。如眩晕一证，无论病因为何，其病机无非清者不升，浊者不降，应升清降浊并用。

五、收与散

收为收敛，治疗发散过度，因正气过度发散将损伤体质。散为发散，是将邪气向外发散的一种祛邪方法。当外感之时，需要发散，但体质虚者又应防止发散过度而损正气，故常用"一散一收"或"二散一收"之法，达到扶正祛邪的效果。

（邓丽娥）

第六节　上工治未病，因人、因地、因时而异

《黄帝内经》云："圣人不治已病治未病，不治已乱治未乱，此之谓也。夫病已成而后药之，乱已成而后治之，譬犹渴而穿井，斗而铸锥，不亦晚乎？"充分说明防病于未然的重要性。何世东教授颇以为然，并在临床上拓展出"治未病"的内涵。

一、亚健康状态日渐常态化，早关注早防变

何世东教授指出，防病重于治病，尤其提醒人们注意亚健康状态的调治。亚健康是介于病态与健康之间的一种状态，人们处于亚健康状态时会感到全身不适，出现失眠多梦、心悸心慌、倦怠乏力、咽中有异物感、憔悴、胃纳欠佳、目周灰暗等症状。但现代医学却检查不出身体有任何明显异常。如果你正处于亚健康状态，则需要留个心眼，好好预防疾病的发生。

所谓治病求因，导致亚健康状态的原因究竟是什么呢？依何世东教授之见，不外乎内因及外因。内因即体质因素，比如大悲大喜、七情过度，工作压力、心理压力过大，受到一定强度的精神刺激等；外因即环境因素，不良的饮食习惯、生活作息，不当的运动方式等。当出现亚健康症状而体检、化验结果无异常时，中医可根据患者症状辨证用药，改善亚健康状态，避免产生疾病。针对上述原因，何世东教授提出方法一：心理调节，平静心态，平衡情绪，平衡心理。《黄帝内经》所谓："恬淡虚无，真气从之，精神内守，病安从来？"方法

二：生活规律，合理饮食，适当运动。方法三：中医中药辨证治疗，以何世东教授拟定的凉茶方，为生活节奏紧张的人群提供了自我简明辨证治疗的可能。

二、既病防变，知肝传脾

张仲景云："见肝之病，知肝传脾，当先实脾。"即人体是一个以五脏为中心的有机整体，临床应以中医整体观为理论依据，掌握疾病的传变规律，治疗疾病于未传变之时。简言之，"治未病"旨在把握治疗时机，防止病情加重及疾病发展变化。此处以防止恶性肿瘤的复发与转移为例，何世东教授认为，患者全身及局部的阴阳气血失调是癌症复发和转移的内在因素，通过肿瘤手术把邪气拿掉，虽能限制癌细胞的转移、扩散，但形成肿瘤的内环境及体内再生成肿瘤的条件未改变，再生成肿瘤的概率将居高不下，等于治标不治本。此时应运用中医的整体观及辨证论治的方法，调理五脏的功能，使脾的运化、肝的疏泄、肺气肃降、心主血脉、肾主作强的功能趋于正常，则湿、热、毒、气滞、痰浊、血瘀互结的状态难以形成，肿瘤再生的可能性就能降低。肿瘤如同湿土中长出的毒蘑菇，拔除以后可以无限次地再度生长，但若改变毒蘑菇的生长环境，把湿土变成燥土，毒蘑菇便长不出来了，故改善体内环境是重中之重。这也恰恰是西医治疗所忽视的问题。中医药通过调整人体阴阳的偏盛偏衰，配合行气、活血、化痰，恢复机体的相对平衡，才能较为彻底地阻止肿瘤转移、复发，达到"阴平阳秘，精神乃治"的理想状态。

三、推广中医知识，正确使用"凉茶"保平安

何世东教授集结志同道合之士，以中医理论为指导，结合岭南地区的湿热气候、社会发展进程等实际情况，选用岭南人民喜饮的凉茶来帮助人们改善亚健康状态。这一疗法遍布东莞市各镇区、街道乃至整个岭南地区。何世东教授心系老百姓，自2017年以来，不断培训专业的凉茶销售人员，让他们学习中医基础知识，把握"热者寒之、寒者热之、虚者补之、实者泻之、湿者祛之、燥者润之、郁者解之"的凉茶应用原则，将30余种凉茶一一对症销售，把健康带给千家万户。2003年，"非典"肆虐，整个中国都笼罩在一片令人窒息的恐慌之中。何世东教授当机立断，联合凉茶公司推出中药"流感茶"，赠送给群众饮用，并研制出以芳香辟秽、祛邪解毒的"香袋"，赠送给人口密度高的人群（如学生）等佩戴。当"非典"疫情终于过去，大数据显示了何世东教授的功绩——夹在广州、深圳这两座高发病率城市中间的东莞，幸运又合理地创造了零"非典"的记录，不可不谓之奇迹。

（何绍初）

何世东学术精华与临床应用

第三章 临证经验

第一节 肾病

一、清热凉血活血治疗肾性血尿

（一）肾性血尿

肾性血尿是指排除泌尿系统感染、结石、结核、肿瘤及泌尿系统结构畸形等疾病，血液从肾脏中随尿液排出体外的疾病。多指无痛性镜下血尿或肉眼血尿，以前者多见，诊断有赖于尿红细胞位相差显微镜检和肾脏穿刺病理学。根据尿红细胞形态的不同，血尿可分为肾小球性血尿（肾性血尿）与非肾小球性血尿。尿红细胞位相检查结果若为红细胞数 > 8 000个/mL且畸形红细胞占比 > 70%，如伴有明显蛋白尿和/或尿红细胞管型，提示血尿来自肾单位，可判定为肾性血尿。血尿是肾脏病的常见症状，肾性血尿是急慢性肾脏实质病变重要的临床特征，肾性血尿属"溺血""尿血"等范畴。《素问·气厥论》曰："胞移热于膀胱，则癃溺血。"《金匮要略·五脏风寒积聚病脉证并治篇》曰："热在下焦者，则尿血。"《丹溪心法·尿血》曰："尿血，痛者为淋，不痛者为尿血"。

（二）瘀热互结——基本病机

病因分为外因和内因两方面。外因主要为感受湿热之邪，热入营血，迫血妄行；或感受外邪，日久化热，热伤脉络。内因多为素体虚弱，肾阴亏虚，阴虚火旺，灼伤脉络；或素体脾虚气弱，中气不足，摄血无力；或气虚下陷，郁而生热，热灼血络；或情志抑郁，气滞血瘀，瘀血伤络。

何世东研习古籍，认为热邪贯穿肾性血尿的整个病程，如《太平圣惠方·治尿血诸方》曰："夫尿血者，是膀胱有客热，血渗于胕故也。血得热而妄行，故因热流散，甚于胕内而尿血也"。《济生方·血病门》指出："夫血之妄行也，未有不因热之所发"。何世东总结，瘀血既是肾性血尿发病过程中的病理产物，也是致病因素。其产生原因主要有两方面：因热致瘀，即热盛耗血，血液黏稠，血行不畅而瘀；因虚致瘀，血尿日久，耗血伤气，气虚推动无力而瘀。正如周学海所说："气虚不足以推血，则血必有瘀"。血虚，血脉不充，血行不畅，内生瘀血，久病致瘀，如叶天士所云"久病入络"。瘀血阻滞脉道，血不循经，加重出血。

肾性血尿属本虚标实之证，以脾肾虚弱为本，外邪、瘀血、湿热为标，外邪、瘀血、湿热又加重病情，使病情反复缠绵。何世东认为病机处于动态变化中，要重视知常达变，本虚以脾肾亏虚为主，脾不统血，肾虚不能固摄，阴虚生内热，血不循常道而外泄；标实指瘀热蓄瘀于膀胱，迫血妄行。

（三）清热凉血活血方

肾性血尿病程缠绵，复杂多变，在不同阶段，其病机亦随之变化。鉴于临床实践，何世东治疗肾性血尿多以清热凉血活血为原则，创清热凉血活血方：生地黄20g，蒲黄15g，白茅根30g，小蓟15g，仙鹤草15g，血余炭6g。重用小蓟、蒲黄、白茅根，既有清热、凉血、活血、祛瘀、止血之功，又有利水消肿之效，清利而无止涩，清热不伤胃，止血不留瘀，利水消肿不伤阴，符合肾性血尿治疗特点；生地黄滋肾阴、凉血以固摄；仙鹤草、蒲黄祛瘀通络，止血不留瘀；血余炭止血化瘀，通利小便。现代药理研究表明血余炭含有角蛋白，动物实验证实血余炭能缩短出血和凝血时间以及血浆再钙化时间，并有利尿作用。在此方基础上以辨证治疗为大法，四诊合参，明确病机，随证加减，遣方用药。

（四）辨证分型

何世东认为肾性血尿的证型由于脏腑虚实、感邪轻重不同而不同，因此在治则治法上应有所侧重。

（1）外邪侵袭，入里化热，扰动血分。恶风发热后，眼睑及下肢浮肿，咽喉肿痛，咳嗽，尿色红赤，口干欲饮，无汗或有汗不畅，腰痛，舌质红，苔薄黄，脉浮或兼数，为外邪侵袭，入里化热，扰动血分，损伤肾络所致。治法宜宣肺清热利尿凉血，活血止血，药在基础方上选用淡豆豉、桔梗各10g，五灵脂、茜草各15g，茯苓20g，牛膝10g，赤芍15g，白花蛇舌草30g，大蓟15g。淡豆豉、桔梗宣肺气、开鬼门；五灵脂祛瘀通络；茜草祛瘀生新；茯苓益气健脾，利尿消肿，适用于伴有浮肿者；牛膝补肝肾、强筋骨、利尿通淋，适用于伴腰膝疼痛及浮肿者；白花蛇舌草清利湿热，凉血止血；大蓟清热凉血止血。

（2）脾肾气虚，统摄无权，血不循道。头晕耳鸣，神疲乏力，面色萎黄或少华，纳呆腹胀，腰酸肢倦，气短懒言，便溏，尿色淡红，舌淡胖，边有齿痕，苔白滑，脉沉细弱，过度疲劳或饮食不节，病情加剧，为脾肾气虚，统摄无权，血不循道，下泄于溲中致血尿。宜培益脾肾，补气摄血，予黄芪30g，白术20g，党参、陈皮、枸杞子各15g，熟地黄20g，山茱萸15g，山药20g。黄芪益气摄血，增强免疫功能，预防病情加重，为必用之品；白术、党参益气健脾摄血；山茱萸滋补肝肾，收敛固涩止血。若兼有瘀热，可加入祛瘀清热之药。

肾性血尿往往虚实夹杂，热、瘀、湿并重，宜标本结合，将健脾益肾，清热利尿，凉血止血，活血化瘀等融为一体，遇到各种证型及兼夹证，不拘于此一方，灵活加减运用。

（五）小结

何世东认为，肾性血尿大多为血热瘀结所致，治疗时应强调整体观念，独创清热凉血活血方，加减治疗，抓住主要病机，兼顾他症，治病求本。脾虚，加用补脾益气之法；肾虚，加用益肾之药；湿热较重，加重清热祛湿之力。坚持长期服药，在改善临床症状，提高生活质量方面疗效显著，值得推广。

二、分期辨证顽固性原发性肾病综合征

顽固性原发性肾病综合征是指原发性肾病综合征中有激素依赖史或用激素治疗有效，但减至一定量时出现蛋白尿，复发3次以上，病史5年以上者，或激素治疗无效，有激素禁忌证，病史5年以上者，是肾病治疗中颇为棘手的难题。中医文献中无"肾病综合征"之名记载，根据临床症状，属于中医水肿、腰痛、虚劳等症的范畴。

（一）病因强调本虚标实

（1）脾肾阳虚、脾肾亏虚、水湿内停致水肿。脾虚，水谷生化之源不足，致低蛋白血症；脾虚，清气下陷、精气下泄致蛋白尿；肾虚不固、精气不藏致蛋白尿。故脾肾亏，是本病之根本。

（2）湿浊内蕴，脾肾阳虚，水湿内停，或饮食不节，或外感湿邪致湿浊；或用药失当（包括中西药），或久郁化热致湿热胶结，病变

难愈。

（3）瘀血内阻，湿浊内蕴，阻碍气机。气滞则血瘀，瘀阻经络，气血运化水液更为失常。脾肾气虚，久病入络，瘀阻于肾，致肾开合、藏精之功能难复。

（4）外邪（毒邪）侵袭、外感风寒或热毒侵袭于肺，肺失宣降致水肿加重。外邪（如湿邪）内扰于脾，则运化失职致水肿加重；外邪（如寒邪）内及于肾，则主水功能失职致水肿加重。肾藏精、开合功能失调，蛋白尿加重。故脾肾阳虚是本病之根本；湿浊（湿热）内蕴是病情难愈之主因；瘀血内阻是本病肾功能减退之关键；外邪（毒邪）侵袭是本病反复发作、病情加剧的常见诱因。

（二）治法重在分期辨治

1. 水肿期治疗

水肿期治疗的主要目标在于消除水肿。水肿的主因是脾肾阳虚、水湿泛滥，与湿热内蕴、瘀血内阻关系密切，有时也与风邪侵袭有关。临床时要明察。

（1）脾肾阳虚、水湿泛滥：症见面色㿠白、形寒肢冷、全身浮肿、神疲尿少、腰膝酸软，若伴有胸水（胸腔积液）则气急促、难以平卧，若伴腹水则腹胀、纳呆恶心、舌淡白、苔滑腻、脉沉细。治则为温补脾肾、利水消肿。可用真武汤合五皮饮。药用熟附子、白术、茯苓皮、白芍、生姜、大腹皮、五加皮、泽泻、桂枝、槟榔、陈皮。

（2）脾虚水肿：症见四肢浮肿或全身水肿、少气乏力、神疲纳呆、面色萎黄、尿少、舌淡胖有齿印、苔白腻、脉沉缓乏力。治则为益气利水。可用防己黄芪汤合参苓白术散或五皮饮。药用黄芪、白术、茯苓、泽泻、薏苡仁、白扁豆、砂仁、车前子、炙甘草、党参、大腹皮、五加皮。

（3）风邪外袭：症见水肿、恶风发热、鼻塞流涕、咳嗽或咽痛、痰黄、尿黄短、舌淡红、脉浮。治则为宣肺利尿或兼清热利咽。可用枇杷叶煎合五皮饮或银翘散合麻黄连翘赤小豆汤加减。药用麻黄、连翘、赤小豆、枇杷叶、淡豆豉、栀子、北杏仁、薏苡仁、金银花、甘草、法半夏、滑石。

以上三型互相错杂，并常有湿热血瘀之证兼夹，临床治疗应分清标本关系，并对症加入清热祛湿或活血祛瘀之品。

2. 非水肿期治疗

水肿消退后，多见面色无华、神疲乏力、腰膝酸软、头晕等症状，但大多数患者反复使用大量激素，表现为阴虚火旺、湿热内蕴、血瘀内阻之证，随着激素用量的减少，渐显气阴两亏之证，至激素停用后，表现为阴阳两虚或脾肾阳虚，并常虚实错杂。消除蛋白尿及预防复发为本阶段的重点。

（1）阴虚火旺：应用大量激素后症见面红、失眠多梦、口干口苦、满月脸、多毛、烦躁、盗汗等。治则为滋阴降火，可用知柏八味丸加栀子、二至丸，药用知母、黄柏、生地黄、牡丹皮、山茱萸、泽泻、山药、茯苓、女贞子、墨旱莲、益母草、元参。待激素渐减后，清热之品渐减。

（2）气阴两虚：症见面色无华、少气乏力、口燥咽干、五心烦热、头晕目眩、多梦、尿黄、舌红少苔、脉细弦数。此型多见于激素已减量患者。治则为养阴益气固肾。可用六味地黄汤加二至丸、党参、黄芪等。药用熟地黄、山茱萸、山药、泽泻、牡丹皮、党参、黄芪、茯苓、薏苡仁、女贞子、墨旱莲。

（3）脾肾两虚：症见面色㿠白、神疲乏力、腰膝酸软、舌淡、苔白、脉细弱。此型多见于无激素治疗史患者或停用激素后患者。治则为益气补肾。可用右归丸或左归丸加黄芪、参苓白术散合水陆二仙丹。药用熟地黄、山茱萸、山药、枸杞子、茯苓、菟丝子、牛膝、黄芪、党参、女贞子、白术、杜仲、芡实、鹿角胶、巴戟、仙茅。

以上三型可见于激素治疗不同阶段，但亦常有湿浊（湿热）血瘀等兼证，临床上可灵活加入祛湿热之品，药用白花蛇舌草、半边莲、薏苡仁、蒲公英、玉米须、白茅根、茵陈、土茯苓等及活血化瘀之品，如川芎、益母草、三七、丹参、全蝎、血竭、赤芍等，才能获效。

何世东教授强调在激素减至较少量时，往往会出现阴阳两虚，此时患者在症状上可能以阴虚表现为突出，但应想到此病是脾肾阳虚，补脾肾之阳更为重要，千万不要被激素伤阴之象所迷惑。应着重阴中求阳，或直接补肾阳。

三、中西医结合治疗慢性尿路感染

慢性尿路感染是泌尿系统常见疾病之一，临床以持续或反复腰痛、尿频、尿急、尿道涩痛、排尿淋漓不尽、下腹坠胀、遇劳即发或情绪易波动为主要表现，且病程在6个月以上，其病程较长，迁延难愈，复发率高，治疗困难。

（一）西医认识

慢性尿路感染为临床常见的泌尿系统疾病，其患病率较高，常反复发作，迁延难愈，严重影响患者生活质量。近年来，抗生素的广泛应用，为慢性尿路感染的治疗提供了新的手段，使其治愈率有了很大程度的提高。何世东教授认为必须根据药敏试验结果来合理、正确地选择抗菌药物。首先在治疗过程中，科学的检查和诊断是重要的前提和基础，具体来说要做好感染病菌的检测和药物敏感试验，观察其主要的病原菌及细菌对不同抗生素的耐药性，进而更加有针对性地进行临床用药，提高用药的科学性和有效性。同时建议患者使用抗生素前做3次以上的清洁中段尿培养。如果没有培养出具体的细菌，也不必急于使用抗菌药物，慢性尿路感染的患者既往已多次使用抗菌药物，盲目使用会增加不良反应及增强病菌的耐药性，继续做3次以上清洁中段尿培养。

治疗方面参考第二届全国肾脏病学术会议推荐的治疗方案：根据药敏谱选择1～2种有效抗生素，单独或联合应用2周（全身症状明显，感染严重者给予静脉用药），症状减轻，尿菌阴性后则改用抑菌疗法；症状不减轻，或虽减轻，但尿菌仍为阳性者，继续用药1～2周，然后给予抑菌疗法。抑菌疗法：选用有效的抗生素，如复方新诺明、喹诺酮类、头孢氨苄等任选1种，每晚睡前排空膀胱中的尿液后，服1个剂量抗生素，每周更换1种，轮流使用3～6个月。若确实多次没有培养出具体的细菌谱，可考虑单纯中医药治疗3～6个月。

现代研究显示，对于反复尿路感染，以往多注重其与尿路畸形、尿路梗阻、抗生素治疗不当等因素的关系，然而临床上发生的很多尿路感染，其发生原因往往与上述因素没有直接关系，而与全身和局部的免疫功能密切相关。何世东教授在临床工作中深刻体会到慢性尿路感染存在较为复杂的因素，同时患者病程比较长，其免疫力下降，治愈难度大，很容易复发。若对患者单用抗生素进行治疗，难以达到很好的治疗效果，或者由于抗生素引起不良反应等，使其应用有了一定的局限，故主张在"辨病"基础上，深入"辨证"，运用中西医结合的方法治疗慢性尿路感染。

（二）中医认识

1. 审病因，辨病机

慢性尿路感染在中医学中属"劳淋"范畴，张锡纯认为："劳淋之证，小便不能少忍，便后复欲便，常常作痛。"《医宗必读·淋证》强调"淋有虚实，不可不辨"，指出了淋证辨虚实的重要性。何世东教授指出劳淋的特点是本虚标实、虚实夹杂，病邪常易起伏而致病情反复发作，缠绵难愈，具体体现在以下3个方面。

（1）脾肾亏虚为本：本病的发生往往都因消渴病、水肿伤及于肾，或月经、妊娠、产褥、房事不节等因素，耗伤肾阴导致湿热邪毒乘虚而入。因肾与膀胱互为表里，膀胱受邪，湿热内蕴，可波及于肾。反之，肾脏虚损，膀胱气化失司，湿热之邪易侵入，导致膀胱气化不利而发病。隋代巢元方《诸病源候论·淋病诸候》曰："诸淋者，由肾虚而膀胱热故也……肾虚则小便数，膀胱热则水下涩。数而且涩，则淋沥不宣，故谓之为淋。"又曰："劳淋者，谓劳伤肾气，而生热成淋也。"明确指出劳淋的病位在肾与膀胱，以湿热为标，肾虚为本。从古籍经典关于劳淋的阐述中可见，劳淋的病机以正气不足、肾精亏虚为本，膀胱湿热为标，本虚标实，虚实错杂。

患者长期滥用大量抗生素或苦寒败胃之品，易伤及脾胃。或因先天禀赋不足，脾胃虚弱不能耐受对其有刺激的抗菌药或苦寒清利中药，导致脾失健运，运化失司，清阳不升，浊阴不降，气机升降失调，影响津液代谢，聚水生湿，湿阻运化。《灵枢·口问》指出："中气不足，溲便为之变。"

清代李中梓在《医宗必读》中说："劳淋有脾劳、肾劳之分。多思多虑，负重远行，应酬纷扰，劳于脾也""若强力入房，或施泄无度，劳于肾也"。尿路感染反复发作，脾肾亏虚，正气渐耗，病程迁延难愈。

（2）湿热蕴结为标：发病之初，患者因正气不足，感受湿热疫毒之气，或多食辛热肥甘之品，或嗜酒太过之后，酿成湿热，下注膀胱，膀胱气化不利，热与水结，酿成湿热内聚。慢性尿路感染旷日持久，湿热耗伤正气，湿热留恋，而衍变成慢性过程。若湿热之邪未净，而正气已亏，则形成虚实夹杂之证。脾肾亏虚，气化不利，水道不畅，稍有诱因则湿热毒邪之气侵入，热淫蕴内与水湿互结，"热得湿而愈炽，湿得热而愈横"，湿热胶着，黏滞难化，日久更伤脾肾，二者互为因果。何世东教授认为慢性尿路感染病情易反复多变，迁延日久，缠绵难愈，无不是由湿热致病的特性所决定的。

（3）兼顾气滞血瘀：何世东教授认为，气滞、血瘀与湿热一样，也是慢性尿路感染的主要病因之一。古人云"热甚客于肾部，干于足厥阴之经廷孔，郁结极甚而气血不能宣通。"朱丹溪曾提出"血受湿热，久必凝浊"的理论。王清任亦有"久病入络为瘀"之说。《轩歧救正论》云："夫淋虽由热生湿，湿生则水液混浊，凝结为患。"何世东教授认为慢性尿路感染初期，以湿热之邪为主，久则湿为阴邪，易阻遏气机，湿热留恋，煎熬津液，以致气滞血瘀，血行不畅，瘀血便生，互为因果，导致肾络壅塞，经脉瘀阻，湿热瘀毒蕴结下焦，伤及肾与膀胱，致水道开合不利，气化失司，使病机趋于复杂，病程缠绵难愈。

2. 立治法，遣方药

（1）健脾益肾，扶正固本：中医认为"正气存内，邪不可干，邪之所凑，其气必虚"，疾病发生的内在因素是正气不足，主要表现为脾气下陷，肾气不固，肾阴亏虚，肾阳不足。何世东教授指出，在治疗慢性尿路感染的过程中，消除膀胱刺激症状并不难，难的是彻底治愈，不再复发。人体正气盛衰决定了疾病的发展转归，针对本虚之辨证，治以健脾益气、补肾固摄、滋阴补阳。他借鉴《张氏医通·淋》："劳淋，有脾肾之分。劳于脾者，宜补中益气汤加车前子、泽泻；劳于肾者，宜六味地黄丸加麦冬、五味子"。治疗慢性尿路感染必须健脾益气，土旺则能运化水湿，脾健则能升降气机，脾气健运，气机条达，则水湿自化。常以补中益气汤健脾益气、补中，常用药：太子参、党参、黄芪、山药、白术、茯苓。肾气足以固摄和制约尿液，助膀胱气化，通调水道。常以六味地黄丸或无比山药丸加减滋阴补肾，助阳固精，常用药：熟地黄、山茱萸、芡实、女贞子、菟丝子、五味子、金樱子、枸杞子、桑寄生、益智仁等。此类中药并无抗菌作用，主要靠扶正固本，而达到控制细菌感染的目的。

（2）清热祛湿，甘淡通利：尿路感染的产生与湿、热有密切关系，无论是以攻邪为主的发作期，还是以扶正为主的缓解期，均宜将清热祛湿法贯穿于治疗的始终。发作期症见尿频、尿急、尿痛、小便短赤、舌红、苔黄厚腻、脉滑数。治宜以清热利湿通淋为主。多选八正散加减。缓解期的治疗多在补益脾肾药中配伍一两味清热祛湿药，如白花蛇舌草、白茅根、小蓟、车前草、萹蓄、瞿麦、半枝莲、半边莲、蒲公英、冬葵子、凤尾草、白头翁、土茯苓等。根据中药药理学作用，结合湿热的疾病性质与尿路处于下焦部位的特性，清热祛湿宜选用偏于入下焦，甘寒、味薄之品，重在疏利下焦湿热，尽可能避免使用过于苦寒之品，恐其伤正。

慢性尿路感染的发病机理是正虚邪实，其中湿热之邪是本病的主要病理因素，湿性黏滞，胶着难解，难以速去，故在辨证治疗上，要重视除邪务尽，在症状缓解后不能骤然停药，应继续坚持服药一段时间，同时应仔细辨析患者邪正盛衰的情况，在中后期使用补益药的同时，适当运用清热祛湿之剂，以防湿热之邪未能尽去之时，会在适宜的环境下复发和再感染，从而成为慢性尿路感染不易控制和容易复发的主要原因。

（3）理气化瘀，畅达全身：何世东教授认为若病程经久，尿涩而痛，腰痛，症状随情志变化波动等，系气血不畅，水道不利，气滞瘀血的表现，在药物的选择方面，凡瘀血之证尚轻，首选草木之品，如鸡血藤、茜草、蒲黄、赤芍等。对于慢性尿路感染迁延不愈或反复发作者，考虑"久病入络"，络脉瘀滞之证较重，此非草木之品所能奏效，唯虫类通络之品性善走窜，剔邪搜络，独擅其功，酌情选用水蛭、全蝎等。另加入疏肝理气之品如沉香、乌药、香附、延胡索调畅气机。正如《临证要诀·小便血》云："若用药不效，便宜施以调气之剂，盖津道之遂顺，皆一气之通塞"，使益气以达邪，乃收效佳。

总之，何世东教授针对慢性尿路感染的高发病率、高复发率、高再感染率、高耐药性，以及长期用抗生素引起的菌群失调等现状，在临床治疗中主张中西汇通，衷中参西，将中西药有机结合，发挥取长补短之优势，取西药的杀菌、抑菌作用，同时发挥中药的扶正祛邪作用。而且西药抗生素的肾毒性不可忽视，不可大量长期使用，配合使用健脾益肾、清热祛湿、活血化瘀的中药可以减少抗生素的用量和缩短疗程，两者有相辅相成的作用。对多次尿检阴性的患者，西医停止治疗，中医仍主张辨证论治，皆因本病病程长，不易治愈，愈后易复发，故须注意守方治疗，得效后坚持服药半年左右，方可取得较好的疗效。早期治疗、长期用药、驱邪务尽的治疗原则，是提高治愈率的关键。

四、养肾方早期干预慢性肾脏病

慢性肾脏病（chronic kidney disease，CKD）是由多种病因导致慢性肾实质损害的临床综合征，以进行性恶化、病情重、预后差为发展特征。临床以肾脏功能减退，代谢产物潴留，水、电解质及酸碱平衡失调为主要病理特征，一旦进入终末期，只有透析和肾移植是其最佳治疗方案，而两者费用极其昂贵，致使众多患者失去了治疗时机，增加了死亡率。CKD在古代文献中虽无具体病名，但根据其临床表现、病情演变经过和预后，常将其归类于"癃闭""关格""肾风""溺毒""肾劳"等范畴。

何世东教授经过多年的潜心研究及临床实践，认为CKD的发生是一个长期的过程，起病一般要经历一定的潜伏阶段，早期的CKD脾肾两脏虚而不竭，肾络瘀滞、湿浊内结等存而不痼，即正气易扶，邪气易驱，易于取效，故有别于一般单纯补肾或清热解毒利尿等方法，主张早期干预，提出"脾肾亏虚、肾络瘀滞"的基础病机，创立"调补脾肾、化瘀通络"的基本治法，拟何氏养肾方为基础方，动态辨证，随证加减，尽早保护肾脏功能，延缓CKD进展，为治疗CKD扩展新思路、提供新方法。

（一）病因病机

何世东教授强调CKD的发生不外先天禀赋、外感、饮食劳倦、情志多变、外伤药毒等病因，日久致脏腑功能失调。病机整体上分正虚、邪实。正虚多责之脾、肾，是CKD的病理基础；邪实多为水湿、湿热、气滞、瘀血、浊毒，是主要的病理产物，而血瘀是病理因素的关键。

（1）脾肾亏虚为本：何世东教授对本病的主要临床症状泡沫尿（蛋白尿或多形性红细胞尿）进行剖析，认为至少从被检出开始，便存在着脾肾亏虚、封藏不固和精微泄漏的病机。各种肾脏疾病出现蛋白尿症状时，属于中医学"精气下泄"的范畴，与脾肾有直接关系。脾为气血生化之源，能固摄血液使血行于脉中；肾藏精生髓，化生气血，肾气足则固摄有力，血不妄溢。一旦脾肾亏虚，功能失调，固摄无权，则血溢脉外，出现血尿。故脾肾亏虚是CKD发病的根本原因。

（2）肾络瘀滞潜伏：CKD患者的肾小球硬化、纤维化改变、肾盂肾盏炎性增生、斑痕狭窄、肾实质纤维增生、纤维蛋白沉积，何世东教授认为这些症状与中医的"瘀血"相吻合，称之为"有形的肾络瘀滞状态"。如甲皱微循环异常、血液流变性异常增高、血小板聚集性增强、凝血系统功能亢进等，结合肾脏病理的微观表现，发现在肾病早期即有瘀血的表现。CKD病程长，"久病入络""久病多瘀"，因此，肾病皆有血气郁滞，运行不畅的病理。

（3）湿热浊毒瘀互结：何世东教授认为CKD由于病变日久，脏腑功能虚损，气、血、阴、阳偏衰，出现阴阳失衡，脾失健运，肾失开阖，肺失肃降，三焦气化失司，水湿运化失权，水湿内停，蕴结生热，以致湿热内蕴。瘀血阻滞，经脉不利可致水运行不畅，水血互结，亦加重湿浊潴留。毒邪耗气，气虚推动无力，气机阻滞可致水道运行不利，水湿内停，蕴而成湿成浊。水、湿、热、瘀、浊、毒诸邪互结，日久蕴浊，清浊相干积毒，进一步耗伤气血，以致病变迁延不愈。病机大多错综复杂，病情多变，常出现寒热错杂、虚实夹杂、兼夹证多等特点，一种正虚证候可兼有不同邪实，不同邪实因素可相互兼夹，虚实寒热之间呈动态变化，因此要辨明虚实之轻重、寒热之甚微、湿浊痰瘀之有无等。

（二）治则治法

CKD由多种肾脏疾患转化而来，因其原发病不同，病机也有差异，多种虚实病机并存，并非早期仅存在脾肾亏虚、中期才会出现湿热瘀浊等病理产物、晚期瘀滞单独发生，而是正虚、湿热瘀浊毒缠绵交错，不可分割。治疗CKD要动态观察，因人制宜，扶正与祛邪并重，标本兼治，立足于其根本病机，故提倡"治虚不忘祛邪、补脾肾更要化瘀通络"的基本原则。

（1）调补脾肾：何世东教授在治疗CKD时多强调"治本必须调补脾肾"。脾肾双调，可使脾气健运，促进肾气充实，肾中精气得到脾运化之精微充养，脾运化功能得到肾阳温煦推动，机体正气得复，病邪则去。

（2）化瘀通络：CKD久病入络，肾络瘀滞，痹阻水运血行，久致肾功能渐衰，故采用化瘀通络法，提前从血分求治，这在CKD的治疗中有着相当重要的意义，常可贯穿整个治疗过程。

（3）动态辨治：CKD往往虚实夹杂，六淫、湿热、水湿、气滞、瘀血、浊毒并重，宜标本结合，健脾固肾，化瘀通络为先，须将清热解毒、利尿祛湿、化痰泄浊、疏肝行气等融为一体，遇到各种证型及兼夹证，通补兼施，灵活加减运用。若见倦怠乏力、少气懒言、食少纳呆、腰酸膝软、大便不实、口淡不渴、舌淡边有齿痕、脉沉细，需重补气健脾益肾；如身重乏力、肢体浮肿、口中甜腻、腹胀、恶心呕吐、大便黏滞不爽、苔黄腻、脉滑数，均反映了湿热之邪重浊黏滞、胶着难解，需加大清热祛湿的力度；若为脘腹胀闷明显者，则为水湿困脾，气行不畅，须行气醒脾；腰膝酸痛甚者加强筋壮骨之品；大便秘结者加润肠通腑之品；水肿明显者加利水消肿之品；若尿蛋白较多，乏力明显，宜补气固涩摄精。若为血尿、五心烦热较著者，宜增强益阴、清热、宁络止血之力。胸闷气短，烦躁，恶心呕吐、纳呆厌食，口干口苦，口气臭秽，口中黏腻，少尿或尿闭，舌苔黄腻或白腻，脉沉，此为浊邪内蕴，升降失宣，多从热化，也可为寒热互结的表现，须通腑解毒泄浊。

（三）用药特色

CKD病机复杂，虚实夹杂，用药不可急求功效，需从缓图治，谨守基本病机，动态辨证，随证灵活加减，以复根本。

1. 何氏养肾方是基础

何世东教授潜心研究CKD40余年，根据其核心病机，创何氏养肾方（黄芪30g、生地黄15g、山茱萸15g、蒲黄10g、水蛭5g、全蝎5g）。何世东教授重用黄芪为君药，将其广泛应用于CKD的治疗中，取其益气补虚之力，寓有补养后天以养先天之意，脾旺则生化功能旺盛，肾脏得到滋养，故对肾脏有很好的补养作用。臣药生地黄、山茱萸，滋阴补肾，兼具清热之功，脾肾共补，摄阳归阴，意旨强调先后二天。佐使药为蒲黄、水蛭、全蝎。蒲黄功效为活血化瘀，止血利尿。何世东教授善用水蛭与全蝎为对药，善于搜剔逐邪，息风通络，直达病所，能将潜伏于内的风痰瘀血之邪深搜细剔。全方共奏调补脾肾，化瘀通络之功。

2. 通补兼施为关键

（1）补法：主要体现在健脾补肾方面，健脾则脾强健、壮实，主要是应用补益类药物，如黄芪、人参、薏苡仁、芡实、茯苓、白术等，使脾气强健。补肾注重阴阳互生，何世东教授认为肾为水火之脏，加之久病，肾中阴阳皆有损耗，当阴中求阳，阳中求阴，不可补阳伤阴，补阴遏阳，并且需要从缓图补。其喜用山茱萸、淫羊藿、巴戟天等温润之品补肾阳，而少用肉桂、附子等温燥之品；应用地黄、女贞子、墨旱莲、金樱子、沙苑子、枸杞子、菟丝子等清补之品，而少用阿胶、紫河车、鹿角胶等血肉有情滋腻之品。

（2）通法：主要体现在化瘀通络、运化脾胃、疏肝行气、清热祛湿、解毒泄浊等方面。化瘀通络主要是运用活血化瘀的草药和虫类药物搜剔通络，如蒲黄、丹参、三七、桃仁、赤芍、水蛭、全蝎等。脾之气机不畅还能由肝郁导致，在解除肝气横逆的病机后，脾之气机自能畅通，常用疏肝解郁之品有柴胡、白芍、乌药、川楝子、佛手等。若热重于湿，多用茯苓、泽泻、白花蛇舌草、蒲公英、萆薢、瞿麦、萹蓄、车前子等清热利水渗湿之品；若湿重于热，多用苍术、厚朴、草豆蔻、砂仁等化湿药；若湿热并重，多用苦寒之药，苦能燥湿、寒能清热，如黄连、黄柏、黄芩、栀子之类，佐以藿香、佩兰、半夏、石菖蒲等芳香化浊之品燥湿运脾，又使用积雪草（崩大碗）、败酱草、制大黄等泄浊。若见血尿明显，何世东教授善用仙鹤草、大蓟、小蓟、玉米须、白茅根等清热利尿宁络。

（邓丽娥）

第二节 顾护后天调脾胃

何世东教授在治疗脾胃系统疾病时，非常注重恢复脾胃的运化功能。脾、胃同居中焦，互为表里。脾主化，胃主纳；脾主升清，胃主降浊；脾为阴土，喜燥恶湿，胃为阳土，喜润恶燥；二者一纳一化，一升一降，共同承担生化气血的功能。正如《素问·经脉别论》云："饮入于胃，游溢精气，上输于脾。脾气散精，上归于肺，通调水道，下输膀胱。水精四布，五经并行。"故脾胃乃气机升降之枢纽。而气机升降失调是胃肠疾病的主要病机，升降不及、升降太过及升降反作是病理基础，临床主要引起胃脘痛、痞满、腹痛、呃逆、吐酸、便秘等中医病证（一般对应现代医学的慢性胃炎、糜烂性胃炎、消化性溃疡、功能性消化不良等疾病），如果脾胃失常日久致气机逆乱，气滞血瘀，还会出现胃肠道息肉等实体肿瘤性病变。因此，何世东教授认为脾胃疾病，一般具有临证表现多变、病程较长、易反复发作等特点。临床上脾胃系统疾病总病机可高度概括为气机失调，虚实夹杂。治疗上一般以调理气机，补虚泄实为大法。脾胃系统疾病的具体治疗经验分类介绍如下。

（一）消化性溃疡

消化性溃疡类疾病具有症状多样、病程长、易反复发作等特点，何世东教授总结多年临证心得，采用黄芪、甘草、黄连、三七、五灵脂、吴茱萸、白及等药物组成康尔胃I号方，此方治疗消化性溃疡收效明显。方中黄芪甘温益气，甘草甘平补脾益气，与黄芪同为君药补气健脾；三七止血散瘀兼消肿定痛，五灵脂甘苦温，化瘀止痛，两者共为臣药；黄连与吴茱萸苦、辛、寒、热同用，清胃与温中相配，用来调节寒热，辛开苦降；白及收敛生肌。七味药合用达到补气健脾，温中清胃，行血祛瘀等功效。何世东教授认为溃疡病的病机是脾虚为本，在阳虚之体兼胃寒，阳盛之躯则兼胃热，表现为脾胃虚寒、脾虚胃热等。病久入络，出现血瘀之象，而气虚、血瘀皆易致气滞。故脾胃虚弱为本，寒热瘀滞为标。经治疗后，其标易去，其本难复，故脾虚、血瘀长期存在，成为溃疡病反复发作的病理基础。康尔胃Ⅰ号方就是针对此病机而设，具有补气健脾，温中清胃，活血生肌的功效，加上长时间应用，故获得较好疗效。通过动物药理实验，本方具有保护胃黏膜、促进溃疡愈合及适度抑制胃酸分泌等作用，围绕该方的临床疗效研究也表明其疗效显著，依据其成果研发出院内制剂——康尔胃冲剂，广泛应用于临床，获得广大患者的一致好评。

（二）功能性消化不良

功能性消化不良在临床上指有上腹痛和腹胀、嗳气、早饱、恶心等消化不良症状而且排除消化系统及其他系统的器质性病变的临床综合征。根据本病临床表现，何世东教授认为其病机属于气滞湿阻、久郁化热、胃失和降，或脾虚湿困、气滞化热致湿热犯胃，本病之标为气滞、湿热，本为脾虚不运，且久病入络，气滞血瘀。故治法以行气止痛、降气消胀、清热上湿、健脾活血为主。何世东教授常用的经验方有六君子汤、四逆散、柴胡疏肝散、自拟消胀方等。自拟消胀方乃何世东教授根据其丰富的临床经验总结而成。该方主要由厚朴、枳实、法半夏、紫苏梗、蒲公英、黄连、党参、黑老虎等组成。胃脘胀满重者加麦、大腹皮；胃纳差者加砂仁、山药等。方中厚朴、枳实、法半夏、紫苏梗行气止痛、降气消胀；法半夏、蒲公英、黄连化湿清热，而厚朴、枳实、紫苏梗、蒲公英、黄连合用可达到辛开苦降之效，对湿热气滞、中满气逆者甚相宜；党参健脾益气，使大多行气降逆之药，久用亦不伤正气；黑老虎行气活血止痛。诸药合用消除以气滞证为主的功能性消化不良有较好疗效。多年来围绕该经验方展开了多项省市级课题研究，发表相关论文近10篇，最终研发出院内制剂——康尔胃Ⅱ号方，动物药理实验及临床研究证实，该制剂具有疗效显著、复发率低、副作用小等特点，该项成果最终获得了2000年东莞市人民政府科技进步奖三等奖。

（三）胃肠道息肉

胃息肉或肠息肉是西医病名，是指胃或肠黏膜局限性良性上皮隆起性病变。西医学上常将胃息肉分为增生性和腺瘤性，增生性息肉一般无恶变的倾向。腺瘤性息肉起自表层胃黏膜或肠腺化生上皮，多数为单发，有恶变的倾向，直径大于2cm的息肉易发生癌变。本病西医上主要通过手术予以切除，但切除后常可复发，需要再次手术治疗，严重影响患者的生活；通过中医药治疗，不仅可避免手术给患者带来的伤害，同时还可以改善患者体质，改变其气滞血瘀的状态，降低复发概率，减轻患者经济负担，节约医疗资源。

何世东教授认为该类疾病，其病因病机有两种。一是患者素体气虚，气虚无力推动血行，以致血瘀脉络，阻滞气机，导致气滞血瘀，虚实夹杂；二是患者情志致病，肝气不舒，气郁气滞，气滞血瘀，瘀阻脉络，该类患者气郁气滞，气机运化失职，可郁久化热，故常可兼夹湿热，多为实证。根据其病因病机，治疗上宜以行气化瘀为主要治则，并在此基础上进一步辨证加减治疗，气虚者，宜加以健脾益气；

兼夹湿热者，加以清热祛湿。选方用药上，常用失笑散、四逆散等加减。常用经验方药如下：五灵脂10g、蒲黄10g、三七5g、鸡内金15g、茵陈15g、枳实（或枳壳）10g、法半夏15g、砂仁5g（后下）、海螵蛸30g、瓦楞子30g、白芍15g、甘草5g。纵观全方，其具有行气活血化瘀之效，以消除息肉；且其又兼有健脾益气或清胃肠湿热的功效，从而改善患者气虚或湿热体质，从根源上治疗该病，正所谓标本同治，疾病很快趋于痊愈，避免息肉复发。

气滞明显者，应加强行气治疗，可加用柴胡10～15g、厚朴10g（后下）、木香10g（后下）、佛手15g、乌药15g中的两三味药物；兼有气虚者，可加用黄芪15～20g、党参15g、五指毛桃30g、白术15g、茯苓15～20g中的两三味药物；兼夹湿热者，可加用蒲公英15～20g、黄连5～10g、黄芩10～15g、地榆15g、薏苡仁20～30g中的两三味药物。

（马新蕾）

第三节　扶正祛邪，治疗肝胆疾病

我国一直是乙肝大国，"慢性乙型肝炎—乙肝后肝硬化—肝癌"是最常见的肝炎进展三部曲。随着干扰素或口服的核苷（酸）类似物的应用，其疗效确切，能有效抑制乙型肝炎病毒（hepatitis B viral，HBV），减轻肝细胞炎症坏死及肝纤维化，延缓和减少肝脏失代偿、肝硬化、肝细胞性肝癌（hepatocellular carcinoma，HCC）及其并发症的发生。但需要明确的是，不管是干扰素还是口服的核苷（酸）类似物，都不能直接杀死乙肝病毒。而且一旦抗病毒治疗停止，不少乙肝患者会出现复发的情况，乙肝病毒会再次大量复制。肝脏反复经历"治疗—停药—复发"这样的恶性循环，导致加快肝硬化的进展，甚至发生肝癌。何世东教授在多年的临床过程中，对本类疾病积累了大量的治疗经验，认为慢性乙型肝炎的发病机理为"湿热瘀毒之邪互结，脾虚肝郁肾气亏虚"，即可用"正虚邪恋"高度概括。整个肝炎病毒作用于人体的过程就是正邪相争的动态过程，人体的正邪消长与慢性乙型肝炎的转归密切相关。西医的干扰素或口服的核苷（酸）类似物只注重"攻邪"一面，治疗的关键是针对病原体进行抗病毒治疗，用药方案都是千人一面。而中医具有辨证施治的优点，在治疗时更注重"扶正"一面，提倡个体化治疗。在疾病的不同阶段，将健脾和胃疏肝、清热解毒化瘀、补肾温阳利水等治法有机结合、分期施治，务求做到扶正祛邪两不误，大部分患者的疗效理想，特别是在结合抗病毒治疗的基础上坚持扶正祛邪的治疗原则，能明显提高整体疗效，减少并发症的发生，提高患者生存质量和延长生命寿限。在治疗肝胆类疾病的时候，何世东教授还主张把握适当的治疗时机，方能发挥中医药的最大疗效，药到病除。如治疗慢性乙型肝炎急性发作，必须优先抗病毒治疗，但如果抗病毒治疗出现耐药，或病毒虽然被有效抑制但伴随的不适症状加重，或抗病毒治疗一段时间虽病情稳定但因为生育或其他个人原因需要停药时，中医药介入治疗就非常有必要且疗效往往令人满意。又如治疗胆囊结石、肝胆管结石，中医药治疗应该在胆结石形成早期、非急性发作期进行，而且要注意不能攻伐太过，以免误伤正气。治疗肝胆疾病的具体用药经验介绍如下。

一、慢性乙型肝炎

根据抗病毒治疗停药后慢性乙型肝炎复发的临床表现特点，何世东教授认为本病的病因病机为脾虚血瘀，湿热内蕴，属虚实夹杂之证。由于岭南气候潮湿，人们易外感湿邪，湿邪阻遏脾阳，脾阳受损则水湿运化无力，湿热内生；或过用苦寒，损伤脾阳，则湿热难化，留恋不去而致脾胃亏虚，脾胃亏虚则化源不足，日久而致气血两虚，气虚推动血运无力，导致瘀血内生。故本病以脾虚为本，湿热瘀血为标，本虚标实，合而为病。应用抗病毒治疗虽然可抑制病毒复制，但脾虚血瘀、湿热内蕴的病机本质未有改变，往往容易复发。对抗病毒治疗停药后慢性乙型肝炎复发的治疗，采用单一方法难以取效，需多法联用。中医辨证治疗根据本病脾胃虚弱、湿热瘀阻的病机，治以健脾益胃、清热祛湿为主，药用党参、黄芪、茯苓、白术健脾益气；茵陈、田基黄清热祛湿；郁金、丹参活血化瘀；白芍柔肝养肝。诸药合用，扶正祛邪，标本兼治。但单纯中药汤剂难以治疗反复发作的肝炎，所以选用苦参素（主要成分为氧化苦参碱）改善肝细胞功能及降低乙型肝炎病毒的脱氧核糖核酸（HBV-DNA）水平；选用复方鳖甲软肝片抗肝纤维化；适当应用微生态制剂，有良好的降酶作用，对肝炎患者的腹胀、纳差等症状有明显改善作用。中西医结合综合应用，较单一方法取效明显，能显著改善肝功能，降低血清HBV-DNA水平，是目前治疗本病较为可靠的方法。

二、乙肝肝硬化

何世东教授认为乙肝肝硬化常由外感邪毒、酒湿内蕴、血吸虫感染等病因引起脏腑虚损、虚损生积、毒损肝络、血瘀脉络。病机突出脾虚与血瘀，本虚标实。治法上以扶正补虚为主，兼活血化瘀、疏肝理气、清热祛湿、利胆退黄等，攻补兼施。常用黄芪、太子参、白术益气健脾之品为君药，用丹参、蒲黄、莪术等活血化瘀药物为臣药，并取气血互补互生之意，另常佐茯苓、薏苡仁、砂仁健脾行气化湿，白芍柔肝，牡蛎散胁下之硬结，使药甘草调和诸药。在治疗乙肝肝硬化时，何世东教授常用岭南地道中草药白背叶根，它的功效为清热祛湿，收敛消瘀，现代医学研究表明其对降低转氨酶和缩小肝脾有一定作用。

三、肝硬化腹水

现代医学认为，肝硬化腹水多由肝炎、酒精等多种因素长期作用于肝脏，引起肝脏慢性、进行性、弥漫性损害。出现了肝硬化腹水说明患者已进入肝硬化中期或晚期，肝脏已失去了代偿功能，必须采取积极的措施对其进行治疗。本病属中医"积聚""臌胀"等范畴。喻嘉言曾概括："胀病亦不外水裹、气结、血瘀。"本病特点为本虚标实，虚实错杂，气、血、水相因为患，以气虚为本，血瘀为标，腹水为标中之标，其病变以肝、脾、肾三脏为中心。故治疗上腹水期以治水为先，勿忘化瘀软肝，化瘀软肝才是治病之本。

何世东教授在长期的临床实践中，借鉴各医家之所长，结合现代医学，重视辨证论治，提出：肝硬化腹水多属正虚邪实，正虚多以脾虚为主，亦可兼见肾阳虚或肝肾阴虚；邪实多为水湿内停、气滞血瘀，或兼夹化热（夹有湿热之象时可发为黄疸）。病机早期以气虚气滞、湿热黄疸为主，治疗宜以行气利水退黄为先，以健脾活血软坚为辅；当腹水、黄疸渐退，则加强健脾益气的；至腹水消退，改用健脾益气、活血软坚之药以图缓慢改善体质，提高生活质量，甚至求得延长生命或得以痊愈。同时提出在治疗时应遵张仲景"见肝之病，知肝传脾，当先实脾"之要旨，重用参、苓、术、芪补脾益气、培土荣木、健脾护肝，贯穿治疗之始终。正确把握扶正祛邪之比例，邪去正不虚，从而使疾病尽快趋于好转、痊愈。

四、胆结石、肝胆管结石

胆结石、肝胆管结石分别是胆囊、胆管内形成的凝结物，是常见的消化系统疾病之一。临床表现主要包括发作性腹痛、左肩痛、后背痛、肝区绞痛、急性炎症，结石进入胆总管可出现黄疸、胆管炎和胰腺炎等并发症，少部分患者可无任何症状。胆囊结石的症状取决于结石的大小和部位，以及有无阻塞和炎症等。也有部分结石患者终身无症状（称为静石），即所谓隐性结石。患者有时仅有轻微上腹闷胀、隐痛、不适、嗳气等症状，进食油腻后症状更明显，易被当作"肝炎""胃炎"治疗。胆结石久拖不治，可引发胆囊表皮毛糙、胆囊炎，胆囊穿孔，乃至胆囊癌，特别是对肝炎患者危害极大，易形成肝硬化、肝腹水、黄疸型肝炎等。对于符合手术指征的患者，西医积极主张手术治疗，但对于无症状及结石较小患者，西医目前无明显有效的药物治疗方案。

中医认为，胆为六腑之一，又为中精之腑，内藏胆汁，胆附属于肝，主疏泄，其作用是调节胆汁的储藏与排泄，参与水谷精微的消化与吸收，肝胆功能的正常与胆石症有直接关系。如饮食失节、寒温不适、情志损伤等因素的刺激，可引起肝胆失其调节与疏泄功能，则体内湿热内生，气机不畅；久则湿热煎熬胆汁成石；胆石停留，湿热不清，进一步发展可导致体内热盛蕴毒，毒热或熏蒸肌肤发黄，或深陷营血发厥，引起全身性的危重症候。何世东教授认为治疗的原则是利胆去石，从根本上祛除病因。因此，在胆结石、肝胆管结石形成初期，结石直径小于1cm，且未发展成急腹症患者，尤其是因体内有肝胆管多发性泥沙样结石而不能手术者或术后反复发作者最适合应用中药排石，根据大多数患者的临床表现特点，何世东教授常以大柴胡汤加减治疗本病。基本方组成主要有：柴胡、木香（后下）、枳实、白芍各15g，金钱草、茵陈各30g，大黄（后下）、玄明粉（冲）各10g，黄芩、法半夏12g。加减：湿热重者加蒲公英、山栀子、郁金；纳差便溏者去玄明粉，加苍术、川厚朴、陈皮、鸡内金；痛剧者加木香（后下）合金铃子散；体虚者加太子参、当归。若合并感染者，需适当加用抗生素治疗。何世东教授特别指出，本方排石作用较慢，故服药要有耐心，且本方攻伐正气，久服可使正气虚弱，临床上可根据病情，酌情加扶正之品。

（房志科）

第四节　立体辨证，止泻截痢有奇功

何世东教授临床逾四十载，在漫长的行医过程中，形成了抓主证、重病机、病证结合以治疗疾病的辨证论治思维。在治疗"泄泻""痢疾""肠澼"等一类慢性腹泻类疾病（如溃疡性结肠炎、克罗恩病等炎症性肠病及腹泻型肠易激综合征等功能性胃肠病）时，何世东教授也将其辨证思维贯彻始终。他认为应该根据患者的具体病情分析，不能一概而论，辨证治疗慢性腹泻类疾病应抓住三要诀：辨虚实、辨寒热、辨脏腑；论治上主要有三法：导涩结合法、温清并调法、脾肾同治法，并根据病情严重程度加用西药，再配合饮食调养可达到较好的治疗效果。

一、辨证有三诀

中外文献对泄泻的病机及辨证论治的论述颇丰，现代医学认为，溃疡性结肠炎（ulcerative colitis，UC）的发病主要与免疫及遗传因素有关。现代中医在继承前人对本病的认知和实践经验的基础上，对本病的病因病机有了新的认知和探索。众多医家认为泄泻的病机为本虚标实，脾虚为本，湿热、食积、气滞、瘀血为标。久痢不愈，必使脾胃受损，亦可因禀赋不足，脾胃素虚，感受寒湿或饮食生冷，伤及脾脏阳气，病程过久，继而损伤及肾而发病。

至于辨证论治，有些医家提出常见辨证分型，一二三四列举，过于条条框框；有些医家以自拟方或经验方加减，一方通治，不能充分体现中医辨证施治的精华特点；有些医家根据疾病进展分期论治，但单纯以中医症候进行分期归类可能过于片面。何世东教授在临证时强调整体观与个体化的结合，人和环境在变，证也在变，必须抓住主证进行辨证施治，根据该病的发生和发展规律总结出辨证三大要诀：辨虚实、辨寒热、辨脏腑。在临床辨证过程中，灵活运用三大要诀，化繁为简，如同画地球坐标一样，用虚实定纬线，用寒热定经线，用脏腑定刻度，就能把该病的辨证精准定位。在辨虚实的过程中，需谨记虚实夹杂常见，偏实偏虚易辨，大实有羸状或至虚有盛候要警惕。如《顾氏医镜》："聚积在中，按之则痛，色红气粗，脉来有力，实也；甚则默默不欲语，肢体不欲动，或眩晕昏花，或泄泻不实，是大实有羸状。"《医宗必读·疑似之症须辩论》："脾胃损伤虚也，甚则胀满而食不得入，气不得舒，便不得利，皆至虚者有盛候也。"辨虚实如此，辨寒热亦然。而在辨脏腑方面，本病虽发病在肠，但多与肝、脾、肾关系密切。何世东教授根据溃疡性结肠炎病程长、易反复发作的特点，认为本病脾胃虚损为本，初起多以湿热壅滞肠胃为主，病情进一步发展则可致气滞血瘀，最后则出现脾肾两亏。一般根据中医证候特点与病程长短，可辨别病进深度及所侵犯之脏腑。

二、论治有三法

纵横古今，阐述泄泻、久痢等疾病该如何治疗的文献浩如烟海，较为经典的论述有《景岳全书·泄泻》"泄泻之病，多见小水不利，水谷分则泻自止"；《医宗必读·泄泻》总结出淡渗、升提、清凉、疏利、甘缓、酸收、燥脾、温肾、固涩的治泄九法；《医学入门·泄泻》"凡泻皆兼湿，初宜分理中焦，渗利下焦，久则升提，必滑脱不禁，然后用药涩之。其间有风胜兼以解表，寒胜兼以温中，滑脱涩住，虚弱补益，食积消导，湿则淡渗，陷则升举，随证变用，又不拘于次序，与痢大同。且补虚不可纯用甘温，太甘则生湿，清热亦不可太苦，苦则伤脾。每兼淡剂利窍为妙"；刘河间指出"行血则便脓自愈，调气则后重自除"；《医述》中提到"治痢大法，始当推荡，久当温补，而尤宜以顾胃气为主。盖百病以胃气为本，而于痢为尤要。"何世东教授在熟读经典，博涉群书的基础上，结合多年的临床经验，总结了治疗溃疡性结肠炎的三种主要方法，涉及疾病发展的不同层面。

（一）导涩结合，调畅气机法

治疗泄泻或久痢，见泄不能一味止泻，前人就有"痢无止法"的说法。病变早期或偏实证者，正气尚存，兼夹食滞或湿滞，可先导滞通腑，涤荡推陈，何世东教授认为此时单纯通下之法需慎用，主张治宜疏导，疏导包括导气、导湿及导瘀。常用疏导理气之药为枳壳、砂仁、木香、槟榔、佛手、香附、郁金等或四逆散、柴胡疏肝散等方药加减，化湿理气则用薏苡仁、茯苓、苍术、葛根之品。若是病程较长，久病致血瘀，常用蒲黄、五灵脂等活血祛瘀。若是久痢久泻或素体体虚，元气不足，滑脱不固，泻下赤白者，仍需急当固涩收敛，常用的涩肠止泻药有石榴皮、槐花炭、地榆炭、儿茶，酸收止泻药有乌梅、诃子、五倍子等，临床上应根据患者情况导涩结合，但求恢复脾胃升降之职，泻痢自除。

（二）温清并调，平衡阴阳法

泄泻早中期，病邪渐深，常常出现寒热错杂，气血不调之象，何世东教授在临床上常用半夏泻心汤、乌梅丸等经方加减。因临床上泄泻常常表现为上热下寒，热邪上扰上焦者，宜用黄芩、焦栀子、金银花之品；热邪稽留于中焦者，宜用黄连、知母之品；涉及下焦虚寒者，常用肉桂、附子、炮姜等；气血不调者，可适当加用川芎、白芍。总之，在用药过程中注意温清并用，寒热并调，使患者气血调和，阴阳平衡，自能收效。

（三）脾肾同治，固本培元法

由于泻痢日久，邪去正虚，脾肾阳衰，常常致泻痢不止，滑脱不禁，何世东教授认为其治宜补脾与温肾同用。补脾常用党参、白术、山药、茯苓、薏苡仁等，温肾用补骨脂、肉豆蔻、附子、干姜或四神丸加减等，使肾阳旺盛而脾土得暖，则久泄自愈。

三、饮食调护有三戒

在临床治疗上，泄泻、久痢等疾病的治疗常常是收效易，断根难。因此除了应用辨证论治药物疗法，也要注重对该病的日常调护。常言道："疾病三分治，七分养"，何世东教授认为，饮食调护有三戒：戒口、戒贪凉和戒焦虑。一要戒口，尽量避免食用肥甘厚味、煎炒油腻、辛辣味浓之品，少抽烟和喝酒、茶、冷冻饮料。很多患者腹泻腹痛常常反复发作，一旦服药就能见效，但每因外出饕餮大餐，觥筹交错之后就复发，何世东教授常常对其反复劝诫，晓之以理，仍不能戒口者，唯请其另谋贤医。可见，饮食调护在治疗及巩固疗效方面至关重要。二要戒贪凉，因为大多数泻痢患者都是脾胃偏虚寒的体质，尤其是病程较长者。随着科技的不断发展进步，空调、冰箱等制冷设备已进入寻常百姓家，长期处在较冷的环境中，再加上经常吃冷饮，容易导致寒邪侵袭人体内外，与外界相通的呼吸道及胃肠道最易受影响，寒邪凝滞，气血运行不畅，脾胃运化失调，肠道传导失节，易发展为腹痛腹泻等症。因此，患者切忌不能贪凉。三要戒焦虑，指现代社会竞争激烈，工作生活压力大，易致情绪紧张，心烦气躁，加之该病易反复发作，患者情绪常受影响。何世东教授平时诊病时非常细心，均能耐心倾听患者的诉求，详细解释病情及解答患者的疑惑，传授相关的保健知识，提出一些切合个人实际的建议，让患者对疾病有一个更全面、更积极的认识，消除患者的焦虑心理。另结合个人体质给予辨证施膳，可明显巩固疗效，减少复发。

综上所述，何世东教授认为辨虚实、辨寒热、辨脏腑的三维辨证方法及导涩结合、温清并调、脾肾同治三法等多层次治疗是治疗溃疡性结肠炎的关键，应根据每个患者的具体情况灵活应用，并结合饮食调养可达到良好的疗效。

（卢晓敏）

第五节 肿瘤

一、攻补兼施，防癌抗癌

何世东教授认为防癌、抗癌必须从根本上改变产生癌细胞的癌环境，主张采用中医药综合治疗，调节五脏六腑的功能，调整人体内环境，恢复人体阴阳、气血平衡，从源头上控制癌细胞转移和扩散。肿瘤的主要病机为正虚邪实，正虚在脾肾，邪实在于痰瘀互结、情志郁结、热毒蕴结，确立攻补兼施，化痰散结、活血祛瘀、清热解毒时，不忘以顾护脾肾之本为先的治疗原则，带瘤生存，辨病与辨证结合，动态辨证，分阶段审证，法随证立，方随法出，用药平和，灵活组方，综合调护。

（一）辨根本，正虚邪实

何世东教授根据先人的认识及临床实践总结，认为肿瘤的形成是日积月累的，主要分为外因和内因两个方面。外因是毒邪入侵、饮食劳伤，蕴结于经络、脏腑；内因是正气不足、情志抑郁、脏腑功能紊乱，使毒邪乘虚而入，蕴聚于经络、脏腑，导致人体阴阳失调、气血运行失常，致气滞血瘀、痰湿凝聚、热毒壅塞而逐渐形成肿物。此乃本虚标实之证，多是因虚得病，因虚致实，相互胶结，且"正虚"是形成肿瘤的主要原因，"邪实"是形成肿瘤的重要条件。

（二）辨阶段，攻补兼施

通过长期大量的临床观察，何世东教授提出了肿瘤的中医治疗应分为4个阶段，分别为围手术期、辅助阶段、稳定期、晚期，对不同阶段的肿瘤患者有不同的处理原则，各阶段各具病机特点，处方用药显然不同，准确辨治方能提高临床疗效。

（1）围手术期重祛邪边扶正：通过化痰散结、活血化瘀、清热祛湿等遏制肿瘤的加速生长、转移；同时兼顾扶正，通过调理气血、健脾行气等提高患者对手术、放疗、化疗等治疗的耐受力，帮助患者术后、放疗后、化疗后的恢复，为后续治疗打好基础。

（2）辅助阶段重扶正边祛邪：主要配合手术、化疗、放疗、生物靶向、免疫等治疗，提倡扶助正气，重视健脾补肾，以固本培元为主，适时攻邪作为辅助治疗。对于正在实行化疗的患者，即使没有明显的正气虚弱表现，何世东教授亦认为，为防止化疗后期出现正气溃散，必先顾护正气，主张"但留一分正气，便得一分生机"。对西医手术、化疗之后正气均有不同程度受损的患者，应先以健脾、益气、养阴、补肾等法补益，待脾气健运、胃气充实、正气恢复、元气充足时，再配合化痰散结、清热祛湿、解毒泄浊等法攻邪。另外，临床上鼻咽癌、肺癌等恶性肿瘤，除将手术、化疗作为主要治疗手段外，多配合放疗。何世东教授认为放疗为热毒之邪，容易伤人阴津，所以患者多表现为热灼津伤，治疗上应注重清热解毒、养阴生津。

（3）稳定期边扶正边祛邪：或称为稳定期主张扶正祛邪，攻补兼施，调节人体的阴阳平衡、气血和调，坚持抗癌食疗、运动，改善人体内环境，以提高免疫功能，抑制肿瘤复发、发展、转移。

（4）晚期重扶正轻祛邪：肿瘤晚期患者多正气亏损，甚则精枯气竭、正气衰败，当以扶助正气为主，且多选用大补元气之人参、黄芪，温阳固摄之附子、鹿茸，大补阴精之龟甲、熟地黄、山萸肉等。倘若患者未经西医手术、放疗、化疗等治疗，晚期仍需扶正但不忘攻邪。

概而言之，不管处于哪个阶段，关键在于把握攻邪与扶正的动态辩证关系，攻邪需扶正，扶正不忘攻邪。

（三）辨脏腑，知常达变

肿瘤患者常为中老年人，肿瘤虽为有形之邪，局部病变为实，内因为脾虚不足以滋养五脏六腑，邪乘虚入侵而内蕴为痰、成瘀、化毒。正如金代张元素《活法机要》曰："壮人无积，虚人则有之，皆由脾胃怯弱，气血两衰，四时有感，皆能成积。"由于病邪久羁、耗血伤精，久病必虚，穷必伤肾。早在古代张景岳就认识到脾肾不足与肿瘤之间的关系，指出"脾肾不足及虚弱失调之人，多有积聚之病"。而且反复经手术、放疗、化疗等祛邪之伤，正气愈亏，必有脾肾衰败之候。

在治疗过程中，放疗所用的各种射线皆属中医的热毒之邪，照射损伤肌肤、黏膜、脏器、筋脉等，多损伤肺、胃阴，而致阴虚津亏，症见干咳或微咳，甚则痰中带血、口干饮水不能缓解、胃脘灼热、饥而不欲食。若甚则形体消瘦，面色枯槁，伤及肾阴。久病服用化疗、生物标靶药物，抗癌中药等伤脾败胃，症见恶心呕吐、嗳气反酸、疲乏懒言、腹痛便泻、纳差、便血等。放疗、化疗常出现骨髓造血功能不继等损耗肝肾的反应，症见面色萎黄、头晕、脱发、腰膝酸软、肌肤瘀斑、尿血等。

肿瘤经过现代医学的综合治疗后，病情轻重及疾病传变不一，反映证候特征也不相同，不能只辨病不辨证，更不能不明脏腑。同是鼻咽癌，放疗、化疗后，有肺阴虚、胃阴虚、肾阴虚之别；同是肺癌术后多为肺、心、脾亏虚，放疗后多伤及肺、胃、肾，化疗后多伤及肺、脾、肾；同是胃癌术后、化疗后，有肝胃不和、脾胃虚弱、脾肾亏虚之分。

（四）辨病性，对症下药

肿瘤种类繁多，各种临床征象错综复杂，病机繁复多变、虚实夹杂、数型兼见，须根据患者就诊时所诉最为痛苦的症状及其兼有症状，分清病机主次，辨明寒热虚实兼杂的病性以立法遣方。如鼻咽癌患者出现咽干难忍，宜辨热毒、津伤等；若出现食欲不振、便秘、睡眠欠佳等症状，宜适当加入健脾开胃、通便、改善睡眠的药物。

（1）虚者补之：何世东教授临床经验总结，补益主要针对脾肾二脏。首先，重视健脾益气，选方黄芪四君子汤或参苓白术散加减，药用黄芪、薏苡仁、党参、太子参、西洋参、白术、茯苓、山药、五指毛桃、大枣、灵芝等。其次，关注补肾来加大固本的力度。补肾固阳方面，多选方六味地黄丸、二至丸、左归丸、肾气丸加减，药用海马（已禁用）、巴戟、枸杞子、女贞子、墨旱莲、熟地黄、山茱萸、杜仲、桑寄生、续断、淫羊藿、肉桂、熟附子、菟丝子等。

（2）实者泻之：何世东教授概括，攻邪主要为行气解郁、化痰祛湿、活血化瘀、清热解毒等方面。行气解郁选方四逆散或逍遥丸加减，药用柴胡、枳实、白芍、香附、延胡索、乌药等。化痰祛湿选方二陈汤或温胆汤加减，药用法半夏、陈皮、胆南星、浙贝母、山海螺、昆布、天竺黄等。活血化瘀选方桃红四物汤或活络效灵丹加减，药用桃仁、红花、蒲黄、赤芍、当归、川芎、蒲黄、莪术、三棱。化瘀通络善用虫类，多选全蝎、土鳖虫、水蛭、蜈蚣、僵蚕等。清热解毒方选五味消毒饮加减，药用蒲公英、白花蛇舌草、夏枯草、半枝莲、半边莲、七叶一枝花、紫杉叶、山慈菇、黄药子等。大量清热解毒、散结化瘀药易伤阴，勿忘辅助养阴柔润，药用枸杞子、女贞子、北沙参、麦冬、百合。

（3）分经论之：何世东教授在临床中根据中药的归经理论及现代药理学对中药的研究，使用药物时注意对不同脏腑的肿瘤使用不同的中药，特别是一些攻邪之药。如鼻咽癌常用罗汉果、夏枯草；肺癌多使用猫爪草、仙鹤草、山海螺、瓜蒌皮、浙贝母、山慈菇；肝癌常用紫杉叶、莪术、石见穿、穿破石、水蛭、赤芍、白芍、陈皮、香附，并使用引经药柴胡；胃癌常用薏苡仁、砂仁、黄药子、灵芝；肠癌常用槐花、地榆、凤尾草、薏苡仁、白花蛇舌草、白头翁，并使用引经之品葛根；妇科肿瘤如卵巢癌、宫颈癌等，常用白花蛇舌草、半枝莲、半边莲、七叶一枝花、山慈菇；脑肿瘤则加用可强力搜剔脑络之虫类药，如全蝎、蜈蚣、僵蚕，以引药入脑。

（五）辨个体，身心调和

许多肿瘤患者获知病情后出现情绪低落，精神高度压抑、紧张的状况，加之高额的医疗费及漫长的治疗过程等，使脏腑气机逆乱，气血失调，将复予内伤，往往加速了病情的恶化。尤其是对惧癌或心理承受能力较差的患者，要注意尽量改善其心理情绪，以人为本，告知患者带瘤生存的道理，使患者增强信心并积极配合治疗，必要时加用疏肝行气解郁之药。让患者理解中药治疗应贯穿整个癌症的治疗过程，坚持服用中药汤剂，配合西医治疗的患者，服用时间2年以上为宜，进入稳定期后可间断服用中药；而未配合西医治疗的患者，因邪实正虚，多需长期服药，以期达到带瘤生存。同时，因肿瘤症状复杂，中药多为复方大剂，建议患者多煎药汁，每次熬成约500mL以分次温服或代茶饮。

肿瘤患者必须忌口，尽量避免食用"发物"。推荐薏苡仁粥、牛蒡根瘦肉汁平补抗癌；患者体质虚弱，久病者可予以海马参七汤扶正。

二、个体化辨治鼻咽癌

中医学中无鼻咽癌病名，但类似中晚期鼻咽癌症状的描述，古医著有记载如"鼻渊""控脑砂""失荣""上石疽""瘰疬""真头痛"等病。鼻咽癌放疗、化疗后的主要表现为口干、鼻塞、血丝涕、头痛、耳鸣、听力下降、味觉减退、张口困难、颈部纤维化等。现代中医认为，本病为本虚标实之证，气阴两虚为本，痰、瘀、毒互结为标。由于对鼻咽癌放疗、化疗、术后的认识不同，表现的病因病机也有所不同，大致可分为气阴两虚型、气血凝结型、热毒炽盛型、痰湿内阻型。何世东教授根据历代医家以及自己多年临床实践总结，认为肿瘤不是局部的病变，而是全身病变的局部表现，放疗、化疗后仍需应用中医治疗，目的是改善机体的免疫状态，使阴阳平衡、气机流畅、脏腑功能旺盛。临证时需针对不同的个体、不同的时期进行辨证论治。

（一）病因病机复杂多样

（1）脾肾亏虚为发病根本：何世东教授认为鼻咽癌的病因可分为内因和外因，内因包括正气不足、饮食失节、情志失调、久病劳倦等，外因包括风寒暑湿燥火六淫。其中主要内因是正气不足，所谓"至虚之处，便是容邪之所"，而致湿、痰、瘀、毒结聚于鼻咽而生本病。脾肾亏虚为正气不足的根本，脾主运化，肾主水，脾运化水湿失常致水湿滞留，郁久则成痰，痰阻经络则成瘀，痰瘀互结滞留于顽颡而为癌肿。另外，在接受放疗、化疗后，往往会造成多个脏腑损伤，损伤人体的正气，故健脾补肾应贯穿肿瘤的治疗过程。

（2）肺胃肾阴虚为治病之变：中医学认为放射算是一种"火热毒邪"，作用于机体导致热毒过盛，郁而化火，多损伤肺阴，而致阴虚津亏。若肺阴亏耗，不能输布津液，肾水易亏，水不制火，虚火上炎而灼肺金。"咽为胃之门户""胃喜润恶燥"，鼻咽的病变也可致胃之津液亏虚。若表现为鼻腔干燥、干咳或微咳，甚则痰中带血，辨证属肺之阴津亏虚者，则用养阴清肺之品；若表现为口干饮水不能缓解、胃脘灼热、饥而不欲食，辨证属胃阴亏虚者，则用益胃生津之品；至肿瘤晚期，形体消瘦，面色枯槁，则选用滋补肾阴之品。

（3）湿热痰瘀毒均可能产生：岭南气候湿热，易被热毒侵袭，若加之嗜食炙胩入胃，易酿化湿热使中气不畅，气血瘀滞，痰浊火毒，日久必瘀，诸邪互结，聚而成积，临床上大多表现为热毒、瘀血、痰湿等鼻咽癌产生的病理产物，三者与瘤体之间相互胶结。故祛邪不外清热解毒、活血化瘀、祛痰化湿三法。

（二）动态辨证施治各异

何世东教授认为相同病理类型的鼻咽癌，虽有相同的西医处理方案，但个体有差异，其有各自的病机，所以需动态辨证、个体施治。

若患者放疗、化疗后，出现形体消瘦，精神疲乏，反应迟钝，口淡口干，舌红，苔薄黄干，脉沉细，证属脾肾两虚，治疗上应以健脾补肾、化痰散瘀等为主。

若患者放疗、化疗后，出现听力下降，口干口苦，纳差，小便黄，眠差梦多，鼻涕多，舌红，苔黄干，脉细弦，证属阴虚痰热，治疗以清热养阴、化痰散结为主。

（三）灵活选方用药

脾虚以四君子汤为基础方，喜用茯苓、薏苡仁等淡渗健脾利湿、不伤阴分的药物。肾阴不足者，投以六味地黄丸或大补阴丸滋阴降火、补肾固本；肾阳不足者，选左归丸加减；肺阴虚者，治宜养阴清肺，方用养阴清肺汤加减；脾胃阴不足者，多用沙参麦冬汤加减以健脾养胃生津。化痰散结首选消瘰丸；清热解毒选方，五味消毒饮多见。

除运用基本处方外，临证时还须根据患者出现的不同情况，随证加减：口干引饮甚时，选加罗汉果、生地黄、玄参、石斛、木蝴蝶、人参叶；咽痛不适时，选加天葵、桔梗、牛蒡子、甘草；痰多黏稠难出时，选加猫爪草、瓜蒌、浙贝母、川贝母、法半夏、山海螺、陈皮；耳鸣时，选加牛膝、牡蛎、磁石；头痛时选加白蒺藜、蔓荆子、菊花；胃纳欠佳时，选加砂仁、鸡内金、神曲；热毒明显者，多选用山慈菇、半枝莲、七叶一枝花、夏枯草、黄芩、白花蛇舌草；瘀血内停者，常选用土鳖虫、桃仁、全蝎、水蛭等祛瘀通络。

三、多法联用治肝癌

肝癌归属于中医学中的"臌胀""黄疸""肝积""癥瘕"等范畴。目前，原发性肝癌的主要治疗手段仍是以手术为主的个体化综合治疗。但多数患者发现肝癌时已为晚期，错过了手术机会，或肝癌发生在肝硬化背景下，虽已行手术，但术后容易复发转移，平均生存期不超过半年，这给临床治疗带来困难，也给中医药治疗带来挑战。

何世东教授认为，肝癌患者若经过手术及术后化疗，正气受损，故临床辨证上多以正虚为主，治疗以扶正为主，兼以祛邪。若患者未经手术及放疗、化疗，临床辨证上多以邪实为主，邪气深伏体内，治疗应以祛邪为主，兼以扶正。总之，在正虚邪实的基础上，应时刻根据正邪的虚实程度及时调整治疗方案。

（一）病因病机

原发性肝癌病变在肝，中医脏腑学说认为肝为刚脏，主升发，主疏泄，喜调达，肝藏血，体阴用阳。肝病时，疏泄无常，肝气抑郁，肝血失养，肝风内动，肝火上炎，导致正气内伤，肝阴内耗。肝木犯土，则脾气虚；肝阴耗损及肾，则肾水亏。

1. 正气亏虚

《外台秘要》中云："病源积聚者，由阴阳不和，脏腑虚弱，受于风邪，搏于脏腑之气所为也。"肝癌为正气不足，不能抵御外邪侵犯，或他病日久，耗伤正气，致阴阳失调，脏腑功能紊乱，瘀血留滞不去而成。

2. 饮食不节，脾胃受损

嗜酒过度，或嗜食肥甘厚腻，或饮食不洁，损伤脾胃，脾虚湿困，湿浊凝聚成痰，痰阻气机，气血不畅，痰浊与气血搏结，久而不消，积聚成病。

3. 情志郁怒

肝主疏泄，调畅气机，情志活动虽由心主，但与肝的疏泄功能密切相关。若情志郁怒，则易致肝气郁结，气滞血瘀，瘀血结于腹中，日久可变积块。

4. 外邪侵犯

外感时邪或乙肝病毒之邪侵犯入里，致脏腑失和，气血运行不畅，久而化毒成瘀，终成结块。

何世东教授认为，肝癌病因中以正气虚弱为重，在多个脏腑正虚中尤其以脾肾亏虚为主。盖因肾为先天之本，精血之海，藏真阴而寓元阳，为脏腑阴阳之根；脾为后天之本，水谷之海，能运化水谷精微以化生气血，滋养脏腑，脾胃虚弱则运化失司，气血不生，脏腑不养，邪气易入侵，从而导致痰瘀等病理产物的产生。肝癌发病常在脾肾亏虚的基础上因虚致实，虚实夹杂，初期病机以气郁脾虚湿阻为主，进一步可致湿热毒瘀互结，耗伤阴血，终致正虚邪实，病情恶化，甚则阴阳离决。毒、虚、瘀、热是肝癌的基本病变，邪毒化火，瘀毒互结，肝肾亏虚，进一步表现为肝肾阴虚及脾肾阳虚。故何世东教授认为，临证时要在顾护先、后天之本的基础上根据具体的实邪，有针对性地制定治疗策略，分别予以祛瘀、清热、解毒等治疗。

（二）治疗原则

根据肝癌的临床表现以及属性，本病早期实以气滞、湿阻等为显，而本以脾虚为主；中期出现气滞血瘀，湿热、热毒互结的表现；晚期则以肝肾亏虚为主。虚实夹杂始终贯穿肝癌发展的始终。治疗中应当分清主次，辨证用药。治疗原则是扶正与祛邪相结合，以达到消除肿瘤的最终目的，积极预防肝癌的复发与转移。

1. 虚实当先辨

何世东教授认为，在疾病的不同发展阶段，应根据其临床四诊资料先辨其虚实，在肝癌的治疗过程中，要始终把握本虚标实这一关键，根据疾病不同阶段、正邪相争的情况采取不同的治疗策略，或以扶正为主，兼祛邪，或以祛邪为主，兼扶正，灵活应用，不可盲目使用攻伐或补益之法。病毒性肝炎多因湿热疫毒入侵，湿为阴邪，胶着难去，湿热互结，久伤气血，气血耗损，正气大伤，正虚邪实，寒热错杂，邪实难去，正损加剧，邪盛正衰、邪气鸱张、正气溃败导致脏腑阴阳、气血紊乱失衡，终由肝炎导致肝硬化、肝癌。在阅读文献时，我们看到众多医家在治疗肝癌过程中只抓住湿热疫毒的特点，使用大剂量的清热利湿解毒药物，甚至攻伐之类的峻猛药物，但效果不甚理想，反损伤正气。何世东教授认为，所谓"正气存内，邪不可干"，凡为肿瘤者，皆存在内虚之象，治疗时需顾护脾胃后天之本，不可一味选择大剂量寒凉或攻伐类中药。"微虚微实者，亦治其实，可一扫而除也；甚虚甚实者，所畏在虚，但固守根本，以先为己之不可胜，则邪无不退也。"过用攻伐或温补之品，则可能进一步加剧机体的阴阳失调，加速肿瘤的恶化。故当疾病初期表现为以邪实为主时，何世东教授弃用攻伐之药，退而选择大剂量甘寒草药，如夏枯草、白花蛇舌草、猫爪草、半枝莲等，攻邪不伤正，使邪去而正不伤。这与《素问·六元正纪大论》中的"大积大聚，其可犯也，衰其大半而止，过者死"相符。

2. 治肝先治脾

《金匮要略》曰："见肝之病，知肝传脾，当先实脾，四季脾旺不受邪，即勿补之。中工不晓相传，见肝之病，不解实脾，惟治肝也。"大部分肝癌患者早期出现纳差、乏力等症状，到中晚期时出现腹水、消瘦等症状，皆为木旺克土，脾土虚弱，运化失常所致，故何世东教授认为在治疗肝病的过程中，实脾有着重要意义。实脾即调理脾胃功能，其目的是使脾胃功能正常，正气充实，这正是古人所言"培土抑木"。顾护脾土后天之本，才能达到祛邪不伤正的目的。

3. 肝肾同源需顾护

中医学认为，肾藏精，肝藏血，精血同源，肝肾相生。何世东教授认为，肝癌病灶在肝，其本在肾，肾精不足，肝失所养，可出现肝火上炎或阴虚火旺症状。《难经·五十六难》中云"肝病传脾，脾当传肾"，肝癌患者早期出现脾虚之症，后期多出现面色黧黑、下肢浮肿等肾阳虚之症，脾为后天之本，肾为后天之根，土虚水侮之，故在肝癌治疗过程中应注意补肾，若为阳虚者应兼温补肾阳，若为肾精不足者应兼滋补肾阴。

4. 情志调节不忽视，活血化瘀贯其中

肝主疏泄，调畅气机，若情志抑郁，肝气郁结，则肝失疏泄，气机不畅，久而气滞血瘀，凝滞成块，故临床上肝癌患者常出现郁郁寡欢、烦躁易怒等精神症状。何世东教授认为在肝癌的治疗过程中，疏肝理气、调畅情志不可忽视。尤其是中晚期患者心理负担重，终日不苟言笑，可配合柴胡、枳实、白芍、佛手等疏肝解郁之中药，同时多安慰患者，给予患者治疗信心。同时，气滞久而成瘀，结合多数肝癌患者肝硬化背景，活血化瘀应贯穿整个治疗过程，临床上可选择丹参、川楝子、桃仁等化瘀药物。

四、治疗癌痛心得

在现代肿瘤治疗中，患者的生活质量日益受到关注。癌痛作为影响患者生活质量的一个重要因素，在临床治疗中尤其受到关注。何世东教授在肿瘤的治疗过程中重视提高患者的生活质量，在癌痛的中医

治疗中积累了一定的经验。

（一）活血化瘀贯其中

中医对"痛证"的论述非常丰富，以"不通"及"不荣"为多。何世东教授在癌痛治疗过程中尤其重视这两点，故治疗原则以活血化瘀散结及扶正为主。疾病初期，气机不畅，瘀血阻络，邪盛为主，以活血化瘀为主；疾病后期，气血不足，经络失养，正虚为主，以补益脾肾为主；疾病期间，根据正虚邪实的程度，合理调整扶正祛邪的力度。在活血化瘀散结的治疗过程中，何世东教授主张根据邪实的程度选择不同的活血化瘀散结药物，病程较短、邪实较浅时，以当归、赤芍、桃仁活血养血，以白芍、甘草缓解止痛；邪实入里时，需选择活血力度稍强的三七、延胡索、薤白等加大活血力度；邪实深入时，当选择三棱、莪术、穿破石等破血行气、散结止痛。此外，针对邪实深入病例，何世东教授善用虫药搜风剔邪。清代叶天士云："初为气结在经，久则血伤入络，辄仗蠕动之物松透病根""借虫蚁搜剔以攻通邪结"。何世东教授基于多年的临床实践，对于瘀结甚者喜用行走攻窜之虫类药物，如全蝎、水蛭、蜈蚣等，取其味多辛咸的功效，辛能入络散结，咸能入血软坚，其灵动迅速，非植物药所能比拟，活血化瘀之余能攻坚破积，直捣病痛之处。

（二）顾护脾肾为根本

当然，攻邪同时，何世东教授尤其重视顾护脾肾之本，《素问·举痛论》中有云："寒气入经而稽迟，泣而不行，客于脉外则血少，客于脉中则气不通故卒然而痛。"凡有肿瘤者，皆为脾肾不足及虚弱失调之人，正气不足，气血津液亏虚，脏腑经络失养，不荣则痛，临床表现为局部疼痛绵绵不绝，疲倦乏力，少气懒言，舌淡苔薄，脉沉细弱，故补益脾肾在癌痛的治疗过程中不容忽视。临床中应根据患者舌脉及症状等四诊资料辨证施治，如脾气虚甚者，可选用党参、白术、茯苓、黄芪等健脾益气；肾虚甚者，可选用补骨脂、杜仲、续断、熟地黄等温肾养阴。

五、治疗骨髓抑制心得

化疗是中晚期肿瘤患者重要的治疗方法之一，但化疗常导致骨髓造血功能抑制及消化道反应等，不但降低患者的生活质量，而且影响患者的正常治疗，其中以骨髓造血功能抑制最常见。近年来，粒细胞集落刺激因子（G-CSF）的应用为解决肿瘤化疗所致的骨髓造血功能抑制提供了有效手段，但G-CSF停药后极易出现反弹，这给临床治疗带来挑战。

（一）顾护脾肾之本

何世东教授认为，化疗药物虽能拔毒攻邪，然其大毒之性可损伤人体正气，其中以耗先天之精及后天之气为主，导致脾肾亏虚，且肿瘤患者正气本已大虚，两虚相得，乃致本证。临床上常见疲倦乏力，头晕胸闷，少气懒言，面色少华，消瘦纳差，舌淡脉弱等症状，白细胞降低的患者极易出现严重感染，故何世东教授在治疗骨髓造血功能抑制患者时极其重视顾护脾肾之本。脾为后天之本，脾旺则气血化生有源；肾主骨生髓，肾精充足，则骨髓生化充足。

临床中，何世东教授常选用黄芪、党参、白术、茯苓、山药健脾益气，若患者中出现化热者，选用性味甘平之太子参，若见畏寒怕冷、腹泻等脾阳虚症状者，可选用桂枝、干姜等温补脾阳。肾虚者应进一步分辨肾阳虚或肾阴虚，肾阳虚者可选用补骨脂、巴戟天等温肾助阳，肾阴虚者可选用菟丝子、枸杞子、牛膝、鹿角胶滋阴益肾、填精补髓。在骨髓造血功能抑制的辨证施治过程中，何世东教授喜用鸡血藤，鸡血藤味苦微甘，性温，色赤入血，质润行散，补血养血，活血通络。古代本草论著中亦有记载鸡血藤具有去瘀血、生新血的功效，称之为"血分之圣药"。现代药理研究也证实鸡血藤具有活血补血的功效，对各系造血祖细胞均有明显的刺激作用。

（二）不忘清热祛邪

在顾护脾肾的同时，何世东教授时时不忘在辨证基础上选用清热解毒之药物。在化疗期间，临床症状正虚明显者，则选用甘寒之药，如夏枯草、白花蛇舌草、山海螺等，取其甘寒平淡而不伤正的功效；若化疗结束，临床症状为正虚邪实，则可选用山慈菇、黄药子等祛邪力度较大的药物以达到预防复发的作用。

（杨康强）

第六节　重视扶正培本法在类风湿关节炎治疗中的应用

一、正虚是类风湿关节炎发病的主要病机

何世东教授认为，类风湿关节炎（rheumatoid arthritis，RA）的主要特点为病情缠绵，反复发作。类风湿关节炎的发病机理尚不十分清楚，但较为肯定的是RA是一种多基因的疾病，遗传基因、RA易感基因与RA的发病、发展有关。在特定条件下，生物、物理等因素诱发了这些基因的异常表达，从而诱发了病理性自身免疫反应，导致RA的发病。何世东教授认为这些基因与人体的正气密切相关，即机体的免疫能力。正气与邪气，是RA反复发作过程中矛盾斗争的两个方面，而起主导作用的是正气。《灵枢·百病始生》曰"风雨寒热，不得虚，邪不能独伤人"；《素问·评热病论》曰"邪之所凑，其气必虚"；《济生方·痹》曰"皆因体虚，腠理空疏，受风寒湿气而成痹也"；均指出了正气不足为痹症发病的重要原因。若免疫功能良好，正能胜邪，则病轻而逐渐痊愈。若免疫功能低下，正不胜邪，则关节肿痛反复，兼症百出。

二、扶正培本，调节肝脾肾是治疗RA的重要原则

脾胃是后天之本，气血生化之源；肝主筋，藏血；肾主骨，生髓。肝肾同源，共养筋骨，故筋骨、筋脉、肌肉疾病与肝、脾、肾相关。临床上RA除关节、骨骼受损外，多系统损害亦常见，如皮肤黏

膜、呼吸、消化、血液、神经等系统，症状复杂。但肝、脾、肾失调，正气不足，免疫功能紊乱，为其发生的根本原因。因此，何世东教授强调扶助正气，调节肝、脾、肾是防治RA的重要原则，并且认为，扶正培本法不论其病程之长短皆可运用。

尤其对于长病程RA，治疗上更应抓住肝、脾、肾亏虚这个根本内因。纠正RA患者内在的体质偏差，结合祛除风寒湿热病邪，将对RA病情控制起到良好的作用。何世东教授提倡扶正为主，祛邪为辅，扶脾肾之阳（气），扶肝肾之阴（血），祛痰湿血瘀，通经活络，利关节止痛，可配合西医抗风湿及免疫抑制（少量长期）疗法。中医可提高机体免疫力，改善症状，减少感染，提高患者的抗病能力，对抗西药副作用。

三、治法分期

（一）急性期，祛邪务尽

RA急性期以关节症状为主，表现为多个关节肿热疼痛、酸楚、屈伸不利、晨僵、局部发热或稍红，关节遇风寒则痛剧，痛有定处，为寒热错杂之证，邪实为主要病机。何世东教授提倡急性期使用桂枝芍药知母汤。桂枝芍药知母汤出自张仲景《金匮要略·中风历节病脉证并治第五》："诸肢节疼痛，身体魁羸，脚肿如脱，头眩短气，温温欲吐，桂枝芍药知母汤主之。"由桂枝、白芍、甘草、麻黄、生姜、白术、知母、防风、附子组成。方中桂枝、白芍调和营卫，外散邪气；麻黄宣肺气、开腠理；附子祛一身之寒邪；白术除一身之湿邪；知母清热养阴，对风、寒、湿、热之邪均有祛除作用，具有祛风除湿、温经散寒、滋阴清热之功效，尤适用于RA急性期。资料表明，RA急性期辨证有寒热错杂型、寒湿痹阻型、湿热痹阻型、阴虚络热型，诸多医者在桂枝芍药知母汤原方的基础上，调整药物比例，适当加减，治疗各型RA均有效。何世东教授在应用桂枝芍药知母汤时遵循此法，以祛邪为主。其加减为：寒重痛痹者加细辛、姜黄、淫羊藿，去知母；热重者去麻黄、桂枝、附子，可酌情加羚羊骨、寒水石、银花藤、鬼羽箭、水牛角、穿山龙、丝瓜络等清热透络药；湿重者加苍术、独活、蚕沙、薏苡仁；血瘀明显者可选桃仁、红花、五灵脂、丹参、川芎；疼痛明显者可选蜈蚣、全蝎、土鳖虫、白花蛇等虫类药。

（二）缓解期，治以扶正培本

RA缓解期，患者炎症指标中红细胞沉降率、C-反应蛋白（C-reactive protein，CRP）等降至正常，关节炎症相对静止，但多有形体消瘦、面色少华、易疲劳、腰膝酸软、脉沉细等正虚表现。何世东教授认为肝、脾、肾亏虚是缓解期RA的重要病机，因风寒湿热留驻日久，耗伤精血，患者精血不足，气血亏虚，失荣之象显露，久虚失调，失于固摄，则易出现复发。故在缓解期，应重视扶正法，方药多选用黄芪四君汤合右归饮加淫羊藿、巴戟、续断、杜仲以补脾肾。黄芪四君汤与右归饮均为补脾肾之经典方剂，何世东教授在缓解期再根据人体体质阴阳偏盛，将RA分为脾肾亏虚与肝肾阴虚两型。脾肾亏虚型予刺五加、川芎、鸡血藤、桃仁、当归、蜈蚣、薏苡仁、白芥子等补气养血通络。肝肾阴虚型可加用左归丸，加重生地黄用量，予枸杞子、鸡血藤、桃仁、薏苡仁养肝通络。

四、用药心得

（一）善用岭南草药，加强清热利湿止痛

广东省地处岭南，属热带及亚热带气候，在特有的环境中，盛产许多独有的药用植物，民间对这些药用植物有着广泛应用。何世东教授在临床上善用草药治疗各种疾病，为其用药一大特色。在治疗RA方面，他善用黑老虎、鸭脚皮、鬼羽箭、穿山龙等草药。比如黑老虎既入气分祛风行气而消肿，又入血分活血散瘀而止痛，关节肿痛、皮色暗瘀者可酌情使用。鸭脚皮为鸭脚木的树皮，可消肿散瘀的同时还具有清热解毒利咽之效，多于关节红肿、咽喉肿痛时应用。鬼羽箭清热解毒、凉血止血，能消皮肤风毒肿痛。穿山龙有祛风除湿、活血通络的作用，还具有补肾壮督、调节免疫的功效。

（二）治疗顽疾，虫类药物搜邪通络而不伤正

何世东教授认为，长病程RA患者，因关节炎反复发作，邪气久羁，深入骨骱，痰湿瘀互结，此为顽疾，其治非仅草木之品所能奏效，当辅以虫类药物搜邪通络。何世东教授喜用全蝎、蜈蚣、土鳖虫、地龙、僵蚕、水蛭、白花蛇、乌梢蛇等。关节顽痛、入夜遇冷尤甚者，多用蜈蚣配全蝎；湿热痹痛者，用地龙配水蛭；类风湿结节、痰浊阻于关节者，用全蝎配僵蚕；一身尽痛者，处以乌梢蛇、白花蛇。

类风湿关节炎为慢性破坏性关节炎，在长期的治疗过程中患者往往愿意寻求中医治疗，以期减少药物副作用。何世东教授在治疗该病时，注重分析病机之标本，治标为先，缓图治本，在长期用药中，注

重扶助肝、脾、肾，联合祛痰湿血瘀，通经活络法，灵活调节扶正与祛邪的用药比例，以调节机体阴阳气血平衡，促使患者自身免疫能力的恢复以长期巩固病情。

（彭剑虹）

第七节 分期辨治系统性红斑狼疮

一、基本病因病机：肝肾阴虚，络脉瘀阻

现代医学认为系统性红斑狼疮（systemic lupus erythematosus，SLE）病因未明，但发病机理清楚，主要是抗原与抗体结合而成的免疫复合物损伤内脏、血管、皮肤等。何世东教授认为，本病的病因病机是先天禀赋不足或七情内伤，劳累太过，房事失节，以致阴阳气血失去平衡，气血运行不畅，气滞血瘀，经络郁滞，热自内生，热毒内盛，燔灼阴血，瘀阻经脉，伤害脏腑，蚀于筋骨而为病。其中先天禀赋不足主要是肾阴不足，而肝肾同源，肝肾阴虚为本病的基本病机。本病以女性患者多见，好发于育龄期女性。因女子以阴为本，加之经带胎产，阴常不足，在先天禀赋不足的条件下，经带胎产所致阴阳气血失衡而诱发本病，故肝肾阴虚为发病之本。另一方面，SLE的病理特点为血管炎，危重病例常伴微血栓，这一特点与中医的络病理论有相合之处。有研究认为，SLE危象以络脉阻滞为特征，邪入络脉标志其发展与深化，其基本的病机可概括为"久病入络"所致的虚滞、瘀阻、毒损络脉。何世东教授认为，络脉瘀阻为SLE病机的另一特点，络脉瘀阻关节或气血不足，可导致不通则痛或不荣则痛；热迫血行，血自络脉而出，可发为皮疹或皮肤紫癜；肢端络脉痹阻，则发为雷诺现象、网状青斑；脏腑络脉受损，于肾脏则为蛋白尿、血尿等精微物质流失，于脑部则清阳受遏为头痛、眩晕，甚则元神受扰、神昏谵语等。因此，肝肾阴虚、络脉瘀阻为贯穿SLE病程始终的主要病机。

二、急性期病机：热毒炽盛，入营入血

SLE急性期常有如下表现：发热、新发红斑皮疹、口腔溃疡、关节肿痛、手足血管炎等，伴随口咽干燥、目赤心烦。其中发热约出现在90%以上的患者中，有高热、中等热、低热等，SLE所致发热者多数畏寒不明显，而合并感染时可出现寒战。何世东教授认为，此期患者以热毒炽盛为主要病机。素体肝肾阴虚，水不济火，内火升浮燔灼，若外感六淫之邪，外有六淫化火，内有真阴不足，则外火易引动内火，化热成毒，入营入血，充斥三焦，致系统性红斑狼疮急性暴发。除热毒炽盛外，还可兼湿浊内盛或水饮内停而出现肢体浮肿、胸闷心悸气促、神昏谵语等危重证候（如肾病综合征、心肌炎、心包积液、SLE脑病、肝炎等）。学者朱方石曾总结出，在28篇论文中确诊SLE病例3967例，其中，中医证型构成比中热毒炽盛型为各型之首，亦证明热毒炽盛为SLE急性期的主要病机。

三、治法分期

SLE临床表现涉及广泛，稍有不慎则变证丛生，辨证选方存在一定难度。何世东教授在治疗SLE时，提出谨守病机，则纲目清晰，抓住肝肾阴虚、络脉瘀阻之本及热毒炽盛之标，分急性期及缓解期两大期治疗，并在此基础上灵活变通。

（一）急性期，治以清热凉血

SLE急性期因热毒炽盛，易入营入血，治疗当以清解为原则。何世东教授多选用清热解毒、凉血清营或清热利尿消肿的药物，配合活血祛瘀

的药物，主方选用清营汤。清营汤出自吴鞠通《温病条辨》，具有清营透热、养阴生津之功效。并根据卫气营血分层治疗，营血证重者，可加凉血祛瘀之药，如银花、红条紫草、天葵、白花蛇舌草、丹参、茜草等。临证加减：邪入心包者，加安宫牛黄丸或紫雪丹；伤肾水肿者，可用五皮饮加白花蛇舌草、白茅根、猪苓、薏苡仁、泽泻、白术、车前草等加强利水，加生地黄、牡丹皮、赤芍、半边莲、鱼腥草以清热凉血解毒。

（二）缓解期，治以扶正培本

缓解期虚实夹杂，治疗应以扶正为主，祛邪为辅。扶正时以养阴益气为基本原则，视患者体质或兼症配合清热除湿、活血祛瘀药物。方药选用六味地黄丸合四君子，加黄芪、丹参、紫草、茜草、白花蛇舌草、三七等。何世东教授认为，补脾补肾之中药，可增强免疫功能，或改善免疫系统紊乱状态。辅以祛瘀通络、清热除湿之中药，清除抗原抗体复合物，减少复发的机会。通过长期的治疗，纠正SLE患者的体质偏差，可提高患者自身的抗病能力。

四、中西合璧，相辅相成

SLE是一种全身多脏器系统受累的自身免疫病，病变涉及广泛，病情多较凶险，单纯予以中医治疗往往难以控制病情。何世东教授在治疗SLE时坚持中西结合，急性期病势急进，激素及免疫抑制剂等当用则用，SLE合并损害内脏时激素需足量使用，并配合免疫抑制剂如环磷酰胺或环孢素等。病情稳定后，激素及免疫抑制剂减量维持使用，激素的减量遵循每次减原剂量的10%左右的原则，中医药的参与可很好地拮抗西药副作用，并加强其治疗效果。

五、SLE常见表现的临证心得

（一）雷诺现象

雷诺现象除见于系统性红斑狼疮外，亦多见于混合性结缔组织病、硬皮病，追问病史时常于发病前存在多年，并且相当一部分患者在疾病缓解时雷诺现象依然存在。雷诺现象相当于中医中的肢端脉痹，从其遇冷加重、得温可减的特点来看，局部阳气闭郁、气血瘀滞是主要病机。方药可选黄芪桂枝五物汤或阳和汤，并善用虫类药物如全蝎、蜈蚣、地龙、水蛭等。

（二）慢性血细胞减少

红细胞、白细胞、血小板等血细胞减少可出现在SLE活动期，与自身抗体引起的破坏有关。但血细胞长期偏低可出现在缓解期，相当于中医中的血虚证。活动期治疗本病，疾病控制住则血细胞可恢复。对缓解期血细胞减少的生血治疗，何世东教授多选用健脾益气、柔肝益肾之品，如黄芪、熟地黄、鸡血藤、枸杞子、阿胶、女贞子等，亦可用血肉有情之品、至阴聚秀之物滋填，如龟甲、鳖甲、紫河车等。

（三）蛋白尿、血尿

在系统性红斑狼疮的漫长病程中，出现肾损害症状很常见，其可作为病初首发表现，也可在病程演变中出现，甚至可在稳定后因感染、劳累而诱发，以蛋白尿、血尿为主要表现。在治疗慢性蛋白尿、血尿时，何世东教授除重视健脾补肾药外，尤善用活血化瘀药及虫类药物，如茜草、蒲黄、水蛭等。

（四）湿浊内困或湿热内蕴兼症

肝肾阴虚为SLE主要病机，但患者在接受长期激素及免疫抑制剂治疗后，可因药物阻碍脾胃运化升降，湿浊内生或湿蕴化热，表现为面部痤疮、口腔溃疡、口苦、脘闷纳呆、舌苔黄腻或白腻。此时应用养阴滋柔之品易碍胃助湿，而燥湿太过又易伤阴，如何平衡两者需斟酌。何世东教授通常选取健脾、芳香、淡渗的药物，如五指毛桃、白术、茯苓、泽泻、车前子、薏苡仁、竹茹、砂仁等，祛湿而不伤阴。

（五）补肾化瘀，调经助孕

SLE好发于育龄期女性，随着医学的发展，系统性红斑狼疮患者孕育已经不是遥不可及的问题。但疾病本身及服用免疫抑制剂不可避免地对孕育产生一定影响，如何在治疗过程中保护生育能力是患者求助中医的一大原因。何世东教授按照补肾化瘀，调经助孕的原则，药物多选用熟地黄、鸡血藤、菟丝子、山茱萸益肾填精，选用当归、川芎、丹参、益母草、三七、绞股蓝活血化瘀生新。肾阳虚者加用淫羊藿、杜仲、覆盆子加强补益肾阳，肾阴虚者加用女贞子、墨旱莲、桑葚补益肾阴，使冲任气血调和而易受孕。

系统性红斑狼疮为慢性疾病，在长期的治疗过程中患者往往愿意寻求中医治疗，以期减少药物副作用。中医理论强调整体观，更能体现生理—心理—社会相结合的医疗模式，其针对SLE患者体质偏差施治，可提高临床疗效，中医辨证施治可减少激素副作用及并发症，凸显治疗优势。何世东教授在治疗SLE时，谨守病机，灵活变通，分急性期与缓解期两期治疗，中西医结合以控制病情，促使患者自身免疫能力的恢复以长期巩固病情。

（彭剑虹）

第八节　灵活辨证治杂病

一、分阶段辨治登革热

1985年秋末冬初，东莞出现一批突然起病，恶寒发热，头剧痛，肌肉关节骨骼痛，面红目赤，疲乏，或有皮疹或有出血点，白细胞及血小板减少的患者，通过广东省流行病防治研究所做的补体结合试验，小白鼠接种分离出病毒，及单克隆抗体反应阳性等，确定这些患者的症状为Ⅰ型登革热病毒所致。登革热流行期间，何世东教授以中医辨证治疗为主，提出登革热的治疗可分为卫气同病、气分热盛、湿热留恋、气血两燔、邪陷心包、瘥后证治等阶段进行，认为本病初起即见卫气同病，故治疗勿拘于"在卫汗之可也"的原则，应在解肌透表的同时，加入大剂量清热解毒祛湿之品。对超高热者，更应"先安未受邪之地"，加用紫雪丹、安宫牛黄丸、至宝丹等药，其有较好的保护脑细胞的作用。

（一）诊断

突然发病症状有恶寒发热，后但热不寒，头痛体痛，面红目赤，恶心纳差，斑疹，出血，舌红，苔黄白厚腻，脉濡数或缓而有力。中医病名为"伏暑"或"湿温"。血常规中，白细胞数减少，中性粒细胞减少，血小板减少。

（二）分型治疗

（1）卫气同病：见于初起患者，卫分症状持续时间短，几小时后即消失，气分症状加剧。症见恶寒发热，头痛身痛，疲乏，纳差，舌边尖红，苔白腻或黄腻，脉浮数。治疗用普济消毒饮加减，或黄芩滑石汤加柴胡、葛根、防风等。

（2）气分热盛：症见高热，头痛，面红，目赤，口渴，体痛，舌红，苔黄，脉大数有力。治疗用白虎汤加板蓝根、一包针、紫草、茵陈、黄连、银花、大黄等。

（3）湿热留恋：症见发热，头痛头重，体痛身重，疲乏，汗出热不退，恶心纳差，舌红，苔黄白腻，脉缓有力或数。治疗用黄芩滑石汤或连朴饮加银花、一包针、大黄、大青叶、紫草等。

（4）气血两燔：症见高热、日晡益甚，头痛如劈，身痛如被杖，骨节烦疼，或吐血、尿血、皮肤斑疹、舌红绛等。治疗用清瘟败毒饮加白茅根、大青叶、大黄、紫草、板蓝根等。

（5）邪陷心包，肝风内动：可出现上述各型症状。如突然神志不清，四肢抽搐。此时治疗甚难，关键在于及早预防以免发展到此。可在针对各型治疗的基础上加紫雪丹、安宫牛黄丸、至宝丹、清开灵注射液、清瘟灵注射液，若发展到神昏抽搐，应迅速结合西医抢救。

（6）瘥后证治：热退后疲乏、纳差等症突出且持续时间长，多为气阴两伤或气血两虚之证。对证治疗便可恢复。

二、轻重缓急治慢性肺病

慢性肺病的主要表现为反复发作，咳嗽、咳痰，气促，气流受限不完全可逆，它是一种呈进行性发展的肺部疾病。主要包括慢性支气管炎、慢性阻塞性肺病等，中医辨证属于"肺胀"的范畴。肺胀是多种慢性肺病反复发作，迁延不愈，导致肺气胀满，不能敛降的一种病证，以咳、痰、喘为概括。肺胀的发生多因久病肺虚，痰浊潴留而致肺不敛降，气还肺间，肺气胀满，每因复感外邪诱使病情发作或加剧。治疗原则为祛邪与扶正共施。慢性肺病形在于肺，病本在脾，基本病机为本虚标实，其发展经由肺气虚、脾气虚、肾气虚、阴阳两虚而逐渐加重。根据中医的五行相生关系，土（脾）生金（肺）及《难经》之"虚则补其母"，一脏之虚，不仅需补其本脏，同时需根补其母脏，通过相生关系而促其恢复。因而，治疗慢性肺病需从脾论治，采用培土生金法。

肺脾两脏在生理上相互联系，在病理上相互影响。脾为生气之源，肺为主气之枢；脾为生痰之源，肺为贮痰之器。脾为肺之母，子病及母，或母病及子，均可致脾不健运，脾虚湿困，痰源不竭，清者难升，浊者不降，留中滞膈，新老胶结，不易化除。病虽在肺，单纯化痰祛痰，往往效微。先贤早有"见痰休治痰"之说，《杂病源流犀烛·咳哮喘源流》曰："盖肺不伤不咳，脾不伤不久咳……"《证治汇补·咳嗽》曰："因痰而致嗽者，痰为重，治在脾。"强调了脾虚湿停，乘肺而咳，土衰则金衰的发病机理。采用培土生金法，补脾胃为要，土旺则金旺，意在治本以绝生痰之源。

慢性肺病的症状以咳、痰、喘为概括，根据其临床不同症状将其治疗过程分为急性发作期、慢性迁延期、恢复期。

何世东教授认为，急性发作期应以化痰祛邪为主。善治痰者，必从生痰之源治之。《素问》记载"饮入于胃，游溢精气，上输于脾，脾气散精，上归于肺，通调水道，下输膀胱，水精四布，五经并行"。明确指出了水液的运行与肺、脾、肾三脏有关，然而三脏之中，脾失健运，首当其冲。三脏功能失调，导致水液失运，停积为饮为痰。脾失健运，脾阳亏虚，一方面不能输精养肺，水谷运化失利，反成痰饮干肺；另一方面不能助肾以制水，水寒之气伤肾阳。故何世东教授在临床诊疗中，在辨证施治的基础上，仔细辨别湿热、痰浊、血瘀的主次兼夹，酌情选用化湿运脾药物，以期显效。在药物选择上，何世东教授喜用白术、苍术、厚朴等化湿运脾药。白术甘温，益气健脾、燥湿和中，功擅健脾，补多于散；苍术苦温，燥湿化浊、升阳散郁，长于燥湿，散多于补。白术、苍术合用，其燥湿健脾之功效更著。苍术、厚朴均可苦温化湿。厚朴苦温，辛散主降，可温中下气，化湿除满。厚朴行气走里，里湿用厚朴；表里俱湿，肢体重着，胸腹满闷，苔白厚腻，配以厚朴，升脾气，降胃气，化湿浊，健脾胃效果更佳。

慢性迁延期多为虚实夹杂之证，为脾虚痰伏之证。何世东教授提出慢性迁延期应注重健脾化痰并举。兼有脾虚夹滞症状，表现为胸痞满闷、腹胀、纳呆等，加陈皮行气化滞，醒脾助运；兼有咳喘、脾虚痰多症状，以四君子为基础方配伍肺经药物，以达到健脾化痰，宣降肺气的目的；兼有脾虚湿盛症状，以参苓白术散为基础方，加强健脾化湿效果。

何世东教授认为恢复期主要以巩固、防止复发为目的，以补虚为主。《金匮要略》指出"四季脾旺不受邪"，故应注意补益脾胃，气血化生充足，保持脾气旺盛，可使机体正气强盛，肺气充盛，正气存内，邪不可干。选药上，何世东教授喜用补中益气汤、六君子汤加减。临床上大量使用黄芪，因营卫气源于中焦，出于下焦，走表，里气实则表气固，黄芪味甘微温，入脾肺经，补中益气，助卫气出于表，顾护肺胃之气。且大量使用黄芪，升中有降，符合肺之宣发肃降之性。配合使用人参、炙甘草、白术，补气健脾，调中气，以培土生金。再佐以补肾纳气的中药，以固本培元，可选山茱萸、五味子、枸杞子等。

三、从"瘀"论治老年性高血压

何世东教授认为，老年人有"阴气自半""形体皆极"的独特生理特点，因而在诊治老年高血压病时必须结合老年人的生理特点，将辨证论治与辨质论治相结合。何世东教授基于长期临床实践观察，发现老年高血压病患者常有面色晦暗、颈项强硬、肢体麻木、唇周瘀紫、舌质紫黯或有瘀点、脉迟或涩等血瘀之表现，认为"瘀"是老年人体质特点和病理变化中的重要因素，故无论中医辨证老年高血压病为何种证型，均伴有不同程度的血瘀证。

（一）"老人多瘀"的体质特点

（1）气血亏虚，脉道不利。《素问·阴阳应象大论》曰："年四十，而阴气自半，起居衰矣。"老年人气血渐衰，气血虚则不足以濡养脉道，日久脉道干涩、僵硬不利，故有"血气虚，脉不通"之说。正如王清任所言："元气既虚，必不能达于血管，血管无气，必停留而瘀。"

（2）五脏不坚，肾虚为主。老年人以虚证为主，五脏皆衰，肾脏为先，肾虚元气不足或肾阳不足以温煦，无力推动血液运行，导致血流缓慢或瘀滞脉中。

（3）常苦伤悲，易致肝郁。王长松对当代老年人精神心理健康状况进行的调查显示，老年人普遍存在情志不畅的现象。老年人情志失调，抑郁伤肝，肝失条达，气机升降失调，血液运行不能正常进行而致血瘀。

（4）相对安逸，体力活动减少，久坐久卧。动属阳，静属阴；气属阳，血属阴。少动则气不行，阴血失阳助，所谓流水不腐，户枢不蠹，少动之阴有成瘀之倾向。老年人活动量少，故易成血瘀。

（二）"久病入络"的病机特点

何世东教授认为老年高血压病患者久病缠绵不愈，或因辨证不当、失治误治，邪气久留，势必伤及血络。老年高血压病多有病程长、反复发作、迁延难愈的特点，久病入络，络脉之病，易滞易瘀，易入难出，故"瘀"贯穿老年高血压病始终。正如叶天士所言："久发频发之恙，必伤及络，络乃聚血之所，久病必瘀闭。"故老年高血压病迁延不愈，久病入络，络气瘀滞，络脉瘀塞，血瘀盘踞于络脉。又因久病必虚，加之"形体皆极"，络脉空虚，病邪乘虚内袭，日久成瘀，恶性循环而成难去之"瘀"。

何世东教授认为在老年高血压病发展过程中，病机的演变皆可产生不同程度的"瘀血"证型。

（1）肾气亏虚、阴虚阳亢。肾虚元气不足，无力推动血液运行，导致血流缓慢或瘀滞脉中；肾阴亏虚，水不涵木，阴阳失衡，肝阳亢于上，气血逆乱成瘀；又阳亢化火，入舍于脉，血热互结，煎灼成瘀。故肾气亏虚、阴虚阳亢，常夹血瘀。

（2）气血亏虚。《景岳全书·胁痛》曰："凡人之气血，犹源泉也，盛则流畅，少则壅滞，故气血不虚则不滞，虚则无有不滞者。"故气血亏虚的老年高血压病患者常有血瘀的表现。

（3）痰浊中阻。津血同源，痰瘀同病，痰可生瘀，瘀可生痰，痰浊阻于络脉，血行受阻继而成瘀，而瘀血阻络，气机不畅，气不布津而生痰浊。《医学正传》曰："津液稠粘，为痰为饮，积久渗入脉中，血为之浊。"故痰浊中阻，常合并脉络瘀阻。

（4）阴阳两虚。阴液亏虚，脉道干涩，血运不利；阳虚气化功能减退，络脉运行不畅。故阴阳两虚可成血瘀。

（三）辨证论治与辨质论治相结合的用药特点

何世东教授认为人到老年或多虚多瘀，或因虚致瘀，或久病入络，故血瘀贯穿老年高血压病始终，络脉瘀阻是老年高血压病的基本病机，故在临床诊疗中，在辨证施治的基础上，应仔细辨别血瘀证的主次兼夹，酌情选用活血化瘀药，以期显效。如辨证为肝阳上亢、肝火上炎者，何世东教授以清肝泻火、平肝潜阳为法，遣方用药不忘加入赤芍、牡丹皮、酒大黄以凉血活血，兼走肝经而泻火清热；如为阴虚阳亢、气血亏虚之证，治以滋阴潜阳、平肝息风，再合当归、丹参、鳖甲、牛膝、鸡血藤之类，既补虚损之阴血，又收活血祛瘀之功，补而不滞、散而不损；如为痰浊中阻者，则治以健脾化湿、除痰息风，常合活血行气之品，如川芎、延胡索、姜黄等，以行气化痰祛瘀。

若久病瘀闭，瘀血痼结，则诚如叶天士所言："病久则邪正混处其间，草木不能见效，当以虫蚁疏逐，以搜剔络中混处之邪。"故何世东教授治疗有顽固性高血压的老年患者，因患者长期有头晕、头痛的症状，而降压治疗又不理想，常应用蜈蚣、地龙、全蝎、水蛭、虻虫等虫类药，以期搜剔之效，则"血无凝着，气可宣通"。

何世东教授在临证时，在辨证论治与辨质论治的基础上，又根据瘀血所在部位酌情选用合适的药物，在胸以上者，可选川芎、桃仁、全蝎、蜈蚣、红花、三棱；若在胸腹者，可选五灵脂、蒲黄、延胡索、莪术、乳香、三棱之类；若在腰以下者，可选川牛膝、鸡血藤、川芎、水蛭等。其中川芎、桃仁、丹参、水蛭在上中下均可选用。

（叶小汉　朱碧媛）

何世东学术精华与临床应用

第四章　验案采菁

第一节　脾胃系统病证

一、便秘（便秘型肠易激综合征）

【案】脾虚肝郁气滞证。

张某某，女，37岁，2014年5月14日首诊。

主诉：大便难解2年余。

患者诉两年前开始大便干结难解，逐渐加重，现2～3天一行，量少，便质稍软，伴头痛，轻度腹胀，每因遇事不顺、心情烦躁加重。舌淡红，边有齿印，苔白厚腻，脉弦细。心肺腹体格检查未见明显异常。

辅助检查：2013年曾行电子结肠镜检查，显示全大肠黏膜未见明显器质性病变。

中医诊断：便秘（脾虚肝郁气滞证）。

西医诊断：便秘型肠易激综合征。

辨治：本例患者因情志失和，肝气郁结，失于条达，导致传导失司从而便秘。肝胃不和，气机升降失调，阻滞中焦，致腹中胀满；上逆犯窍，故见头痛。舌淡红，边有齿印，苔白厚腻，脉弦细，均为脾虚肝郁气滞之征象。治法为疏肝解郁，行气健脾，故以逍遥散加减治之，处方如下：

> 柴胡15g　　枳实15g　　白术15g　　炙甘草5g
>
> 茯苓25g　　槟榔10g　　茵陈15g　　沙棘30g
>
> 厚朴10g　　川芎10g　　乌药15g

7剂，水煎服，温服，每天1剂。

二诊：服药一周后，患者症状减轻，以此法为基础，加减治之一月余，排便逐渐通畅，成形，1～2天一行，嘱平素可间服逍遥丸调理。

　　按：肠易激综合征是以腹痛、腹胀、排便习惯和/或大便性状改变为临床表现，呈持续或反复发作的，且排除了可以引起这些症状的器质性疾病的临床综合征。根据主要临床表现可将其分为便秘型、腹泻型及便秘与腹泻交替型三种。精神、饮食、寒冷等因素可诱使该病复发或病情加重。本病是最常见的一种功能性肠道疾病。本病例属于便秘型肠易激综合征，对应中医中的"便秘"。结合本病例特点，该患者因近半年来工作、家庭压力导致情绪不畅。肝喜条达，恶抑郁，肝主疏泄，畅达全身气机，肝木失于条达，则肝体失于柔和，而致肝气郁滞，导致大肠气机郁滞，传导失职，糟粕内停而形成气秘。患者素体脾虚，故总病机为肝郁脾虚，何世东教授以逍遥散为基础方加减治之。方中柴胡疏肝解郁，使肝气得以条达，为君药；乌药疏肝解郁，行肠中气滞，为臣药；佐以枳实、厚朴、槟榔、川芎使气血同调，条畅气机，脾胃得以升降有序，腹胀自除；另佐白术、沙棘健脾通便，茵陈清热利湿；使以甘草调和诸药。

　　沙棘性温、味酸涩，具有活血散瘀、化痰宽胸、生津止渴等作用。现代药理学研究证明，其果实富含多种维生素、脂肪酸、微量元素、亚油素、沙棘黄酮、超氧化物等活性物质和各种氨基酸，在治疗便秘时，其果油可起到软化大便的作用，而多种活性物质具有保护和加速修复胃肠道黏膜、调节肠道有益菌群的功效。何世东教授常以白术与沙棘相须而用来治疗脾虚便秘，常可药到病除。

二、便秘（功能性便秘）

【案】 肠腑燥热，津伤便结证。

骆某，女，3岁，2012年6月23日首诊。

主诉： 便秘近半年。

患儿近半年来2～3天解大便1次，大便酸臭，质硬，呈羊屎状，小便短赤，胃纳可，睡眠一般，时有烦躁，舌红，苔薄黄，脉数。

中医诊断： 便秘（肠腑燥热，津伤便结证）。

西医诊断： 便秘。

辨治： 追溯患儿近1年易感冒，近半年出现便秘，属于中医肠腑燥热，津伤便结证。故治疗以泻热导滞，润肠通便为法，拟方如下：

茯苓10g	玄参10g	麦冬10g	生地黄10g
麦芽10g	枳壳10g	独脚金10g	炙甘草3g
大黄3g（后下）	火麻仁15g	白芍10g	石斛10g

7剂，水煎服，每天1剂。

2012年7月10日二诊： 患儿便秘症状较前缓解，大便1～2天一行，呈粒状，质较前软。但4天前出现发热，现已退。伴鼻塞流黄涕，口干，时有咳嗽，痰少，色黄质黏，纳眠一般。舌红苔黄，脉细数。因患儿二诊时以感冒症状为主，外感风热之邪，风性轻扬，犯于上焦，肺处胸中，位于上焦，主呼吸，开窍于鼻，外合皮毛，邪热犯肺，肺失清肃，则见咳黏痰、鼻塞、流黄涕及发热。现便秘明显缓解，故治疗以辛凉宣肺、清热化痰为法，佐以润肠通便之品。拟方如下：

麻黄2g	石膏20g	杏仁6g	防风8g
麦冬5g	赤芍10g	百部6g	北沙参10g
瓜蒌仁6g	蒲公英12g	甘草3g	葛根10g

7剂，水煎服，每天1剂。

2012年7月18日三诊：患儿便秘症状较前缓解，大便1～2天一行，开始呈粒状后呈条状，现无恶寒发热，无鼻塞流黄涕，口干，偶有咳嗽，痰少，色黄质黏，纳眠一般。舌红苔黄，脉细数。因患儿外邪基本清解，故治疗上以清热化痰、润肠通便为法，方药调整如下：

杏仁6g	麦冬5g	白芍10g	百部6g
北沙参10g	玄参10g	生地黄10g	枇杷叶8g
瓜蒌仁6g	蒲公英12g	甘草3g	浙贝母10g

7剂，水煎服，每天1剂。

2012年8月1日四诊：患儿大便每天1次，以三诊方加减善后，嘱平素注意多饮水，多吃蔬菜瓜果，随访至今未复发。

按：各种热病，尤其是外感温热病，侵犯机体，每每表现为"温邪上受，首先犯肺"，肺与大肠相表里，故而影响大肠，致大肠郁热而津枯，从而导致大肠郁滞，发生便秘。小儿为纯阳之体，稚阴稚阳，易于发病，易于传变，易虚易实，亦易于康复。增液汤原为治疗热病、损耗津液所致便秘的温病学名方之一，其适用于"液干多而热结少"的症候。方中玄参增液，麦冬养胃，生地黄凉血清热而生津液，因而起到润肠通便的作用。在本方基础上，加枳壳、大黄以增强行气通下的功效，火麻仁润肠通便，茯苓健脾，麦芽、独脚金清热消积，白芍平肝敛阴，石斛养阴生津，甘草调和诸药。通下而不伤正，热邪去而津液得以保存。何世东教授认为若出现肺热症状时，先清肺后润肠，后期宜宣肺开窍兼以轻泻实积，如提壶揭盖，使肺气通降、肠畅便通。

三、便秘（老年性便秘）

【案】气血两虚、肠燥便秘证。

黎某，男，72岁，2015年2月26日首诊。

主诉：反复便秘2年余，加重1周。

患者平素靠服泻药排便，近日服大黄粉或果导片，排便均少，质干结，现诉大便难解，大便近1周未解，伴腹中时胀痛，腰膝酸软乏力，纳差，尿不黄，无口干口渴，眠可，夜尿3～4次，舌胖淡红，边有齿印，脉弦细。

辅助检查：曾于外院行全消化道钡餐检查未见明显异常。

中医诊断：便秘（气血两虚、肠燥便秘证）。

西医诊断：老年性便秘。

辨治：缘患者年老，气血日渐亏虚，生化乏源，导致肠燥津亏，大便秘结。气血不足，脾肾两虚，故见腰膝酸软乏力，夜尿增多，纳差。舌胖淡红，边有齿印，脉弦细，均为气血不足之征象。治则宜以益气养血，润肠通便为法。方药如下：

> 肉苁蓉15g　当归20g　牛膝15g　枳壳15g
>
> 胡麻仁20g　白术20g　黄芪15g　炙甘草5g
>
> 熟地黄15g

7剂，嘱另购开塞露7个，每天便前用1个。

2015年3月4日二诊：患者服中药7剂及用开塞露后大便顺畅，精神好，疲乏消失，胃纳好转，舌脉如前。仍守上方7剂，不用开塞露。

2015年3月11日三诊：患者来电告大便顺畅，夜尿减少为1～2次。嘱继续服用首诊方1个月后，改为每周服2次，维持3个月。随访至今，便秘未再复发。

按：我国古代医家对便秘的分类较多，《伤寒论》将便秘分为

"阴结""阳结""脾约""津竭"等。李东垣《兰室秘藏·大便结燥门》谓:"结燥之病不一,有热燥,有风燥,有阳结,有阴结,又有年老气虚津液不足而结燥者。"何世东教授认为,本例患者年老,气虚生化乏力,脾肾功能渐弱。脾主运化,肾主五液、司开合。肠失濡润,传导不利,故大便不通;肾阳不足,气化无力,津液不布,故小便频多或清长;肾虚精亏,故腰膝酸软乏力;脾肾阳虚,故舌胖淡红,边有齿印,脉弦细。且患者长期服用泻下药,最易耗气伤阴致津液不足,重损阴血。本例患者以济川煎合健脾益气药为基础方加减治疗。方中肉苁蓉温肾益精,润燥滑肠;当归养血和血,辛润通便;牛膝补肾强腰,其性下降;枳壳宽肠下气;胡麻仁、熟地黄润燥滑肠,滋养肝肾;白术、黄芪、炙甘草益气健脾。全方共奏有温肾益精,气血同调,益气健脾,润肠通便之功效。

便秘时间越长,则大便干结越难排,单纯用泻下药只能形成恶性循环,中医则能针对患者体质进行辨证论治调理。在服中药早期,气血津液未好转,尚需借助开塞露局部润肠,软化大便以通便;待用药一段时间气血得以调补后,开塞露便可尽早撤离,避免形成依赖。患者坚持久服方剂,令气血津液源源不断生长转化,以使气血津液平衡,最终便秘得以缓解。何世东教授特别指出这种治法最适合脾肾两虚、气血不足的患者,阴虚燥热者慎用。

四、便秘(慢性功能性便秘)

【案一】气阴两虚证。

卢某,女,42岁,2013年5月8日首诊。

主诉:大便秘结10余年,加重1月。

患者自诉工作比较忙，经常熬夜，10年前开始出现大便秘结，大便3～5天一行，大便干，质硬，较难解出，时伴腹胀。1月前大便开始5～10天一行，大便干，呈颗粒状、羊屎状，质硬，无黏液、鲜血，伴口干、腹胀，无腹痛，现1周未解大便。纳眠可，舌质暗红，苔薄黄，脉弦细。否认糖尿病、高血压、乙肝等病史。体格检查显示：心肺未见异常，全腹部未扪及包块，腹部无压痛及反跳痛，麦氏点无压痛及反跳痛，墨菲征阴性。

辅助检查： 2012年10月行肠镜检查未显示异常。

中医诊断： 便秘（气阴两虚证）。

西医诊断： 慢性功能性便秘。

辨治： 缘患者生活不节，养生不慎，导致耗气伤津。津液匮乏，肠道失养，故见大便干，质硬，较难解出。阴液亏乏，津不上承，故口干舌燥。舌质暗红，苔薄黄，脉弦细，皆为气阴不足之象。辨证为气阴两虚，阴虚为主，治以益气养阴为法，处方如下：

沙棘30g	地榆15g	当归15g	郁李仁30g
枳实10g	槟榔10g	生地黄10g	白术20g
火麻仁30g	白芍15g	薤白15g	太子参15g

10剂，水煎服，温服，每天1剂。

2013年5月18日二诊： 服药10剂后，患者诉大便干结，质硬，呈颗粒状，排便5～7天1次，伴口干、咽痛，无鲜血、黏液、腹痛等不适症状，舌尖红，苔少，脉弦细。方药调整如下：

沙棘20g	元参15g	麦冬15g	火麻仁30g
甘草5g	枳实10g	生地黄25g	白术15g
郁李仁20g	白芍20g	当归15g	北杏仁20g

7剂，水煎服，温服，每天1剂。

2013年5月25日三诊： 患者诉大便仍干结，质稍硬，无颗粒状样便，排便5～7天1次，口干，眼睛干红，舌瘦红，苔薄白，脉弦细。处方如下：

生地黄25g	火麻仁20g	白芍20g	决明子15g
麦冬15g	甘草5g	元参15g	北杏仁10g
玄明粉5g（冲）	石斛15g	玉竹15g	当归15g

7剂，水煎服，温服，隔天服。

2013年8月5日四诊： 患者隔天服用三诊方药调理2月余，诉大便偏硬，日行1次，仍口干，舌红，苔薄白，脉弦细。再予方药调整如下：

生地黄25g	玄参15g	麦冬15g	莱菔子30g
沙棘30g	太子参15g	火麻仁30g	大黄5g（后下）
枳实15g	当归30g	甘草5g	石斛15g
槟榔10g			

药后患者大便正常，1～2天排便1次，余无不适，嘱患者饮食清淡，多食富含纤维素的蔬菜及水果，平素可用山药、玉竹、石斛、百合、太子参煲汤以药食养阴，随访至今，大便基本正常。

按： 慢性功能性便秘是一种常见病、多发病，西医治疗多以泻剂、促动力剂对症治疗，患者能暂时缓解症状，但症状易反复，长远疗效不显著。本病在中医内属便秘范畴，以大便秘结，排便周期延长；或周期不长，但粪质干结，排便艰难；或粪质不硬，虽有便意，但便出不畅为主证。主要病因有热、实、冷、虚四个方面。病机为大肠传导功能失常，与脾、肺、肾关系密切。结合本病例特点，对于气阴两虚，阴虚为主这一病机，以增液汤加减，方中生地黄、玄参、麦冬、石斛、玉竹皆为养阴清热佳品，滋而不腻；当归、白芍养血补血，润而不燥；枳实、槟榔、莱菔子行气通便；火麻仁、郁李仁、北杏仁润肠通便；沙棘及白术，乃经验用药，旨在健脾补脾、益气排便。药理研究证实，重用白术，能使胃肠分泌旺盛，蠕动增速，使干燥之大便变软变润，促大便排出，并不易引起腹泻。总而言之，本病例治疗以养阴药、养血药为主，辅以润肠通便、行气健脾药，紧扣主证。因阳虚易补，阴虚难填，故治疗该类慢性病不可急功近利，用药时间稍长，但胜在疗效巩固。

【案二】阴虚夹热、肝肾两虚证。

任某某，女，70岁，2014年4月17日首诊。

主诉：大便不畅10年余。

患者诉10年来大便干结，呈颗粒状，2～5天一行，伴有左下肢疼痛，偶有耳鸣，纳可，眠差，舌瘦红，中间有裂纹，苔薄黄腻，脉滑数。既往有乳糜尿病史，下肢静脉曲张病史。体格检查：心肺未见异常，全腹部未扪及包块，腹部无压痛及反跳痛，麦氏点无压痛及反跳痛，墨菲征阴性。

辅助检查：2010年及2013年均行胃肠镜检查未见明显异常。

中医诊断：便秘（阴虚夹热、肝肾两虚证）。

西医诊断：慢性功能性便秘。

辨治：患者患病日久，耗伤津液，加之脾胃不运，气机转枢不利，肝气郁滞化火，导致肠道阴液不足，故见大便干结，呈颗粒状；而腰膝酸痛、耳鸣等为肝肾亏虚的表现。故证属阴虚夹热、肝肾两虚，处方如下：

生地黄20g	山茱萸10g	牡丹皮10g	泽泻10g
白芍20g	甘草5g	龟板20g	山药15g
黄柏10g	萆薢20g	三七5g	

14剂，水煎服，温服，每天1剂。

2014年5月4日二诊：服首诊方药2周，患者诉大便稍干结，2～3天排便1次，质硬，排便较前通畅，伴失眠，听力下降，易嗳气，纳可，舌瘦、暗红、中间有裂纹，苔白腻，脉弦。方药调整如下：

酸枣仁10g　　茯苓30g　　甘草5g　　牡蛎30g

夜交藤20g　　白芍15g　　龟板15g　　知母5g

龙骨20g　　琥珀5g　　百合30g　　麦冬15g

10剂，水煎服，温服，隔天1剂。

2014年5月24日三诊：患者诉大便偏干，2天排便1次，成条，较前偏软，睡眠明显改善，纳可，舌瘦、尖边红，苔薄黄，脉弦细。方药调整如下：

百合30g　　茯苓20g　　麦冬10g　　白芍15g

生地黄15g　　甘草5g　　夜交藤15g　　夏枯草15g

牡蛎30g　　石斛15g　　墨旱莲15g　　女贞子10g

14剂，水煎服，温服，每天1剂。

2014年6月8日四诊：患者诉大便质软、成形，时有眠差。以三诊方为基础，加减治之1月余，大便质软，成形，每天排便1～2次。随访至今，大便正常。

按：中医认为，便秘的基本病变，虽属大肠传导失常，但与脾、胃、肝、肾等脏腑的功能失调有关。如脾气不足，则气虚而传送无力；阳明胃热过盛，热灼津液，津伤液耗，肠道失润；肝气郁结，气机壅滞，则"气内滞而物不行"，或气郁化火，火邪伤津，亦可使肠道失润；肾开窍于二阴而恶燥，又主五液，肾阴不足，则肠失濡润，肾阳不足，则阴寒凝滞，津液不通。故四者功能失调，皆为便秘之由。针对本例患者阴液不足、肝肾两虚的基本病机，故须养阴生津，脾肾同治。本例患者的便秘乃由阴亏液涸，不能濡润大肠，"无水舟停"所致。而患者同时有失眠兼证，何世东教授认为此乃同一根源所致，即阴亏不足，阴不潜阳而阳不入阴，则致失眠。何世东教授善于抓住诸多症状的病理中心环节——阴虚不足，进行肝肾同治，体现了异病同治的中医思想。首诊方选六味地黄丸加减，原方熟地黄滋阴补血，考虑患者舌脉兼有湿热，若选用熟地黄，较为滋腻困脾，不利于清湿热，故用生地黄易之，养阴兼清热；山茱萸滋补肝肾，山药健脾益气，泽泻、萆薢利湿清热，黄柏、牡丹皮清热，并制山茱萸之温，白芍养血柔肝，龟板滋阴益肾，共奏养肝阴、滋肾阴之效，辅以清利湿热药，通便效果立竿见影。二诊治疗兼顾失眠，以育阴潜阳法为主，以酸枣仁、白芍、夜交藤、麦冬、百合养肝阴兼润肠通便，辅以龙骨、牡蛎、琥珀重镇安神，平肝潜阳，失眠等症亦迎刃而解。三诊及随后诊疗均在此基础上，坚持以益胃阴、养肝阴、滋肾阴为主，随证加减，治疗阴亏之证，贵在持之以恒，方有效。

五、便秘（先天性巨结肠）

【案】肠胃燥热，津液不足证。

罗某，女，2岁，2015年2月9日首诊。

患儿出生后经常大便不通，大便干结如羊屎状，2～3天甚至更长时间一行，常需用开塞露、益生菌等予以通便，间有腹痛，进食过饱即呕吐，腹部比正常幼儿膨大，曾在当地医院按积滞治疗，效果不明显。先后在多家市级儿童医院住院治疗，经胃肠钡餐、钡灌肠、胃液分析等检查，诊断为先天性巨结肠。需灌肠、开塞露辅助方能大便，患儿家长不愿手术治疗而来本院求治。刻诊：神清，精神可，形体偏瘦，大便量少干结如羊屎状，3～5天一行，口渴，口干口臭，口腔溃疡，偶腹胀，无腹痛，食欲一般，夜眠可，舌瘦、尖红，苔薄黄腻，脉沉细。既往史无特殊。无药物、食物过敏史。

中医诊断： 便秘（肠胃燥热，津液不足证）。

西医诊断： 先天性巨结肠。

辨治： 以润肠泄热，行气通便为法。拟方如下：

　　　麦冬5g　　苦杏仁5g　　北沙参10g　　火麻仁15g（打碎）

　　　甘草3g　　莱菔子10g　　生地黄15g　　石膏15g

　　　白芍10g　　谷芽20g　　石斛5g

14剂，水煎服。嘱家长合理喂养，增加蔬菜水果摄入量，注意养成定时排便的习惯。

2015年5月20日二诊： 首诊服药后，患儿便秘稍有好转。症见大便秘结，量少，3天一行，胃纳稍改善，眠安，舌红，苔薄黄腻，脉滑数。治以加强行气为法，拟麻子仁丸合小承气汤方加减，处方如下：

　　　麦冬10g　　苦杏仁5g　　法半夏5g　　火麻仁20g（打碎）

　　　甘草3g　　莱菔子10g　　生地黄10g　　大黄5g（后下）

　　　白芍10g　　枳实10g　　厚朴5g（后下）

14剂，水煎服。

2015年6月1日三诊： 患儿大便仍秘结，排便量较前增多，但仍3～4天一行，时腹胀，胃纳一般，眠安，舌红，苔薄黄腻，脉滑数。何世东教授考虑患儿的生理特点为"脾常不足"，一方面是因为患儿生而未全，全而未壮，故而其脏腑功能较弱；另一方面是因为患儿处于旺盛的生长发育期，对水谷精气的需求相比成人更高，而患儿脾气尚弱，存在着运化功能不健的现象。拟加四君子汤以增强脾运，方药调整如下：

　　　麦冬10g　　苦杏仁5g　　枳实5g　　火麻仁15g（打碎）

白术10g　郁李仁10g　莱菔子10g　甘草3g

茯苓15g　太子参10g　玄参5g　　生地黄10g

大黄3g（后下）

10剂，水煎服。

患儿服药后大便2天1次，舌红，苔薄黄腻，脉滑数。以三诊方加减治之3个月，患儿大便基本2天一行，呈香蕉状，胃纳改善，体重较前增加2.5kg。

按：小儿先天性巨结肠的主要症状是出生后便秘、腹胀，属中医"锁肛""便秘"的范畴。西医一般用开塞露、灌肠、肛管排气或手术治疗。何世东教授认为此病是由先天元气不足，大肠传导无力，腑气闭结所致。大便不通，浊气积聚而成腹胀。《素问·灵兰秘典论》曰："脾胃者，仓廪之官，五味出焉；大肠者，传导之官，变化出焉。"便秘病位在大肠，气虚推动无力，则大便艰涩难下。脾为气血生化之源，先天禀赋不足，可以通过调理脾胃来补充。何世东教授用健脾通腑法治疗此病，取得显著疗效。

六、肠痈（慢性阑尾炎急性发作）

【案】湿热瘀滞证。

何某，28岁，男，2011年10月11日首诊。

主诉：右下腹反复疼痛4年，加剧4天。

患者4年前因右下腹疼痛剧烈，伴发热4天，到当地西医院诊治，当时诊断为急性阑尾炎，因发病超过72h，而暂未予手术，应用二联抗生素治疗2周，症状缓解后出院。半年后因过劳而发作，患者拒绝手术，仍保守治疗2周，症状缓解，如此反复三次。本次发病已疼痛加剧

4天，已用过抗生素，效果不明显。症见：右下腹疼痛，无呕吐，无发热，大便干结，3天未解，尿黄短，舌红，苔黄腻，脉弦滑数。体征：右下腹麦氏点压痛明显，轻度反跳痛，余腹压痛及反跳痛均不明显。

辅助检查：血常规示白细胞15.2×10^9/L，中性粒细胞百分比83%，其余项目未见明显异常。

中医诊断：肠痈（湿热瘀滞证）。

西医诊断：慢性阑尾炎急性发作。

辨治：缘患者劳累日久，加之饮食不节，损及脾胃，气机受阻，导致肠腑传导失职，气血瘀滞，败血浊气壅遏，湿热积滞肠间，发而为肠痈。治以活血通腑、清热祛湿为法，方药如下：

大黄10g　　牡丹皮15g　桃仁15g　冬瓜仁20g

玄明粉10g　赤芍15g　　枳实10g　金银花15g

败酱草15g　白花蛇舌草30g

7剂，水煎服，温服，每天1剂。

2011年10月18日二诊：患者自诉服用首诊方7剂后，大便日解五六次，有黏液脓便，症状日渐减轻。现已无腹痛，纳可，仍日解大便数次，有大量黏液。舌红，苔转白腻，脉弦。守首诊方去玄明粉、败酱草，加当归尾15g、红花5g，大黄同煎。

7剂，水煎服，温服，每天1剂。

2011年10月25日三诊：患者服药7剂后精神明显好转，纳佳，舌、脉正常。日解大便1～2次，仍有黏液。方药调整如下：

大黄6g　　　牡丹皮10g　桃仁6g　　冬瓜仁15g

薏苡仁30g　赤芍15g　　当归尾15g　红花5g

黄芩10g　　木香10g（后下）

患者按三诊方服药2周后大便无黏液，成形，诸症消失，复查血常规未见明显异常。随访近3年未复发。

按： 肠痈为常见急腹症，多因饮食失节，暴怒忧思，跌扑奔走，使肠胃部运化功能失职，湿热邪毒内壅于肠而发，以持续伴有阵发性加剧的右下腹痛、肌紧张、反跳痛为特征，相当于现代医学中的急性阑尾炎。此病例为阑尾炎反复发作，应诊为慢性肠痈。何世东教授指出慢性肠痈多为湿热瘀滞证，治以大黄牡丹汤加减，以症状消失，大便无黏液为痊愈。因湿性黏腻，缠绵难愈，服药后应注意观察大便有无黏液，"以粪燥为无湿矣"为病邪已退。慢性肠痈有反复发作的特点，久病必瘀，易留残根以致疾病反复发作。何世东教授在治疗取效之余，注意调气活血祛瘀，以斩草除根。

七、呃逆（功能性消化不良）

【案】 脾虚湿滞，胃气上逆证。

马某，女，74岁，2015年4月22日首诊。

主诉： 反复呃逆30余年。

患者诉餐后呃逆，声响亮，时伴有嗳气反酸，无明显腹胀，纳眠可，舌瘦红，苔薄黄腻，脉滑。心肺腹体格检查未见明显异常，既往多次行胃镜检查未见异常。曾辗转老家及珠三角多地医院就诊，未见明显改善。

中医诊断： 呃逆（脾虚湿滞，胃气上逆证）。

西医诊断： 功能性消化不良。

辨治： 患者年老，脾胃渐衰，运化无权，湿邪阻滞，气机升降失调，胃气上逆，发为呃逆。舌瘦红，苔薄黄腻，脉滑，均为脾虚湿滞之证。治以健脾祛湿，行气降逆为法，具体方药如下：

陈皮5g	法半夏15g	太子参15g	茯苓20g
白术15g	甘草5g	鸡内金15g	五指毛桃30g
柿蒂10g	刀豆10g	海螵蛸15g	茵陈15g

7剂，水煎服，温服，每天1剂。

2015年4月29日二诊：进药7剂，患者诉呃逆、嗳气反酸好转，双下肢浮肿，纳眠可，大便正常，口干，舌瘦红，苔薄黄腻，脉滑缓。症状明显缓解，出现下肢浮肿，考虑脾虚水泛，仍谨守病机，加强健脾利水，守首诊方去柿蒂、五指毛桃，加刺五加、薏苡仁，方药如下：

陈皮5g	法半夏15g	太子参15g	茯苓20g
白术15g	甘草5g	鸡内金15g	刺五加30g
薏苡仁30g	刀豆10g	海螵蛸15g	茵陈15g

10剂，水煎服，温服，每天1剂。

2015年5月9日三诊：患者呃逆、嗳气明显缓解，双下肢无浮肿，胃纳可，大便正常，眠安，舌瘦红，苔薄黄。患者准备回贵州老家，继予六君子汤为基础方治疗一周，嘱平时可服健脾理气之剂调摄，如服用陈夏六君子丸或山药薏米陈皮粥之类，随访至今未复发。

按：此例患者反复呃逆30余年，多次查胃镜均未见明显器质性病变，可诊断为功能性消化不良。因在老家多次就医，中西药并服，均未见效，患者本已心灰意冷。2015年4月随家人来东莞市，家人劝其再诊，遂来本院。首诊结合患者症状及舌脉，考虑患者年老体衰，病情日久，脾虚为本，脾虚失运，湿邪阻滞，气机运行不畅，而至胃气上逆，发为呃逆。因病机存在虚实夹杂的情况，治疗上应抓住病机，标本兼治，用益气健脾、燥湿化痰的六君子汤加减，再加五指毛桃、茵陈、鸡内金、海螵蛸健脾祛湿、消食制酸，柿蒂、刀豆降逆止呕。

众所周知，柿蒂和丁香均为治呃逆之要药，柿蒂与丁香，一苦平一辛热，合用兼得寒热兼济之妙。而本例患者因年老，脾肾虚甚为明显，刀豆为甘平稍偏温之品，能温中下气、降逆止呕、健脾益肾，与柿蒂配伍，用治此例最为相宜。故患者反映进第2剂呃逆即骤减，二诊后呃逆、嗳气基本消除。临床上只要辨证得当，用药相宜，即使是平淡之剂，也能祛除沉疴宿疾。

八、腹痛（降结肠息肉）

【案】脾胃虚寒证。

黄某，女，48岁，2013年8月19日首诊。

主诉：腹痛腹泻伴肠鸣2年余。

患者就诊时诉腹痛，胀痛，以脐周明显，伴腹泻肠鸣，大便稀烂，每天排便3～4次，进食生冷食物时症状加重，怕冷，胃纳一般，眠可，舌胖，舌淡暗，苔白厚腻，脉沉弦。体格检查：心肺未见异常，脐周腹部轻压痛、无反跳痛，麦氏点无压痛及反跳痛，墨菲征阴性。患者既往有结肠炎病史。

辅助检查：2013年8月10日肠镜检查，显示降结肠息肉（已摘除），2013年8月19日病理检查示结肠管状腺瘤。

中医诊断：腹痛（脾胃虚寒证）。

西医诊断：降结肠息肉（已摘除）。

辨治：患者素体脾虚，脾胃失运，湿阻中焦，复加饮食不节，过食生冷，水谷下趋肠道而泻；肾阳虚衰，失于温养，故怕冷。舌淡暗，苔白厚腻，脉沉弦，均为脾胃虚寒之证。治以温中散寒，健脾疏肝为法，拟方附子理中汤合痛泻要方加减，方药如下：

熟附子10g（先煎）　　干姜10g　　白术15g　　炙甘草10g

党参15g　　　　　　陈皮5g　　　白芍20g　　防风15g

砂仁5g（后下）　　　木香10g　　藿香15g

7剂，水煎服，温服，每天1剂。

2013年8月26日二诊：患者自诉进药7剂后腹痛腹泻减轻，仍有肠鸣不适，大便1天2次、稀烂、有泡沫，便后不适，双手指端麻木，纳眠可，舌胖，苔淡暗，苔稍白腻，脉沉弦。方药更改如下：

熟附子10g（先煎）　　干姜10g　　白术15g　　炙甘草5g

党参15g　　　　　　陈皮5g　　　白芍15g　　防风10g

砂仁5g（后下）　　　补骨脂10g　山药15g　　三七5g

14剂，水煎服，温服，每天1剂。

2013年9月10日三诊：患者症状明显好转，偶有腹泻，大便1日2次，质烂，纳眠可，苔转厚腻，继予附子理中汤温中散寒，加燥湿理气祛瘀之品治之。方药调整如下：

熟附子10g（先煎）　　干姜10g　　白术15g　　炙甘草5g

补骨脂15g　　　　　赤石脂15g　石榴皮15g　白芍15g

砂仁5g（后下）　　　苍术10g　　炒薏苡仁30g　香附10g

川芎15g　　　　　　三七5g

7剂，水煎服，温服，每天1剂。

四诊及五诊：继续以温中散寒，理气止痛为法施治，随证加减一二味药，服药2月余，患者症状终缓解。嘱患者忌生冷油腻之食，平素可多服党参、黄芪、山药、三七之品调养，1年后复查肠镜示：全结肠黏膜未见异常。

按：大肠息肉是指所有向肠腔突出的赘生物，包括肿瘤性息肉和非肿瘤性息肉。肿瘤性息肉根据其组织学特征又可分为腺管状、绒毛状和混合性三类。该病起病隐匿，无任何临床症状，少数表现为大便习惯改变、大便带血和黏液、稀便、大便次数增多，还有不同程度的腹部不适，偶有腹痛、消瘦、贫血等全身症状。它们与癌症的发生关系密切，存在不同程度的恶变率，是癌症前期病变状态，即使行内镜下手术切除，仍有较高的复发率，国外报道为13%～86%。故临床上应重视。此病多归属中医"腹痛""泄泻"等范畴。何世东教授认为，西医把治疗重点放在切除实体病变上，而中医则擅长整体调节，改变患者体质，杜绝息肉再生。息肉的出现与痰湿互结、气滞血瘀密切相关，故在辨证治疗的同时，何世东教授非常注重运用化痰散结及行气活血药，辨证与辨病相结合，以求标本兼治。如本例患者为典型的脾胃虚寒，脾虚木乘之证，首诊以附子理中汤合痛泻要方加减，仍不忘加用砂仁、木香、藿香等药物行气化湿。二诊时苔厚腻转薄，故即在首诊方基础上去木香、藿香，加补骨脂、山药、三七增强补益脾肾及活血之功效。到三诊时，腹痛肠鸣症状缓解，肝郁脾虚之证不甚，去痛泻要方，以附子理中汤加砂仁、苍术、炒薏苡仁、香附、川芎、三七等燥湿化痰、理气活血止痛之品以标本兼治，坚持服药，不图竣功，缓取奇效。解除症状，改善患者体质，降低复发率乃关键。

九、腹痛（十二指肠球部溃疡）

【案】寒热错杂证。

任某，男，38岁，1995年6月13日首诊。

主诉：反复腹痛12年，加重1月余。

患者因十二指肠球部溃疡反复发作12年而就诊。患者曾系统服用雷尼替丁150mg，每天2次，连服5个月。停药3个月后又出现黑便、胃痛，胃镜检查诊为十二指肠球部溃疡，尺寸约0.8cm×0.8cm，患者于1995年5月开始服用法莫替丁治疗，每天2次，每次20mg，4周后患者无不适，复查胃镜示溃疡愈合。最近1月余腹痛等症状再现，故来求诊。刻诊见腹痛反复发作，以脐周为主，泛酸，呕吐清水，口淡纳差，神疲乏力，大便2～3日一行，质干结。舌质淡红，苔白而少，脉沉细。体格检查：心肺未见明显异常，脐周压痛，无反跳痛，余腹部无压痛及反跳痛，麦氏点无压痛及反跳痛，墨菲征阴性，肠鸣音正常。

辅助检查：腹部B超未见异常，胃镜示十二指肠球部溃疡瘢痕复发（A1期）。

中医诊断：腹痛（寒热错杂证）。

西医诊断：十二指肠球部溃疡瘢痕复发（A1期）。

辨治：何世东教授认为此病例辨证为上寒下热，虚实夹杂之证。气机不畅，不通则痛，故腹痛；寒邪客胃，胃失和降，胃气上逆，水气不化，故呕吐清水、泛酸；脾胃虚弱，寒湿中阻，故口淡纳差；热结肠腑，故大便秘结；舌质淡红，苔白而少，脉沉细，均为寒热错杂之象，治以温中健脾、活血清胃为法。拟方如下：

黄芪10g	桂枝10g	白芍10g	炙甘草5g
法半夏10g	干姜5g	黄连5g	黄芩10g
吴茱萸10g	乌贼骨10g	枳实10g	莱菔子15g
三七10g	白及10g		

7剂，水煎服，温服，每天1剂。

1995年6月20日二诊：患者诉腹痛、反酸、纳差、便秘等症状明显好转，守首诊方中药继续加减调理两周。患者于1995年7月3日开始服用康尔胃冲剂，每天2次，每次1包，连用3个月。1996年10月复查胃镜示溃疡消失，十二指肠球部溃疡瘢痕形成，患者至今无胃痛等症状。

按：中医认为溃疡病机是脾虚为本，阳虚之体兼胃寒、阳盛之躯则兼胃热，表现为脾胃虚寒、脾虚胃热等。病久入络，出现血瘀之象，而气虚、血瘀皆易致气滞。故本病以脾胃虚弱为本，热瘀滞为标。经治疗后，其标易去，其本难复，故脾虚、血瘀长期存在，成为溃疡病反复发作的病理基础。中医治疗的优势在于标本兼顾，首诊、二诊的药方乃是治疗难治性消化性溃疡的经验方，以黄芪建中汤、半夏泻心汤、左金丸三方加减而成。方中黄芪益气健脾；干姜、法半夏苦辛温燥，和胃降逆；黄连、黄芩苦寒清降，寒温并用，辛开苦降；吴茱萸、乌贼骨制酸止痛；炙甘草、白芍酸甘养阴，缓急止痛；三七、白及活血止痛生肌，循"久病入络"之意；枳实、莱菔子行气通便。其后的康尔胃冲剂是在经验方的基础上改良而成的院内制剂，主要由黄芪、三七、黄连、白及、吴茱萸等药组成，具有补气健脾，温中清胃，活血生肌等作用，正是针对难治性消化性溃疡的病机而设，加之长时间应用，故获得较好疗效。

十、腹痛（胃大部分切除术后并残胃炎）

【案】肝气郁结，气滞血瘀证。

黄某，女，73岁，2013年3月6日首诊。

主诉：上腹部疼痛反复发作30年，加重大半年。

患者诉上腹部反复不适，抽掣样痛，嗳气则舒，偶反酸，时有气短，易烦躁，胃纳可，大便可，眠一般，易醒，难入睡，右眼视矇，面部时有蚂蚁咬感。舌暗红，苔白腻，脉细数。体格检查：心肺未见异常，腹部见一长约8cm纵行手术瘢痕，上腹部轻压痛，无反跳痛，麦氏点无压痛及反跳痛，墨菲征阴性。20余年前曾因胃溃疡行胃大部分切除术，最近一次胃镜复查于2012年6月，外院胃镜示：毕I式胃大部分切除术后，并残胃炎。有高血脂病病史，否认高血压病、糖尿病病史。

中医诊断：腹痛（肝气郁结，气滞血瘀证）。

西医诊断：胃大部分切除术后并残胃炎。

辨治：患者行胃大部分切除术后，脾胃功能明显减弱，气滞血瘀，复加肝气恣横，则冲气易动，上冲犯胃，胃失和降而嗳气反酸，更兼幽门缺失，肠液则随之入胃，灼伤胃络，浊阴壅滞，故胃脘胀痛；胃不和则卧不安，故见失眠。治以疏肝理气，益气健脾，行气活血为法。方药如下：

柴胡10g	白芍25g	枳实10g	甘草5g
太子参15g	乌药15g	砂仁5g（后下）	佛手15g
三七5g	丹参15g	茵陈15g	桑螵蛸15g

7剂，水煎服，温服，每天1剂。

2013年3月13日二诊：患者上腹轻度胀痛不适，嗳气烦躁明显缓解，无反酸，口淡不欲饮，眠差，舌暗红，苔白稍腻，脉弦细。方药调整如下：

法半夏10g	白芍10g	枳壳10g	佛手10g
太子参15g	白术10g	茯苓20g	百合30g
三七5g	丹参15g	夜交藤20g	合欢皮15g

7剂，水煎服，温服，每天1剂。

2013年3月20日三诊：患者诉药后症状明显缓解，再予行气健脾、养阴安眠之剂1个月，上腹胀痛及失眠症状基本缓解。嘱患者保持心情舒畅，平素可用玫瑰花、合欢花、西洋参片泡水，起行气益气生津作用，有助于缓解上腹胀痛、失眠等症状。

按：残胃炎是胃次全切除术后最常见的一种疾病，发病率占胃切除术后的60%～100%，一般发生在术后几个月至几年，短者术后半月，最长有术后20年才发病者。目前西医尚无更好的治疗方法，往往依赖再次手术。本病例归属中医"胃脘痛"范畴，证属肝气郁结、气滞血瘀。何世东教授采用辨证治疗与辨病治疗相结合的方法，效果令人满意。首诊以四逆散合健脾行气活血之药治之，待肝气得舒、胃气得降时，二诊再以四君子汤为基础方，加强健脾益气养阴，兼予行气活血之品巩固，并嘱咐患者平时调理药膳，控制情绪，疗效令人满意。

何世东教授特别指出，对于久病患者，逢久必瘀，故治疗上应注意活血化瘀药的运用。而同为活血化瘀药，却又有温化和凉化之不同，温化药如川芎、当归、三七、红花、乳香、五灵脂等，凉化药如丹参、赤芍、郁金、凌霄花、鬼箭羽、牡丹皮、紫草等，临床上要注意辨证配伍应用。本例患者就适合运用凉血活血之品，故选用丹参为主，少佐三七以加强活血之力并助归胃经。如盲投温经散寒之活血化瘀药，或可致病情加重，故临床上应多加注意。

十一、腹痛（胃溃疡）

【案】脾虚气滞血瘀证。

李某某，男，47岁，2012年11月9日首诊。

主诉：上腹反复疼痛3月余。

患者诉2012年9月初无明显诱因出现上腹部疼痛，腹胀，进食后尤甚，伴大便烂，每天排便3～4次，时有血丝、黏液。曾服用抑酸护胃等药治疗，症状缓解。2周前因饮食不慎、忙于工作，出现上腹疼痛，伴大便烂，每天排便2～3次。现诉上腹胀痛，左下腹时有隐痛，伴大便烂，每天排便2～3次，时有黏液，无鲜血、脓液，头晕，视物稍模糊，尿频尿急，舌淡红，苔黄，脉弦乏力。体格检查：心肺未见明显异常，剑突下压痛阳性，反跳痛阴性，余腹部无压痛及反跳痛，麦氏点无压痛及反跳痛，墨菲征阴性，肠鸣音正常。

辅助检查：2012年9月10日行胃肠镜检查，胃镜示胃溃疡（A1期）；肠镜示结肠多发息肉（大部分摘除）。

中医诊断：腹痛（脾虚气滞血瘀证）。

西医诊断：①胃溃疡；②结肠多发息肉（大部分摘除）。

辨治：脾虚气滞血瘀，治疗当以健脾疏肝，益气活血为法，拟方如下：

> 白术15g　茯苓15g　柴胡10g　川芎10g
>
> 赤芍15g　枳壳10g　当归15g　桃仁10g
>
> 红花10g　苍术10g　草薢10g　九香虫5g
>
> 乌药15g

10剂，水煎服，温服，每天1剂。

2012年11月19日二诊：患者诉腹胀痛减轻，双胁隐痛不适，头晕眼花，大便不畅，里急后重，时有黏液，无口干口苦，舌淡红，苔薄黄，脉弦滑缓。治以四逆散为方加减，以疏肝理脾为法，方中柴胡、枳实、槟榔、木香、九香虫行气，白术、薏苡仁、苍术益气健脾利湿，地榆凉血止血，甘草调和诸药等。具体方药如下：

> 柴胡15g　枳实15g　　白芍20g　甘草5g
>
> 乌药15g　当归15g　　白术15g　九香虫5g
>
> 苍术10g　薏苡仁30g　地榆15g　槟榔10g
>
> 木香10g（后下）

10剂,水煎服,温服,每天1剂。

2012年11月29日三诊:患者仍有少许腹胀,大便成形,有里急后重感,无黏液、血液,腰酸,头晕,双胁隐痛不适好转,小便可,纳眠可,舌淡红,苔薄黄,脉弦滑缓。患者表现为虚实夹杂,治疗当以健脾益气,行气活血为法,处方如下:

    枳实15g   白芍20g   地榆10g   薏苡仁30g

    槟榔10g   槐花15g   当归15g   金银花15g

    海螵蛸20g   党参15g   白术10g   木香10g(后下)

以三诊方加减为主治疗4个月,患者诉无腹胀,大便成形,每天排便1~2次,无血液、黏液等。1年后随诊无明显不适,复查胃肠镜示:胃溃疡瘢痕期,全结肠黏膜未见异常。

按:消化性溃疡主要指发生于胃和十二指肠的慢性溃疡,是一种多发病、常见病。由长期精神紧张、饮食无规律、饮烈性酒、进食刺激性食物造成胃液分泌紊乱和胃黏膜损伤所致。可发生在消化道任何位置,以胃溃疡和十二指肠溃疡最为多见。本例患者则为胃溃疡,西医治疗以抑酸护胃为主,有合并幽门螺杆菌(helicobacter pylori,HP)感染者则需三联或四联用药抗HP治疗。但消化性溃疡往往存在溃疡愈合后仍反复的现象,出现腹痛、反酸嗳气、腹泻或便秘等症状,此时西医常常束手无策。该患者临床症状及舌脉虽为一派虚象,但腹痛、结肠多发息肉等均为气滞血瘀的表现,何世东教授以血府逐瘀汤为基础方,用桃仁、红花、川芎、当归、赤芍活血化瘀,枳壳、川芎、柴胡、九香虫、乌药行气止痛,旨在以攻逐血瘀为主,加萆薢取其清利湿热之功效,辅以白术、苍术、茯苓益气健脾,健脾燥湿,恐攻邪太过误伤正气,全方攻补兼施。以党参、白术、薏苡仁益气健脾为主,辅以地榆、槐花凉血止血,白芍、当归养血,槟榔、枳实、木香行气，体现"行血则便脓自愈，调气则后重自除"，金银花清热，海螵蛸抑酸收涩。何世东教授认为临床上治疗消化性溃疡疾病，因证型复杂多样，无固定之方药，主要是掌握病机，分清主次，对于虚实夹杂者，在攻邪与补益之间把握好平衡点，自然能药到病除。

十二、腹痛（胃增生性息肉）

【案】气滞血瘀，兼夹气虚证。

钟某，女，48岁，2012年4月13日首诊。

主诉：上腹部反复闷痛不适5年余，再发半月余。

患者诉上腹部闷痛不适5年余，近半月加重，伴有嗳气、泛酸，症状多于餐后明显，少许头晕，纳眠可，二便尚调，舌淡红，苔白腻，脉弦细乏力。体格检查：血压100/60mmHg，腹软，全腹无压痛、反跳痛。

辅助检查：2012年4月12日本院胃镜示贲门炎，慢性浅表性胃炎，胃底息肉（直径约6mm），病理报告示胃底增生性息肉。

中医诊断：腹痛（气滞血瘀，兼夹气虚证）。

西医诊断：胃增生性息肉。

辨治：何世东教授指出此患者胃病时间较长，久病入络，气滞血瘀，故可见胃息肉、胆囊息肉。再者根据患者症状多于餐后明显，伴有头晕、舌淡红、苔白腻、脉细乏力，考虑患者素体气虚，证属气滞血瘀，兼有气虚。故治疗上宜以行气化瘀，兼益气健脾为法。拟方如下：

蒲黄10g	五灵脂10g	法半夏12g	枳实12g
茯苓20g	茵陈15g	鸡内金15g	党参15g
白芍15g	海螵蛸15g	瓦楞子30g	乌药15g

三七5g　　甘草5g

14剂，水煎服，温服，每天1剂。服药期间，嘱患者宜清淡饮食，忌辛热煎炸食物，调畅情志。

2012年4月27日二诊：患者诉上腹部闷痛减轻，嗳气好转，无头晕。守首诊方去瓦楞子，加白术15g，另去枳实改枳壳12g，再服用7剂，随后以二诊方随证加减治疗半年余。

2012年11月13日三诊：患者无不适，纳可，脉细，本院复查胃镜示贲门炎，慢性浅表性胃炎，未见明显胃底息肉，继续予二诊方辨证加减治疗1月余，随访至今未见复发。

按：胃息肉是指起源于胃黏膜上皮细胞凸入胃内的隆起性病变，发病机理尚不明确。病理上主要分为增生性息肉和腺瘤性息肉。增生性息肉占胃息肉的75%～90%，是炎性黏膜增生形成的息肉样物，并非真正的肿瘤。息肉较小，一般直径小于1.5cm，表面光滑，可伴有糜烂，部分息肉伴有肠化生。少数增生性息肉可发生异型增生或腺瘤性变，但其癌变率一般不超过2%。腺瘤性息肉是来源于胃黏膜上皮的良性胃肿瘤，占胃息肉的10%～25%，一般体积较大，癌变率也较高。发病早期或无并发症时多无特异性症状，时常表现为上腹隐痛、腹胀不适，少数可出现恶心、呕吐。一旦检查发现，西医主要通过手术切除治疗。此例患者中医属"腹痛"范畴，证属气滞血瘀，兼有气虚。治疗上予失笑散合枳实消痞丸加减。方中选用蒲黄、五灵脂、三七活血化瘀，枳实、法半夏行气消痞，共为君药；乌药疏肝理气、柔肝止痛；党参、茯苓等健脾益气；鸡内金、茵陈健脾和胃；海螵蛸、瓦楞子制酸和胃止痛；白芍、甘草酸甘缓急止痛。全方具有行气活血化瘀之效，以致息肉消除；且其又兼有健脾益气或清胃肠湿热的功效，从而改善患者气虚或湿热体质，从根源上治疗该病，正所谓标本同治，疾病很快痊愈，避免息肉复发。

十三、积滞（功能性消化不良）

【案一】脾虚夹积证。

李某，女，8岁，2013年6月18日首诊。

主诉：纳差半年。

患儿精神一般，面色少华，形体消瘦，易疲倦，稍活动则头晕，纳欠佳，口淡无味，不思饮食，餐后饱胀，眠一般，大便稀溏，小便色淡，舌淡红，苔薄白，脉细。

中医诊断：积滞（脾虚夹积证）。

西医诊断：功能性消化不良。

辨治：治疗以健脾助运，消食化滞为法，以异功散加减，方药如下：

山药15g	甘草5g	鸡内金10g	茯苓15g
白芍15g	布渣叶10g	炒谷芽30g	太子参10g
石斛10g	陈皮5g	白术10g	

7剂，每天1剂，水煎服。

2013年6月25日二诊：患儿面色偏黄，形体消瘦，胃纳稍改善，大便成形时稀溏，舌淡红，苔薄白，脉细。守首诊方去陈皮加五指毛桃20g，继服10剂后家属表示患儿可进食半碗米饭，遂在二诊方基础上加减服药2个月调理，患者体重增加1.5kg，停药随访半年，患儿间断每周服药1次，体重、身高明显改善。

按：积滞是指小儿伤于饮食，停聚胃肠，积而不化的一种脾胃病症。临床以不思乳食，食而不化，脘腹胀满，睡卧不宁，大便不调等为其主要特征。何世东教授认为小儿脾胃不足的生理特点是小儿积滞形成的内在因素，其脏腑娇嫩，形气未充，形体和功能都不完善，易受伤害。再者，小儿饮食不节，偏食所好，虽然饮食的量未增，但质却生变，营养失衡，亦可戕伐脾胃。脾胃所伤，运化失职，水谷精微不能及时腐熟、敷布，滞而不化，故云积因脾虚。对于此类患儿，健脾助运是关键。而积滞内停，郁常化热，郁热清解有助于积滞消减，故消积之品又常兼清热。治疗以异功散加减。方中白术、茯苓健脾助运，祛湿消滞；太子参、山药、陈皮益气补脾；炒谷芽、鸡内金消食化积，健脾开胃；布渣叶清利湿热化滞；脾喜润恶燥，予白芍、石斛滋脾阴、润脾燥兼清内热；甘草补中和药。本方消补兼施，补重于消，使补而不滞，消不伤正。

【案二】积滞久郁而化热证。

陈某，女，6岁，2014年5月26日首诊。

主诉：纳差1个月。

患儿精神尚可，稍烦躁，形体尚可，嗳腐吞酸，口臭口干，食后腹胀，眠差，难以入睡，无呕吐，无头晕，小便正常，大便干，舌红，苔黄腻，脉细数。

中医诊断：积滞（积滞久郁而化热证）。

西医诊断：功能性消化不良。

辨治：治以健脾消食，化积清热为法，方药如下：

炒谷芽30g	炒麦芽30g	鸡内金10g	北沙参10g
布渣叶10g	茯苓10g	薏苡仁15g	山药15g
石斛10g	百合15g	夏枯草10g	枳壳5g

10剂，每天1剂，水煎服。

2014年6月7日二诊：患儿口臭改善，仍口干，食后腹胀，眠差，难以入睡，床上翻来覆去，无呕吐，无头晕，小便正常，大便干，舌红，苔黄腻，脉细数。方药调整为：

炒谷芽30g　炒麦芽30g　鸡内金10g　北沙参10g

布渣叶10g　茯苓10g　薏苡仁15g　莱菔子10g

石斛10g　　白芍15g　　夏枯草10g　枳壳5g

继服10剂后家属表示患儿烦躁减轻，遂在二诊方基础上加减，服药调理3个月，胃纳睡眠改善，停药随访半年未复发。

按：小儿为纯阳之体，诸症相兼皆可从热而化。本例患者食滞内停，食郁中脘化热，日久则消耗脾阴，损伤脾胃，故古人有"食火"之谓。《小儿卫生总微论方·五痏论》说，"小儿食肥甘物多，因伤为积，则蕴利发热，津液内耗，亦能作痏"，所以积滞蕴郁，不仅会发热，还会伤津、耗液、成痏。《幼幼集成·食积证治》云："夫饮食之积，必用消导。消者，散其积也……。"何世东教授认为治疗此类积滞，必以"消积必须导滞，导滞常兼清热"为其治法。方中以茯苓、薏苡仁、山药健脾化湿，炒谷芽、炒麦芽、鸡内金消食导滞，布渣叶、夏枯草清利湿热消积，石斛、百合、北沙参养阴生津，佐以枳壳调畅气机，下气导滞。

十四、痞满（功能性消化不良）

【案一】脾虚气滞湿热证。

杨某，男，6岁，2014年9月29日首诊。

主诉：反复腹痛1年余，加重1周。

患儿1年余前开始腹痛，以左下腹为主，曾到外院多次查血常规、大便常规加潜血、微量元素组检、腹部B超及腹部CT，均未见明显异常，在医生指导下服用吗丁啉、雷尼替丁、枯草杆菌二联活菌颗粒、复方消化酶片等药物，均未见明显效果，遂来求诊中医。首诊症见：腹痛时发，多为餐后易胀，偶有反酸，伴乏力、口干口苦、夜渴、腰痛，无腹痛、胸闷等不适，纳眠欠佳，二便调，舌边红，苔薄黄腻，脉弦细。既往史无特殊。否认药物、食物过敏史。

中医诊断：痞满（脾虚气滞湿热证）。

西医诊断：功能性消化不良。

辨治：治疗宜以补气健脾，清热化湿为法，拟方如下：

白术15g	党参15g	法半夏10g	茯苓15g
黄连5g	蒲公英15g	白芍15g	海螵蛸15g
瓦楞子30g	枳壳10g	炙甘草10g	鸡血藤30g

7剂，水煎服，温服，每天1剂。

2014年10月7日二诊：患儿上述不适症状基本消除，继续以首诊方加减治疗1月余，随访1年余，未见复发。

按：患儿因脾胃虚弱，兼夹湿热蕴阻，故升降失司，胃失和降，气机不利，发为此病。故拟方以四君子汤为基础加减，方中党参、白术重在补益脾胃，黄连、蒲公英清热解毒，法半夏、茯苓燥湿化痰，瓦楞子、海螵蛸制酸止痛，鸡血藤活血通络，枳壳行气消痞，白芍、炙甘草柔肝和中缓解以止痛。此方功能为健脾益气、行气止痛、清热活血，针对病机，兼顾各症，疗效显著。何世东教授在临床上喜用蒲公英治疗胃中有积热的病证。蒲公英微苦寒，入肝、胃经，能清热解毒、消肿散结，为治乳痈之要药。而中医认为乳头属肝，乳房属胃，乳痈是胃热所致，因此蒲公英也可清胃热。《本草新编》亦有记载：

"蒲公英亦泻胃火之药，但其气甚平，既能泻火，又不损土，可以长服久服而无碍。"说明蒲公英清热而又不是大寒之剂，没有败胃之嫌，用来治小儿或老人的胃热实证，甚为相宜。但也要避免滥用，阳虚外寒、脾胃虚弱者慎用。

【案二】脾虚胃热，肝郁气滞证。

吴某某，女，42岁，2014年5月14日首诊。

主诉：反复上腹胀满10月余。

患者10月余前出现上腹部胀满不适，伴嗳气，情绪时有低落，容易发脾气，进食后、情绪低落时症状明显，无恶心呕吐，无腹痛腹泻。体格检查未见明显异常。一直未予系统诊治，症状反复。

辅助检查：2012年11月行胃镜示：上消化道未见明显器质性病变。

中医诊断：痞满（脾虚胃热，肝郁气滞证）。

西医诊断：功能性消化不良。

辨治：本例患者因情绪不畅致肝气郁结，平素脾阳亏虚，故出现上腹部胀满、嗳气、口干等不适症状，证属肝气郁结，脾虚胃热，拟方如下：

柴胡10g	枳实10g	白芍10g	海螵蛸15g
鸡内金15g	茵陈15g	熟附子10g	乌药15g
太子参15g	厚朴10g（后下）	白蔻仁5g（后下）	

10剂，水煎服，温服，每天1剂。

2014年5月24日二诊：患者诉上腹部隐痛，时有灼热感，拒按，仍有上腹部胀满，呃逆、嗳气，胃纳一般，大便稀溏，每天排便1~2次。舌红，苔薄黄，脉沉细。证属寒热互结，拟方如下：

法半夏15g	太子参15g	干姜5g	黄连5g
柴胡15g	白芍15g	茯苓20g	海螵蛸15g

白术15g　　苏梗10g　　香附10g　厚朴10g（后下）

7剂，水煎服，温服，每天1剂。

2014年5月31日三诊：患者诉无上腹痛，腹胀明显减轻，以二诊方为基础，加减治之半月余，腹胀、嗳气消失，大便成形，每天排便1~2次。随访至今，该病未复发。

按：功能性消化不良是指上腹症状反复发作，排除器质性消化不良的一组症候群，目前西医治疗以对症治疗为主，疗效欠佳，症状易反复。中医属"胃痞病"范畴，是以胸腹痞闷、胀满不舒为主症的病症，功能性消化不良的病因病机多为虚中夹实，标为气滞、湿热，本为脾虚不运。结合本病例特点，患者素体本脾阳不足，因情志不畅、易发脾气，导致肝脾气机郁滞，升降失常，引发上腹部胀满，首诊辨证为肝气郁结，脾阳亏虚，选方以四逆散加减，疏肝理气，温阳化湿，方中柴胡疏肝理气，乌药顺气开郁，枳实、厚朴行气消胀，白芍柔肝解郁，熟附子温脾阳，鸡内金消食除胀，海螵蛸制酸，太子参补脾气，茵陈、白蔻仁化湿。方中以行气药为主，抒发肝气，调畅中焦气机，直中病机。二诊患者出现上腹痛，有灼热感，拒按，腹胀，嗳气等一派"热象、实象"，但细察患者脉象为沉细，本质为脾阳不足，寒热仍互结于心下，切记不能因表象而妄投寒凉清热药，改方为半夏泻心汤，寒热平调，散结除痞。方中法半夏散结除痞，又善降逆止呕，故为君药，臣药以干姜之辛热温中散寒，黄连之苦寒泄热开痞，上三味药寒热平调，辛开苦降，因患者本质是脾阳不足，又无上焦热象，故去黄芩，以防寒凉药太过而进一步损伤脾阳。柴胡、厚朴、香附、白芍疏肝柔肝，行气消胀，条达全身气机，佐以太子参、白术、茯苓补脾虚、祛湿，海螵蛸制酸止痛。何世东教授根据本病患者病情变化，紧扣病机，随证处方，不被假象欺瞒，谨守病机，应手取效。

【案三】阴虚内热证。

陈某，女，6岁，2010年10月首诊。

主诉：腹胀、纳差9个月。

患儿家属代诉，患儿年初开始反复腹胀，胃纳差，伴嗳腐吞酸、口气臭秽，食后腹胀加剧，眠差难入睡，烦躁，无恶心呕吐、胸闷胸痛等不适，形体尚可，精神可，二便正常，舌红，苔薄黄，脉数，脉细。否认药物、食物过敏。既往体健。

中医诊断：痞满（阴虚内热证）。

西医诊断：功能性消化不良。

辨治：本例患儿食滞内停，痰湿中阻，湿热内蕴，正气日渐消耗，损伤脾胃，以胃阴损伤尤甚。治以健脾养阴清热为法，拟方如下：

> 炒谷芽30g　炒麦芽30g　鸡内金10g　北沙参10g
>
> 布渣叶10g　茯苓10g　薏苡仁15g　山药15g
>
> 石斛10g　百合15g　夏枯草10g　枳壳5g

5剂，水煎服，温服，每天1剂。

按：《幼幼集成·食积证治》言："夫饮食之积，必用消导。消者，散其积也；导者，行其气也。"本方以山药、茯苓、薏苡仁健脾化湿，炒谷芽、炒麦芽、鸡内金、布渣叶消食导滞，百合、北沙参养阴生津，石斛、夏枯草清热养阴，佐以少量枳壳调畅气机。标本兼治，健脾不离行气导滞，清热化湿不忘养阴生津，其效甚佳。

【案四】脾虚积滞证。

李某，女，8岁，2013年8月中旬首诊。

主诉：腹胀、纳差半年余。

患儿家属代诉，患儿半年余前开始出现腹胀，纳差，面色少华，形体消瘦，眠差，精神欠佳，大便稀溏，小便正常，无头晕头痛、腹胀腹痛、恶心呕吐等不适，舌尖红，苔薄白，脉弦细滑。曾自服健胃消食片等效果不佳，趁放暑假欲寻求中医中药治疗。否认药物、食物过敏史。既往体健。

中医诊断： 痞满（脾虚积滞证）。

西医诊断： 功能性消化不良。

辨治： 脾虚积滞证病机特点为脾胃虚弱，纳运无权，食停气滞，生湿蕴热。患儿脾胃素虚，初起就表现为虚实夹杂，积轻而脾虚重。治以健脾消食为法，以健脾丸方加减。拟方如下：

山药15g　甘草5g　　鸡内金10g　茯苓15g

白芍15g　布渣叶10g　炒谷芽30g　太子参10g

石斛10g　陈皮5g　　白术10g

10剂，水煎服，温服，每天1剂。

2013年8月28日二诊： 患儿腹胀、纳差症状明显改善，因开学不便就诊，家属使用首诊方每周煎服2次调理1月余。随访至今，未见复发。

按： 本病例的主方以白术、茯苓为君药，健脾祛湿以止泻；以太子参、山药为臣药，益气补脾，助茯苓、白术健脾；更以布渣叶清利湿热，消食化滞；以炒谷芽、鸡内金、陈皮健脾开胃；以白芍、石斛滋阴兼清内热；以甘草补中和药。全方起健脾益气、开胃消食之功效，并消补兼施，补重于消，使补而不滞，消不伤正，疗效彰显。小儿脾常不足，肝常有余，应处处顾护脾胃，故坚持以健脾开胃饮（以四君子汤为基础方）治之，巩固疗效。

【案五】 脾虚气滞湿热证。

李某，男，39岁，2000年5月18日首诊。

主诉：反复上腹胀满5年余，加重1周。

患者于1995年开始觉上腹部胀满不适，经胃镜、肠镜、X线、腹部B超、实验室检查，均未发现器质性病变，曾连续服用西沙必利、多潘立酮、法莫替丁等药治疗，效果欠佳。首诊症见上腹胀，以食后为甚，伴早饱、嗳气、恶心、纳差、乏力、消瘦等，舌淡红，苔黄稍腻，脉弦滑有力。心肺腹体格检查未见明显异常。

中医诊断：痞满（脾虚气滞湿热证）。

西医诊断：功能性消化不良。

辨治：缘患者病程长、反复发作，表现为上腹胀满、早饱、嗳气、恶心等症状，何世东教授认为其病机属于脾虚湿困、气滞化热成湿热犯胃。本病之标为气滞、湿热，其本为脾虚不运，且久病入络，气滞血瘀。舌淡红，苔黄稍腻，脉弦滑有力，乃脾虚气滞湿热证。故立法以行气止痛、降气消胀、清热祛湿、健脾活血。拟方如下：

　　　　厚朴10g　　枳实10g　　法半夏12g　　蒲公英30g

　　　　黄连6g　　　党参15g　　苏梗10g　　　黑老虎15g

　　　　鸡内金10g　五灵脂10g

7剂，水煎服，温服，每天1剂。

2000年5月25日二诊：患者诸症悉减，但苦于工作繁忙，煎药条件有限，急于停药又易致病程反复，故何世东教授继予院内制剂康尔胃Ⅱ号方调理，每次1包，每天2次。4周后，患者症状基本消失，胃纳转佳，体重增加2kg。随访至今无明显不适。

按：功能性消化不良属中医学"痞证"等范畴，临床上以虚实错杂为主，以胃热多见。何世东教授根据多年临床经验研制的康尔胃Ⅱ号方，专门针对此类脾虚气滞湿热证。首诊方中厚朴味苦辛，能下气除满消胀，枳实味苦性微寒，能破气行气除痞，法半夏能和中降逆，三药同用能增强行气除痞之功效；苏梗行气止痛、降气消胀，五灵脂活血散瘀、通利血脉，能治"心腹胁肋诸痛"；黄连味苦性寒，能清泻心胃火热，常与枳实联用治疗热邪结滞于胃脘之"心下痞"；蒲公英性寒，能清泻胃热而不伤正；黑老虎、五灵脂行气活血止痛；党参与鸡内金合用，以补脾胃之气不足，又能和胃消食健脾，以保证久用亦不伤正。全方寒热并用，既能行气除满、清泻胃热，又有补气健脾、活血散瘀、除痞消胀之功效。二诊中的康尔胃Ⅱ号方实乃首诊方加减而成，大量的药理实验及临床研究证实其疗效确切，临床上使用也行之有效。

【案六】脾胃虚弱证。

黄某，女，37岁，2014年12月5日首诊。

主诉：反复上腹胀满10月余。

患者因反复腹胀、胃脘不适半年来就诊，半年来未予规范治疗，今就诊症见：上腹胀，肠鸣，神疲乏力，无腹痛、腹泻，无呕血、便血等不适，纳欠佳，夜眠可，二便尚调，舌瘦红，苔薄白，脉细。既往病史无特殊。否认药物、食物过敏史。

中医诊断：痞满（脾胃虚弱证）。

西医诊断：功能性消化不良。

辨治：治疗宜以益气健脾，升清降浊为法，以参苓白术散加减，拟方如下：

白术10g	太子参15g	鸡内金10g	茯苓20g
山药15g	女贞子20g	白芍15g	五指毛桃15g
薏苡仁15g	陈皮5g	藿香15g	炙甘草5g
砂仁5g	干姜5g		

7剂，水煎服，温服，每天1剂。

2014年12月19日二诊：患者腹胀好转，时有肠鸣，大便成形，1天排便1次，纳可，牙龈痛，多梦，舌淡红，苔薄白腻干，脉细弦。拟方如下：

白术10g	扁豆花10g	芡实30g	茯苓15g
山药15g	石斛15g	白芍15g	黄连5g
薏苡仁15g	太子参15g	甘草5g	砂仁5g

7剂，水煎服，温服，每天1剂。

患者连服14剂，上述不适症状明显好转，疗效满意。

按：痞满的病灶在胃，与肝、脾关系密切。中焦气机不利，脾胃升降失职为导致本病发生的关键病机。胃纳欠佳，神疲乏力为脾胃虚弱之常见症状，脾胃虚弱则健运失职，升降失常则脘腹满闷，故治疗以益气健脾为大法，首诊方中以太子参补益脾胃之气，白术、茯苓健脾除湿，共为君药。山药补脾益肺；五指毛桃健脾化湿；女贞子滋补脾肾；白芍益脾泻肝；砂仁化湿醒脾，行气温中；干姜温中散寒，健运脾阳；藿香化湿辟秽；鸡内金消食健胃；陈皮理气和胃。诸药相合，共奏益气健脾之效。二诊腹胀等症状好转，但出现牙龈痛，多梦等症状，为中焦有热，胃火上炎之象，故在首诊方基础上去干姜，加用黄连清泻胃火，石斛滋阴清热益胃，随证加减，取得良效。

十五、痞满（慢性浅表性胃炎）

【案】气滞血瘀兼中焦湿热证。

李某，男，60岁，2006年8月5日首诊。

主诉：反复上腹部胀满不适6年余，再发1月余。

患者自诉有胃息肉病史多年，反复上腹部胀满，餐后明显，时有反酸，伴大便秘结，纳眠可，舌暗红，苔薄黄腻，脉弦。体格检查：体形稍胖，心肺未见明显异常，腹软，全腹无压痛、反跳痛。

辅助检查： 2006年8月初本院胃镜示：慢性浅表性胃炎，胃底息肉（直径约5mm）。心电图未见异常。

中医诊断： 痞满（气滞血瘀兼中焦湿热证）。

西医诊断： ①慢性浅表性胃炎；②胃增生性息肉。

辨治： 缘患者饮食不节、过食肥甘，酿成湿热，内蕴脾胃，脾胃因之升降失常，气机壅塞，则水反为湿，谷反为滞，病程日久，湿阻、气滞、血瘀亦即相因而生。邪正交杂，气道闭塞，郁于中焦，故见痞满、反酸、便秘、息肉。舌暗红，苔薄黄腻，脉弦等均为气滞血瘀，兼夹胃肠湿热之证。治疗上宜以行气化瘀，兼清肠胃湿热为法。拟方如下：

枳实12g	白芍20g	黄芩12g	厚朴10g（后下）
地榆12g	黄连10g	茵陈15g	砂仁6g（后下）
蒲黄10g	五灵脂10g	瓦楞子30g	海螵蛸10g
木香10g（后下）			

14剂，水煎服，温服，每天1剂。服药期间，嘱患者宜清淡饮食，适当运动控制体重。

2006年8月19日二诊： 患者诉上腹胀满减轻，反酸好转，守首诊方去瓦楞子、海螵蛸，加白术30g，再服用7剂。饮食不慎时偶有腹胀，大便通畅。继予二诊方随证加减治疗3月余，患者腹胀便秘等症状基本缓解，余无明显不适，纳可。半年后患者复查胃镜示胃息肉消失，之后隔年复查胃镜，连续6年均未见息肉复发。

按： 此例患者中医属"胃痞病"范畴，证属气滞血瘀兼中焦湿热。治疗上予何世东教授的胃息肉经验方加减治之，疗效显著。主方选用蒲黄、五灵脂活血化瘀，枳实、厚朴、砂仁、木香行气消痞，共为君药；白芍柔肝止痛；黄连、黄芩、茵陈、地榆清热祛湿；海螵蛸、瓦楞子制酸和胃止痛。全方共奏行气活血化瘀及清热祛湿的功效，从而令患者药到病除。另外，何世东教授特别指出在二诊中，重用白术的用意是健脾通便。虽然白术为苦温燥湿的代表药物，但张仲景在《伤寒论》中明确提出"大便（坚）硬"加用白术，但后世仍因其性燥，用治便秘者甚少。现代药理学的深入研究证实白术对胃肠蠕动确有双向调节作用。有人对近30年来临床运用白术治疗便秘的经验进行了总结，在生用、大剂量（30～60g）、煎服的情况下，白术确有润下通便之功效，可谓性燥而用润，用于治疗各型便秘，临床上屡试不爽。

十六、胃脘痛（糜烂性胃炎）

【案】肝郁气滞，胃肠湿热证。

赵某，女，34岁，2012年12月6日首诊。

主诉：上腹部疼痛反复发作2年余。

患者诉2年前遇工作不顺，终日担忧下出现上腹部疼痛，伴嗳气反酸，时发时止，未予重视。2011年9月外院胃镜检查显示：糜烂性胃炎伴陈旧性出血，HP阳性，当时予三联抗HP治疗，症状可缓解，但1月余后症状仍反复发作，遂来本院寻求中医治疗。首诊症见：上腹部疼痛，呈持续性，呃逆，反酸，嗳气，反复发作性口腔溃疡，纳差，大便难解，质干，夹血丝，舌淡红，苔少黄，脉细数。体格检查：心肺未见明显异常，剑突下压痛阳性，反跳痛阴性，余腹部无压痛及反跳痛，麦氏点无压痛及反跳痛，墨菲征阴性，肠鸣音正常。

辅助检查：血常规及血尿淀粉酶正常。

中医诊断：胃脘痛（肝郁气滞，胃肠湿热证）。

西医诊断：糜烂性胃炎。

辨治：缘患者养生不慎，情志不舒，以致肝气郁结，横逆犯胃，肝胃气滞，故胃脘胀痛。气病多游走不定，胁为肝之分野，故胃痛连胁。攻撑走窜，故见呃逆、反酸、嗳气。肝胃不和，脾失健运，湿热中阻，故见食少纳呆。传导失常，故大便秘结。湿热内积日久，耗伤津液，灼伤肠络，故见大便夹血丝。舌淡红，苔少黄，脉细数，均为肝郁气滞积热之象。治以四逆散为基础方加减，拟方如下：

柴胡15g　　甘草5g　　枳实15g　　白芍15g

海螵蛸20g　　乌药10g　　茵陈25g　　鸡内金15g

地榆15g　　槐花15g

7剂，水煎服，温服，每天1剂。

2012年12月13日二诊：患者诉仍有上腹部疼痛，拒按，嗳气反酸，饿时明显，口腔溃疡改善。正值经期，月经色黑、量少，怕冷，乏力。大便干，偶带血丝，舌淡红，苔黄腻，脉弦滑。患者虽有怕冷，乏力，舌淡等气虚症状，但仍有嗳气反酸，大便干，夹血丝，苔黄腻等胃肠湿热症状，治疗不宜过早补气，补则助火，宜先清后补。处方如下：

柴胡10g　　枳实10g　　赤芍10g　　甘草5g

鸡内金15g　茵陈20g　　茯苓20g　　槐花15g

瓦楞子30g　延胡索10g　海螵蛸15g　黄连5g

法半夏10g

10剂，水煎服，温服，每天1剂。

2013年1月16日三诊：患者自诉服药1月余后，口腔溃疡好转，胃部不适改善，仍有嗳气，大便2天一行，口苦，舌淡，苔微黄，脉弦细。患者症状明显好转，但仍有胃气上逆及胃肠积热，继用前法，适当加强降胃气及清热之力，处方如下：

柴胡12g	枳壳10g	白芍20g	甘草5g
法半夏15g	鸡内金15g	茵陈15g	黄连5g
蒲公英15g	乌药15g	佛手10g	厚朴10g（后下）

10剂，水煎服，温服，隔天1剂。

2013年2月6日四诊：患者诉仍时有胀痛，嗳气，大便难解，乏力，舌淡红，苔薄白，脉弦细。治以健脾疏肝，行气清热为法，予四逆散与四君子汤合而加减，处方如下：

柴胡15g	枳实15g	甘草5g	白芍25g
法半夏10g	厚朴10g	海螵蛸15g	蒲公英15g
乌药15g	太子参15g	茯苓15g	茵陈15g
延胡索10g			

10剂，水煎服，温服，每天1剂。

服药后患者上腹痛基本缓解，大便正常，1～2天一行，余无不适，嘱患者平时注意情绪调节。2014年复查胃镜示：慢性浅表性胃炎。随访至今，未见复发。

按：糜烂性胃炎是消化内科常见病，引起发病的因素包括HP感染、胃酸分泌增多、理化物质刺激等。目前西医以抗幽门螺杆菌、抑酸护胃等治疗为主。西医药物副作用较大，不宜长期使用，但糜烂性胃炎症状易反复发作，病程一般较长，中医治疗具有一定优势。本病中医属"胃脘痛"范畴，以上腹部疼痛为主症，常伴有纳差、嗳气、反酸、恶心、呕吐等。中医学认为本病发生主要与饮食、情志因素、感受邪气、禀赋不足等有关。本例患者诊断为忧思伤肝，肝木横逆，胃气受扰，脾失健运，胃失和降，胃痛乃作。结合本案病例特点，何世东教授认为肝郁气滞为主要病机，兼夹湿热、气虚。治疗上以四逆散为基础方，首诊以行气解郁为主，二诊时患者虽有怕冷、乏力、舌淡等气虚症状，但仍有嗳气反酸、大便干且夹血丝、苔黄腻等胃肠湿热症状，不宜过早补气，补则助火，使便血口疮之症更甚，宜先清后补，去地榆、乌药，以赤芍易白芍，增强凉血止血之效，加黄连清热祛湿，瓦楞子、海螵蛸中和胃酸，延胡索止痛。苔黄腻，脉弦滑为痰湿困阻中焦之症，予法半夏、茯苓燥湿化痰。待四诊时热象已除，肝郁日久，脾胃渐虚，予四逆散与四君子汤合而加减，治以健脾疏肝，行气清热为法。此病例体现何世东教授辨证得当，把握时机，疏肝气自调，清热气自降，脾胃运化功能得以恢复，气机得以条达，通则不痛，诸症自除。

十七、泄泻（溃疡性结肠炎）

【案一】脾虚湿盛，肝郁气滞证。

黄某，女，23岁，2013年9月30日首诊。

主诉：腹胀腹泻1年余，加重2周。

患者1年余前出现腹胀，进食后加重，大便烂，每天排便3～4次，曾在当地医院行肠镜检查示溃疡性结肠炎。在当地医院治疗半年余，症状反复，未有明显好转。首诊时患者诉腹胀，以脐周为主，进食后加重，纳差，乏力，大便烂，每天排便2～3次，舌淡红，苔白腻，脉弦细。

中医诊断：泄泻（脾虚湿盛，肝郁气滞证）。

西医诊断：溃疡性结肠炎。

辨治：缘患者脾气虚弱，不能运化水谷，则乏力、食少腹胀；气滞湿阻，则便溏不爽，或溏结不调；肝气犯脾，气机郁结，运化失常，故腹胀则泻；舌淡红，苔白腻，脉弦细，均为肝郁脾虚之证。以四逆散加减治之，具体方药如下：

柴胡10g	枳壳10g	厚朴10g	法半夏10g
蒲公英15g	白芍15g	鸡内金10g	茵陈10g
茯苓20g	薏苡仁20g	白术15g	佛手10g

7剂，水煎服，温服，每天1剂。

2013年10月7日二诊：患者腹泻明显缓解，何世东教授以疏肝健脾，行气祛湿为治法，用柴胡、佛手行气疏肝，枳壳、厚朴行中焦气滞，鸡内金消食和胃，茵陈、茯苓、薏苡仁、蒲公英利湿，法半夏燥湿消痞。以此法为基础，继续加减治之。

2013年11月16日三诊：患者腹胀消失，大便成形，每天排便1～2次。随诊至今，泄泻未再复发。

按：溃疡性结肠炎属于现代医学炎症性肠病，因病因复杂，发病机理尚不明确，目前西医治疗以氨基水杨酸制剂、免疫抑制剂、糖皮质激素类药物等对症治疗为主，疗效欠佳，副作用大，症状易反复。本病中医属"泄泻"范畴，以大便次数增多、大便稀烂、腹痛腹胀、肠鸣为主要症状，其主要致病因素为湿，即《难经》所谓"湿多成五泄"。结合本案病例特点，证属肝郁脾虚，湿邪困脾，何世东教授以疏肝健脾，行气祛湿为治法，处方中柴胡既可疏肝解郁，又可升清阳以止泻，为君药；白芍养血敛阴，与柴胡相配，一升一敛，使郁热透解而不伤阴，为臣药；佐以枳壳、佛手行气散结，以增强疏畅气机之效；法半夏、厚朴燥湿除满，行气消胀；白术、茯苓祛湿健脾；鸡内金消食和胃；茵陈、蒲公英、薏苡仁清热利湿。虽久病，但患者尚年轻，正气尚存，脏腑气血尚足，病进不深，以一法贯彻始终，亦见明显疗效，关键在于直中病机，对症下药。

【案二】脾肾虚寒证。

黎某，女，42岁，2013年2月20日首诊。

主诉：大便稀烂反复20余年，加重2月余。

患者溃疡性结肠炎病史已有20余年，大便稀烂伴黏液等症状反复，多次求诊各大医院，效果不显。首诊诉左下腹隐痛，大便日行3～4次，质烂，伴黏液，无便血，肠鸣，腹中怕冷，纳眠可，舌暗红，苔薄白稍腻，边有齿印，脉缓。

辅助检查：2000年外院肠镜检查示溃疡性结肠炎。

中医诊断：泄泻（脾肾虚寒证）。

西医诊断：溃疡性结肠炎。

辨治：患者泄泻病程日久，致脾阳虚日久，波及肾阳，导致脾肾虚寒。腹泻、肠鸣、腹中怕冷、舌暗红、苔薄白稍腻、边有齿印、脉缓等，均为脾肾虚寒之象，治以益气温阳，涩肠止泻为法。用药如下：

    白术15g   干姜10g   诃子15g   赤石脂15g

    补骨脂10g   白芍20g   乌梅10g   砂仁5g（后下）

    地榆炭15g   熟附子5g   花椒5g   炙甘草5g

7剂，每天1剂，水煎煮至400mL，分早晚2次温服。

2013年2月27日二诊：患者大便可，每天排便1次，成形，仍有肠鸣，口淡，怕冷，舌暗红，苔薄白，边有齿印，脉弦细。泻痢已止，需加强温补脾肾之力，巩固疗效，用药如下：

    补骨脂10g   肉豆蔻10g   五味子5g   吴茱萸3g

白术15g　　赤石脂15g　　乌梅8g　　砂仁5g（后下）

诃子15g　　党参15g　　炙甘草5g　白芍15g

10剂，每天1剂，水煎煮至400mL，分早晚2次温服。

2013年3月10日三诊：患者症状明显缓解，再以二诊方为基础，加减治疗半年，患者每天大便2次，成形，余无不适。

按：结合本案病例特点，证属脾肾虚寒。何世东教授首诊选用乌梅丸益气温阳，涩肠止泻。方中乌梅、诃子涩肠止泻；赤石脂、补骨脂温阳止泻；地榆炭收敛止泻；干姜、熟附子、花椒温肾暖脾，以除脏寒；白术、砂仁益气健脾，行气燥湿；白芍养血和血；炙甘草调和诸药。因患者热象不显著，故不需黄连、黄柏之苦寒燥湿药。二诊以乌梅丸合四神丸加减治之，温肾暖脾，益气止泻。方中补骨脂温肾暖脾，为君药；吴茱萸能温中散寒、又能制木，肉豆蔻温脾暖胃、涩肠止泻，为臣药，二者相配，脾肾兼治，使命门火足，则脾阳得以健运，温阳涩肠之力相得益彰；五味子、乌梅、诃子酸敛固涩，党参、白术益气健脾，砂仁温中化湿，白芍养血和血，炙甘草调和诸药。乌梅丸出自《伤寒论》，主治胃热肠寒的蛔厥症，又主久利（痢），全方酸、甘、苦、辛并列，为寒热并用，虚实并举的名方。临床上可根据患者的具体症状，灵活选取运用，即方为一体，但症见不同，药物取舍用之，变化出焉，甚有巧思。

十八、泄泻（慢性结肠炎）

【案】脾虚湿热证。

廖某，女，44岁，2012年11月28日首诊。

主诉：反复腹痛腹泻10余年，加重伴便血1月。

患者10余年来因反复腹泻、腹痛伴大便黏液曾多次于外院门诊治疗，间断服用黄连素、柳氮磺胺吡啶片、思连康等，症状时有反复，一直未予重视，近1个月因大便次数增多，夹有血丝，故来就诊。患者平素易感疲倦乏力，反复腹泻，每天排便5～6次，便质稀烂，色黄，常伴有黏液，偶有血丝，腹部隐痛，呈阵发性，纳差，进食油腻之品后脘闷不舒、腹泻次数增加，无发热恶寒，无头痛头晕，无恶心呕吐，无口腔溃疡，无关节疼痛等不适，小便可，眠可，舌暗红，苔薄白，脉弦细。体格检查：腹部稍膨隆，脐周及左下腹轻压痛，无反跳痛，肝脾肋下未及，肝脾肾区无叩击痛，肠鸣音稍活跃。

辅助检查： 2012年11月中旬查血常规、大便常规及潜血，未见明显异常，肝胆脾胰B超正常，本院内镜中心行肠镜检查示慢性乙状结肠炎、直肠炎。

中医诊断： 泄泻（脾虚湿热证）。

西医诊断： 慢性结肠炎。

辨治： 缘患者养生不慎，病程日久，脾胃虚损日益加重，湿热瘀滞中焦，郁而化热，灼伤肠络，热迫血溢，故出现腹痛、腹泻、纳差、大便夹血丝等症。舌暗红，苔薄白，脉弦细，均乃脾虚气滞之象，治以七味白术散加减，处方如下：

葛根20g	白术15g	地榆30g	槐花15g
甘草5g	火炭母30g	白芍20g	木香10g（后下）
秦皮10g	黄连6g	干姜5g	砂仁5g（后下）
枳壳10g			

10剂，水煎服，温服，每天1剂。

2012年12月8日二诊： 患者精神可，泄泻明显好转，大便成形，质软，时有黏液，无血丝，每天排便1～2次，无腹痛肠鸣，胃纳一般，舌红，苔薄白，脉细。脾虚久泄，不能速愈，故守首诊方去槐花、黄连、干姜、枳壳、木香、砂仁，加薏苡仁、茯苓健脾利湿，党参、山药益气健脾，黄芩燥湿。具体处方如下：

葛根20g　白术15g　地榆15g　　山药15g

甘草5g　　火炭母30g　白芍20g　　黄芩10g

秦皮10g　　茯苓20g　　薏苡仁30g　党参15g

7剂，水煎服，温服，每天1剂。

2012年12月15日三诊： 服药后患者大便基本1天一行，成形，色黄，无腹痛肠鸣，胃纳转好，坚持隔日服药1剂，共服药2月余，随诊1年余，腹泻再无复发。

按： 慢性结肠炎属于现代医学炎症性肠病，因病因复杂，发病机理尚不明确，目前西医治疗以对症治疗为主，疗效欠佳，症状易反复。中医属"泄泻"范畴。此例患者腹痛、腹泻反复缠绵日久，病邪属湿，有兼寒兼热，虽有虚证，亦虚中夹实，纯属虚证不多，因此用药应注意疏泄导滞，运化祛湿，否则易引湿邪阻遏或疾病反复，即前人所谓"痢无止法"。七味白术散原方以四君子汤为基础方，加藿香、木香、葛根而成，全方融补、运、升、降为一体，补而不滞，并且针对腹泻患者脾运不足，容易耗伤阴液的特点，起到标本兼顾的治疗效果，用来治脾虚久泻最相宜。但何世东教授强调临证应根据实际情况，分清标本虚实，侧重用之，才能收效。本例的主要病机为脾虚湿盛，首诊因湿盛为标，重在祛湿导滞，方中白术补气健脾以燥湿止泻，葛根升发清阳，以振发脾土，共为君药；加秦皮增强清热燥湿，收涩止痢之效；木香、砂仁、枳壳行气消滞；黄连苦寒，上清胸中之热，干姜辛温，下散胃中之寒，二者合用，辛开苦降，寒热并投，上下并治，以复中焦脾升胃降之职；地榆、槐花凉血止血；火炭母为广东地道中草药，能清热利湿兼凉血解毒。全方健脾祛湿止泻之余，不离行气导滞、凉血止血，不忘辛开苦降，平调寒热，恢复中焦脾胃一升一降之职。二诊时症状表现突出以脾虚为本，用药侧重健脾益气，以党参、茯苓、白术、甘草、山药、薏苡仁益气健脾，渗湿止泻；葛根升发清阳，以振发脾土；黄芩、火炭母、地榆、秦皮以清热利湿止痢；白芍柔肝以防脾虚木乘，养阴以防利湿伤阴。本病例谨守病机，同一治方，遣方用药各有侧重，先治标后固本，标本兼顾，收效显著。

十九、泄泻（糜烂性结肠炎）

【案】湿热蕴肠，气郁阴亏证。

王某，男，38岁，2012年11月27日首诊。

主诉：反复大便稀烂半年余。

患者自诉半年前初起仅左下腹隐痛，大便溏滞不爽，自服清热祛湿中药后症状减轻，未予系统治疗，症状反复，现诉左下腹隐痛，按之加重，大便烂，每天排便5～6次，有黏液，时有暗红色血液，有里急后重感，肛门潮湿，进食油腻物更甚，嗳气反酸，口干无口苦，纳眠欠佳，舌暗红，苔少黄，脉弦细。体格检查：心肺腹未见明显异常。患者既往有乙肝小三阳、痔疮病史。

辅助检查：2012年11月行肠镜检查示糜烂性乙状结肠炎。

中医诊断：泄泻（湿热蕴肠，气郁阴亏证）。

西医诊断：糜烂性结肠炎。

辨治：患者因情绪不畅导致湿热蕴结于肠，郁而化火，灼伤肠络阴液，故出现腹痛腹泻、里急后重、肛门潮湿、嗳气反酸、口干等不适。针对气滞湿郁的病机，紧扣主证，先用葛根芩连汤合槐花散加减以清利湿热，涩肠止痢，处方如下：

槐花炭15g　　地榆炭15g　　火炭母30g　　墨旱莲30g

枳壳10g　　　生地黄15g　　葛根15g　　　木香10g（后下）

黄芩15g　　　甘草5g　　　　白芍20g　　　山药15g

茯苓20g

7剂，水煎服，温服，每天1剂。

另嘱患者以儿茶20g、白芷30g、地榆炭50g、火炭母50g煎水至200mL灌肠，每天1次，7天为1个疗程。

2012年12月4日二诊：患者大便基本成形，质软，每天排便5～6次，黏液少，里急后重感减轻，舌胖大暗红，苔薄黄腻，脉弦细。大便次数仍多，伴有黏液，苔转腻。守首诊方去生地黄、墨旱莲以防滋腻，枳壳、茯苓改白术、苍术，以加强补气健脾燥湿止泻，黄芩易金银花增强清热解毒之力，佐少量乌梅以酸敛涩肠，方药如下：

槐花炭15g　　地榆炭20g　　火炭母30g　　木香10g（后下）

葛根15g　　　山药15g　　　甘草5g　　　　白芍15g

白术15g　　　苍术10g　　　金银花15g　　乌梅5g

10剂，每天1剂，水煎煮至400mL，分早晚2次温服。

2013年1月12日三诊：服二诊方药1月余，患者诉大便每天2～3次，先硬后软，右胁疼痛，易躁，纳可，眠差，不易入睡，舌暗红，苔薄白，脉弦。处方如下：

柴胡15g　　川楝子15g　　延胡索15g　　素馨花10g

白芍20g　　甘草5g　　　　槐花15g　　　地榆10g

佛手10g　　百合30g　　　墨旱莲15g　　茯苓10g

白术10g

14剂，水煎服，温服，每天1剂。

2013年1月26日四诊：患者大便正常，每天排便1～2次，余无不适，嘱患者清淡饮食，平素可以用适量玫瑰花、素馨花泡茶，以行气解郁。随访至今，该病未复发。

按：糜烂性结肠炎属于现代医学炎症性肠病，中医属"泄泻"范畴，以发热、腹痛、里急后重、大便脓血为主要症状，多因外受湿热、疫毒之气，内伤于饮食生冷，损伤脾胃及脏腑而成。结合本案病例特点，湿热气滞为主要病机，抓住腹痛腹泻、里急后重、大便脓血、肛门潮湿，嗳气反酸，口干、舌红、苔黄等主症，先治以清热利湿，涩肠止痢，养阴生津之法。首诊方选葛根芩连汤合槐花散加减，方中葛根升发脾胃清阳，黄芩、火炭母清热燥湿，厚肠止痢，槐花炭、地榆炭凉血止血，木香、枳壳行气，体现"调气则后重自除"，山药、茯苓健脾利湿，以免苦寒伤脾胃，该患者有口干等阴伤表现，故加墨旱莲、生地黄、白芍养阴，又可避免伤寒、利湿之药误伤脾阴，甘草调和诸药。二诊患者大便仍溏，且苔转腻，去生地黄、墨旱莲滋腻之品，加白术、苍术，以补气健脾燥湿止泻，佐少量乌梅酸敛涩肠。三诊患者湿邪渐祛，但右胁疼痛，失眠易躁等气郁之症明显，故改用四逆散合金铃子散加减以疏肝理气，养阴止泻。根据病情变化，紧扣主证，审证求因，故药效显著。

（卢晓敏）

第二节 肝胆系统病证

一、肝癖（脂肪肝）

【案】脾虚湿阻，痰热内蕴证。

王某，男，29岁，2014年1月6日首诊。

主诉：腹胀伴乏力疲倦3月余。

患者诉腹胀，以中上腹部为主，时有乏力，易疲倦，大便黏腻，每天排便1～2次，纳眠尚可，舌红，苔黄腻，脉滑数。2013年12月26日体检发现血脂高：甘油三酯4.25mmol/L，胆固醇3.45mmol/L；肝功能检查示：丙氨酸氨基转移酶（ALT）89 U/L，天门冬氨酸氨基转移酶（AST）69 U/L；腹部B超示重度脂肪肝。既往体胖，身高178cm，体重90kg，腹围96cm，平素喜食肥甘厚腻，缺少运动。

中医诊断：肝癖（脾虚湿阻，痰热内蕴证）。

西医诊断：脂肪肝（重度）。

辨治：患者平素喜食肥甘厚腻，缺少运动，以致脾虚失运，湿浊内生，阻遏中焦，故出现腹胀，大便黏腻，疲倦乏力等不适，舌红，苔黄腻，脉滑数是痰湿久郁化热之征象。针对脾虚湿阻，痰热内蕴的病机，选方二陈汤加减以祛痰化湿，处方如下：

陈皮5g	法半夏15g	茯苓30g	苍术15g
薏苡仁30g	白术15g	茵陈30g	泽泻15g
决明子20g	山楂5g	何首乌20g	大黄5g

7剂，水煎服，每天1剂。

2014年1月14日二诊：服药7剂，患者腹胀减轻，大便质软，每天排便2次，舌尖红，苔薄黄腻，脉弦滑。大便次数仍多，伴有黏液，苔转腻，守首诊方去何首乌防黏腻，以莱菔子、荷叶易大黄、泽泻，消食消脂而不泄利，方药如下：

陈皮10g　　法半夏15g　　茯苓30g　　苍术15g

薏苡仁30g　白术15g　　茵陈30g　　太子参20g

决明子30g　山楂15g　　荷叶15g　　莱菔子15g

7剂，水煎服，每天1剂。

2014年1月21日三诊：患者诉大便每天2～3次，先硬后软，右胁疼痛，易躁，纳可，眠差，不易入睡，舌暗红，苔薄黄腻，脉弦。在二诊方基础上继续加强理气畅中、化湿并安神，方药如下：

藿香30g　　法半夏15g　　茯苓30g　　苍术15g

薏苡仁30g　白术15g　　茵陈30g　　砂仁5g（后下）

枳实15g　　荷叶30g　　山楂20g　　白豆蔻5g（后下）

夜交藤30g　远志15g

14剂，水煎服，每天1剂。

2014年2月4日四诊：服三诊方药2周后，患者症见疲倦，烦躁，难入睡，易醒，胃纳一般；大便每天2次，成形；舌红，苔薄黄，脉弦滑。经前一段时间祛痰化湿治疗，患者湿浊渐除，后期出现失眠烦躁等肝郁气滞之症，此时应该注意疏肝气、养肝阴。拟方四逆散加减，方药如下：

柴胡15g　　白芍20g　　枳实15g　　甘草5g

羚羊骨15g　荷叶30g　　山楂20g　　白术15g

合欢皮15g　百合20g　　夜交藤20g　玄参30g

7剂，水煎服，温服，每天1剂。

2014年2月11日五诊：药后患者失眠改善，大便正常，每天排便

1～2次，余无不适，继隔日服20余剂。嘱患者平素可以用山楂、荷叶、玫瑰花泡茶。

3个月后患者血脂中甘油三酯1.25mmol/L，恢复正常，胆固醇2.45mmol/L；腹部B超示脂肪肝（轻度），胆脾胰未见异常。继嘱其清淡饮食，适当运动。随访至今，该病未复发。

按：脂肪肝是指由于各种原因引起的肝细胞内脂肪堆积过多的病变。病因众多，以营养过剩、肥胖、少运动为主。此例患者兼而有之，体型肥胖，脾失健运，痰湿内阻，久之土壅木郁成本病。治疗时重在化痰健脾，兼以养肝疏肝。何世东教授认为治疗痰湿阻滞型脂肪肝必须重用泽泻、荷叶、山楂之类药物，方可起到明显疗效。泽泻味甘，性寒，入肾经、膀胱经，功效为利水、渗湿、泄热。现代研究表明，泽泻所含泽泻醇A及乙酰泽泻醇A酯、乙酰泽泻醇B酯均有降胆固醇及抗脂肪肝作用。荷叶味苦涩，性平，归肝、脾、胃、心经，有清暑利湿、升发清阳、凉血止血等功效。现代研究结果表明，荷叶的主要成分是荷叶碱，具有利尿、通便、消脂的功效。山楂味酸、甘，性微温，功效为开胃消食、化滞消积、活血散瘀、化痰行气。用于治疗肉食滞积、癥瘕积聚、腹胀痞满等病证。治疗高脂血症、脂肪肝等疾病在辨证用药的基础上，常相须而用，疗效较确切。

二、肝著（慢性乙型肝炎活动期）

【案】脾虚肝郁证。

王某某，男，39岁，2014年3月17日首诊。

主诉：疲倦乏力半年余，发现肝功能异常半个月。

患者自幼有乙肝病毒携带病史，2012年6月查乙肝病毒的脱氧核糖核酸（HBV-DNA定量）2.65×10^7copies/mL，一直未曾接受系统治疗。半年前因工作调动，压力增大，出现胸闷，疲乏神倦，脘腹易胀等症状，纳食尚可。2013年3月初体检时发现转氨酶升高，ALT 116.2U/L，AST 65.5U/L，遂来院就诊。症见：疲乏神倦，胸闷，脘腹胀满，纳食一般，大便时秘结时稀烂，伴口苦、尿黄，食欲不振，夜间难以入睡，醒后疲倦乏力，舌淡，舌边及舌尖偏红，苔微黄腻，脉弦滑。体格检查：心肺未见明显异常，剑突下压痛阳性，反跳痛阴性，余腹部无压痛及反跳痛，墨菲征阴性，肠鸣音正常。

辅助检查：肝功能ALT 116.2U/L，AST 65.5U/L，HBV-DNA定量2.65×10^7copies/mL。心电图、腹部B超未见明显异常。

中医诊断：肝著（脾虚肝郁证）。

西医诊断：慢性乙型肝炎活动期。

辨治：患者情绪抑郁，周身困倦，大便时溏时硬，乃升降气机失衡，责于脾胃中州，脾气不升，肝郁不达。加之舌淡，舌边及舌尖偏红，苔微黄腻，脉弦滑，均乃脾虚化热之象，故证属脾虚肝郁化热，治疗上宜疏肝健脾，理气宽中，兼清内热，拟方柴胡疏肝散加减，具体方药如下：

柴胡15g	枳实15g	白芍20g	甘草5g
茵陈30g	薤白15g	薏苡仁30g	白花蛇舌草30g
夜交藤20g	茯苓30g	法半夏10g	佛手15g

10剂，以水500mL煎服200mL，每天1剂，分2次温服。并嘱患者注意休息，避免劳累。

2014年3月26日二诊：服药10剂后，患者精神状态较前改善，时有反酸嗳气，胸闷发作时间及次数较前减少，入睡仍较困难，大便每天2次，质稀烂，腥臭难闻，舌边尖红，苔薄黄，脉沉弦数。热象更甚，守首诊方去薤白、白花蛇舌草、法半夏，加田基黄30g、白术15g、丹参15g、太子参15g，加强健脾清热、凉血活血之效。再进10剂。

2014年4月9日三诊：服药后，患者无胸闷发作，易困倦，精神紧张时有胃脘部不适，矢气频多，大便每天2～3次，逐渐成形，舌红，苔薄黄腻，脉沉弦。进一步加强健脾益气、疏肝理气之功效，方药如下：

柴胡15g	枳实15g	白芍20g	甘草5g
田基黄30g	白背叶根30g	乌药15g	五味子5g
山药15g	女贞子15g	五指毛桃30g	茯苓25g
白术15g	丹参15g		

继用10剂，患者精神改善，无胸闷发作，胃脘部不适较前明显减少，大便通畅，较前易入睡。嘱患者继服三诊方20剂，复查肝功能示正常，随访至今，未见复发。

按：慢性乙型肝炎是指感染乙型肝炎病毒半年以上，病毒没有得到彻底清除，体内乙肝病毒潜伏或引起肝炎发病的一种慢性疾病。由于慢性乙肝缺乏特效治疗，以适当休息、合理营养为主，药物疗法为辅的原则，并应避免饮酒及使用对肝脏有害的药物。现代医学通过对慢性乙型肝炎的综合治疗来抑制病毒复制，促进病毒清除；减轻肝脏炎症及避免肝脏坏死，促进肝细胞修复；阻止或延缓慢性乙肝发展为肝硬化。本病可归属中医"肝著""肝着""肝瘟"等范畴。该病病机特点为起于湿热疫毒内侵，耗损肝脏，迁延日久，累及脾肾，久则易可夹瘀夹痰，湿热互结，而成臌胀癥瘕。总之，本病病位在肝，涉及脾肾，为本虚标实之证，机体正气不足、湿热疫毒外侵是形成该病病机的关键。《丹溪心法》云："气血冲和，万病不生，一有怫郁，诸病生焉，故人身诸病多生于郁。"肝藏血，主疏泄，肝的疏泄

151

何世东学术精华与临床应用

第四章 验案采菁

功能对人的情志活动有很大的影响，也可影响人的睡眠。故肝郁脾虚证是慢性肝病中常见的证型之一。本病初期，何世东教授以柴胡疏肝散为基本方，其中柴胡疏肝解郁，用以为君，陈皮、枳壳理气行滞，芍药、甘草养血柔肝，缓急止痛，田基黄、茵陈清热利湿，茯苓、白术、太子参、五指毛桃益气健脾，提升中州之力，辅以丹参祛瘀生新，甘草调和诸药，诸药相合，疏肝健脾，宽中调气，清利湿热，患者症状逐步改善。"见肝之病，知肝传脾，当先实脾"，患者后期症状明显改善，予重点益气健脾，扶助正气，兼疏肝气，养肝阴，便可药到病除。

三、臌胀（乙肝后肝硬化并腹水）

【案】气滞血瘀，气虚水聚，兼夹湿热证。

龙某，男，48岁，2012年2月21日首诊。

主诉：反复上腹部胀满不适半月余。

患者半个月前开始出现上腹部胀满不适，多于餐后明显，伴有面黄、眼黄，纳差，口干、口淡，无腹痛，无恶心呕吐，无泛酸嗳气，无恶寒发热，小便色黄，量一般，大便每天4~5次，质正常。双下肢无浮肿，舌瘦，苔薄白腻，脉弦细数乏力。既往有慢性乙肝病史10余年，未经系统诊治。体格检查：神清，精神疲乏，颜面及巩膜黄染，心肺未见明显异常，腹部膨隆，全腹无明显压痛及反跳痛，肝肾区无叩击痛，移动性浊音阳性，肠鸣音存在。

辅助检查：2012年2月15日外院查肝功能示总胆红素（TBIL）120.8μmol/L，直接胆红素（DBIL）65.8μmol/L，间接胆红素（IBIL）55μmol/L，AST 295U/L，ALT 397U/L，甲胎蛋白（AFP）25.69IU/

mL，乙肝两对半的乙肝表面抗原（HBsAg）（±），乙肝核心抗体（HBcAb）阳性，余均为阴性。2012年2月17日外院查HBV-DNA定量示$2.72×10^4$copies/mL。腹部CT平扫加增强显示：①肝内多发囊肿、慢性胆囊炎；②肝硬化伴腹水；③脾大。B超显示中量腹水。

中医诊断：臌胀（气滞血瘀，气虚水聚，兼夹湿热证）。

西医诊断：乙肝后肝硬化并腹水。

辨治：该例患者有乙肝病史多年，肝失疏泄，气滞血瘀，日久引起癥积（脾大）；肝病及脾，脾虚运化失调，水湿内停，而见膨胀；久病入络，瘀血阻滞，水、湿、瘀三者互化，臌胀越发明显；再者水湿郁久化热，湿热交蒸，发为阳黄，日久可转为阴黄，故亦可见黄疸。中医治宜以行气活血，利湿退黄，益气软坚为法。拟方如下：

茵陈30g　田基黄30g　　赤芍15g　　莪术12g

丹参15g　砂仁5g（后下）　半枝莲20g　大腹皮20g

黄芪20g　茯苓30g　　　白术15g　　薏苡仁30g

茜草12g　栀子炭10g

7剂，每天1剂，水煎成400mL，分早晚2次温服。并嘱患者宜进食易消化食物，少食多餐，禁辛热煎炸及油腻食品。

2012年3月1日二诊：患者诉服首诊方7剂药后，腹胀较前减轻，皮肤及巩膜黄染有所消退，腹时痛，消化道易出血，肠鸣，大便溏，每天排便3～4次，舌瘦，苔白腻，脉细乏力。考虑患者大便溏，应减少清热苦寒之药物，另患者易出现消化道出血症状，应加用止血之药，守首诊方去赤芍、半枝莲、茜草、栀子炭，加党参15g健脾益气，三七5g活血止血。7剂，水煎服，每天1剂。

2012年3月8日三诊：患者诉精神好转，上述症状减轻，皮肤及巩膜黄染较前逐渐消退，仍口干、乏味，进食有所改善，大便每天1次，苔白腻，脉弦细乏力。2012年3月6日外院复查肝功能示：TBIL 42.4μmol/L，DBIL 17μmol/L，IBIL 25.4μmol/L，AST 66U/L，ALT 84U/L。B超示少量腹水。患者症状改善，大便好转，守二诊方去薏苡仁，加半枝莲20g、白芍15g。

10剂，水煎服，每天1剂。

2012年3月19日四诊： 患者诉服三诊方药后，大便稀，每天排便1～2次，仍有少许面黄、皮肤黄，尿转清，餐后仍有少许腹胀，口干，纳眠可，舌瘦，苔薄白腻，脉弦细数乏力，2012年3月19日外院复查B超示少量腹水。守三诊方去半枝莲，加山药15g、薏苡仁30g、茜草12g、五指毛桃30g。10剂，水煎服，每天1剂。

2012年3月30日五诊： 再进四诊方药10剂，患者诉腹胀、黄疸均较前明显改善，自觉疲乏，餐后胃胀，尿黄，纳可，大便每天1次，舌瘦，苔薄白，脉细。守四诊方去茜草、五指毛桃、大腹皮、三七、田基黄，加柴胡12g、香附12g、五味子8g、女贞子15g。7剂，水煎服，每天1剂。

2012年4月7日六诊： 服药1周后，患者仍有少许面黄、尿黄，疲乏，纳可，舌红，脉弦细。2012年4月8日外院复查肝功能示TBIL 23.3μmol/L，DBIL 8.7μmol/L，IBIL 14.6μmol/L，AST 51U/L，ALT 48U/L，AFP 24.25IU/mL。2012年4月9日腹部B超示更少量腹水（与2012年3月19日相比，较前减少）。守五诊方去柴胡、香附，加半枝莲15g、炙甘草5g、茜草10g。10剂，水煎服，每天1剂。

2012年4月18日七诊： 患者上述症状好转，仍有餐后腹胀，舌红，脉细乏力等不适，大便每天1次，质烂。守六诊方去茵陈、白芍、五味子、山药、茜草、炙甘草，加香附12g、桃仁12g、红花5g、三七5g、五指毛桃30g。10剂，水煎服，每天1剂。

2012年4月29日八诊：患者精神好转，腹水消退，纳眠可，舌瘦红，脉弦细，二便调。守七诊方去三七、桃仁、红花、香附、砂仁、五指毛桃，加白芍15g、茵陈15g、甘草5g、牡蛎30g。15剂，水煎服，每天1剂。

2012年5月15日九诊：患者精神好转，诉上腹不适，餐后腹胀，舌瘦红，苔薄白，脉弦细，二便调。2012年6月16日外院复查B超示无腹水。守八诊方去党参、甘草，加鳖甲15g、香附15g。15剂，水煎服，每天1剂。2012年年底随访，患者无不适，2012年8月25日外院复查肝功能示TBIL 20μmol/L，DBIL 3.6μmol/L，IBIL 16.4μmol/L，AST 44U/L，ALT 45U/L，AFP 11.3IU/mL，癌胚抗原（CEA）4.72ng/mL。HBV-DNA阴性。

按：现代医学认为，肝硬化是由肝炎、酒精等多种原因长期作用于肝脏引起的肝脏慢性、进行性、弥漫性损害。出现了肝硬化腹水说明患者已进入肝硬化中期或晚期，肝脏已失去了代偿功能，必须采取积极的治疗措施对其进行治疗。中医上本病属"积聚""臌胀"等范畴，本病特点为本虚标实，虚实错杂，气、血、水相因为患，以气虚为本，血瘀为标，腹水为标中之标，其病变以肝、脾、肾三脏为中心。何世东教授也指出肝硬化腹水多属正虚邪实，正虚多以脾虚为主，亦可兼见肾阳虚或肝肾阴虚；邪实多为水湿内停、气滞血瘀，或兼夹化热而有湿热之象发为黄疸。治疗上，早期病机以气滞湿热、黄疸为主，故治疗上以行气利水退黄为主，健脾活血软坚为辅；当腹水、黄疸渐退，则提高健脾益气之品比例；至腹水消退，改用健脾益气，活血软坚之品以图缓慢改善体质，提高生活质量，甚至求得延长生命，或得以痊愈。同时在治疗时应遵张仲景"见肝之病，知肝传脾，当先实脾"之要旨，重用人参、茯苓、白术、黄芪以补脾益气、培土荣木、健脾护肝，贯穿治疗之始终。

首诊时患者腹水、黄疸等实证明显，组方用药上重用大腹皮、薏苡仁、砂仁、香附行气利水；茵陈利湿退黄，为治黄疸之要药，并与田基黄相配，其退黄作用更强；茜草、栀子炭、半枝莲清热利湿解毒；赤芍、丹参、桃仁、红花活血化瘀；并与莪术、鳖甲、牡蛎相配，其破血软坚散结之力更佳；鳖甲同时兼有养阴清热之功，已成为治疗肝脾肿大之良药；同时加用黄芪、党参、茯苓、白术等补脾益气、利水消肿。待患者腹水、黄疸逐渐消退，用药上宜重用党参、茯苓、白术、黄芪补脾益气，山药、白芍、五味子、女贞子养肝肾阴，余继续予赤芍、丹参、桃仁等活血化瘀，莪术、鳖甲、牡蛎软坚散结，茵陈、半枝莲等清利湿热，砂仁、大腹皮等行气利水。总之，纵观全方，具有利水退黄，活血化瘀，软坚散结，健脾益气等功效，标本同治，体现出扶正祛邪之法度，邪去正不虚，从而使疾病很快好转、痊愈。

四、臌胀（乙肝后肝硬化失代偿期）

【案】脾虚水泛，湿热瘀结证。

黄某某，男，45岁，2012年2月17日首诊。

主诉：反复上腹部胀满半月余。

患者既往有慢性乙型病毒性肝炎病史10年，肝硬化病史2年。半月前出现上腹部胀满，纳差，口干，全身倦怠乏力等不适，巩膜轻度黄染，小便黄，大便稀溏，无恶寒发热，无反酸嗳气，无恶心呕吐，无腹痛，舌暗红，苔白腻，脉细乏力。体格检查：神清，精神疲倦，巩膜轻度黄染，面色晦暗，口唇紫绀，肝掌阳性，未见蜘蛛痣，肝大，肋下3cm，腹部膨隆，移动性浊音阳性，无腹壁静脉曲张，腹围98cm。

辅助检查：乙肝筛查呈"小三阳"，肝功能：ALT 379U/L，AST 295U/L，总胆汁酸（TBA）186.3μmol/L，HBV-DNA定量4.8×10⁴copies/mL，AFP 25.5ng/mL。上腹部CT示肝硬化，腹水，脾大，肝囊肿。

中医诊断：臌胀（脾虚水泛，湿热瘀结证）。

西医诊断：乙肝后肝硬化失代偿期。

辨治：结合症状、体征、检查，患者证属脾虚水泛，湿热瘀结，中医以清热化瘀利水，益气健脾为法治疗，具体方药如下：

茵陈30g	田基黄30g	赤芍15g	莪术12g
丹参15g	砂仁5g（后下）	半枝莲20g	大腹皮20g
黄芪20g	茯苓30g	白术15g	薏苡仁30g
茜草15g	栀子炭10g		

10剂，以水500mL煎服200mL，每天1剂，分2次温服。

2012年2月28日二诊：患者时有腹胀，胃纳较前改善，口干，乏力，大便溏稀，每天排便3～4次，肠鸣，身目黄染，腹围92cm。守首诊方加党参15g、香附12g、五指毛桃30g，去赤芍、半枝莲、茜草、栀子炭、薏苡仁，10剂。

2012年3月8日三诊：患者精神好转，腹胀减轻，胃纳较前改善，大便通畅，每天1次，成形，腹围89cm。继守二诊方加女贞子15g、鳖甲15g，随证加减，共服药3月余。

2012年6月16日四诊：患者精神可，无腹胀，胃纳睡眠可，大便成形，通畅，每天2次，小便颜色正常，无身目黄染，腹部平软，移动性浊音阴性，腹围83cm。B超检查未见腹水。HBV-DNA阴性，AFP 8.4ng/mL，肝功能：ALT 42U/L，AST 32U/L，现仍继续间断服用三诊方。

按：臌胀本身属于虚实夹杂的病证，其初起，多属实证。实证中又要辨明气结、水停、血瘀的主次，才能恰当地遣方用药。以气结为主者，按压腹部随按随起，如接气中；以水停为主者，腹部坚满，摇动有水声，按之如囊裹水；若以血瘀为主者，则见腹部青筋暴露，面、颈、胸部出现蜘蛛痣。根据不同辨证结果分别采用行气、利水、消瘀等不同的治疗法则（当然三者不能截然划分）。何世东教授指出臌胀病之起，皆因肝、脾、肾三脏功能障碍，从病一开始就是实中有虚，而行气、利水、消臌往往耗伤脏气。因此遣方用药勿求速效，千万不能攻伐过猛，应注意采用攻补兼施或先攻后补或先补后攻及衰其太半而止的原则，否则易犯虚虚实实之戒。方中茵陈联合田基黄清热利湿之功效卓绝；赤芍、丹参、莪术入血分，祛瘀消积，活血生新；黄芪、茯苓、白术、薏苡仁顾护脾土，益气利水；茜草、栀子炭凉血止血，以防使用活血药导致出血；砂仁、大腹皮推动胃肠健运，调畅气机。全方攻补兼施，标本周顾，以此为主方随证加减，患者腹水日渐消退。

五、黄疸（胆管结石）

【案】肝胆湿热证。

黎某，男，45岁，1987年8月11日首诊。

主诉：右上腹疼痛伴发热1周。

患者于1963年患胆囊炎、胆石症，在某医院行胆道取石术及胆囊切除术。后于1967年复发，第2次行胆道取石术，之后间断出现右上腹疼痛以及黄疸。1987年8月4日，患者再次出现恶寒，发热达40℃，右上腹疼痛，3天后出现黄疸，在当地医院应用抗生素治疗后热退，痛减，但黄疸加深，遂于8月11日入院治疗。当时症见：面目黄染，尿色深黄，大便烂，色如白土，舌红、苔黄腻欠润，脉弦。体格检查：右上腹压痛明显，无反跳痛。

辅助检查： 脑磷脂胆固醇絮状试验（CCFT）（++++），谷丙转氨酶（SGPT）2500.5nmol/L（赖氏），尿胆红素强阳性，尿胆素及尿胆原阴性。B超检查示胆总管扩张1.4cm，结石1.1cm×1.2cm。

中医诊断： 黄疸（肝胆湿热证）。

西医诊断： 胆管结石。

辨治： 治以疏肝利胆、行气通便为法，组方如下：

白芍20g　柴胡15g　郁金15g　　丹参15g

枳实15g　黄芩12g　大黄12g（后下）　玄明粉10g（冲）

茵陈30g　甘草5g　法半夏15g　　金钱草30g

鸡内金10g　木香20g（后下）

5剂，水煎服，每天1剂。

1987年8月22日二诊： 患者自诉药后每天大便2次，腹痛减，但尿黄，粪白如前。守首诊方服至8月21日，大便转黄，尿稍清。遂守首诊方去柴胡、玄明粉，组方如下：

白芍20g　茵陈30g　郁金15g　　丹参15g

枳实15g　黄芩12g　大黄12g（后下）　甘草5g

法半夏15g　金钱草30g　鸡内金10g　　木香20g（后下）

6剂，水煎服，每天2剂，早晚分服。

患者服药后大便色深黄，尿清，黄疸消退，肝功能正常，仍守二诊方每天2剂，8月30日痊愈出院。出院后再每天服1剂，20天后B超复查示胆总管无扩张，结石消失。

按： 肝内胆管结石病程中，气机郁结，血流不畅，津液凝滞，不通则痛贯穿整个疾病的始终，因此治疗重点在于通，其次才是降。大柴胡汤体现了清、疏、通、降四法的综合运用，原方为《伤寒论》中治疗少阳阳明合病方。《金匮要略》载："按之心下满痛者，此为实也，当下之，宜大柴胡汤"，大柴胡汤由小柴胡汤合并小承气汤加减而来，是以和解为主及泻下并用之剂，体现清热利胆之法。临床上应用于少阳邪热未解，阳明里热炽盛之证，以往来寒热，胸胁苦满，心下满痛，呕吐，便秘，苔黄，脉弦数有力为辨证要点。"六腑以通为用""胆气以降为顺"，胆宜降，胆气通调，则胆汁随顺下行，胆气下降，胆腑清静宁谧，不致上逆为患。但胆之疏泄有赖于肝，因此，利胆必疏肝，肝主升，胆主降，脾主升，胃主降，胆随胃降，肝随脾升，胆气不降与胃有关，肝气不升与脾有关，肝内胆管结石属胆胃不降者多，属肝脾不升者少。本方中柴胡疏达少阳气机，驱邪外出；黄芩清肝胆之热；砂石阻滞胆道，气机不畅，疏泄失职而致血行不畅；大黄活血化瘀、利胆通腑，可使血行流畅，胆道通调，而且又能清热解毒，泻肝胆之火，引导热从肠道下出于后窍，利胆通腑以开邪热下行之路；法半夏燥湿；枳实行气破滞消痞、疏理气机，配伍木香行气燥湿，增强行气导滞止痛之功效，与大黄同用，可以增强胆管蠕动，促使结石下行，再配溶化结石的金钱草、鸡内金，排石效果更好；白芍、甘草柔肝缓急；茵陈善渗肝胆之湿，引导湿从三焦下出前阴，长于清热利湿退黄，配伍郁金清热利湿；丹参活血止痛，利于结石排出。本方通过疏肝、清肝、柔肝，应用清、疏、通、降四法，使肝胆功能恢复正常而达到治疗的目的，能够促进胆汁分泌，保持胆汁引流通畅，促使残余结石随津液排出体外和减少结石复发，甚至可以让患者避免承担手术的风险。

本方适用于肝胆管结石未发展成急腹症的患者，尤其适合因肝胆管多发性泥沙样结石而不能手术者或术后反复发作者。本方排石进程较慢，故服药要有耐心，且本方攻伐正气，久服可使正气虚弱，临床上可根据病情，酌加扶正之品。

六、黄疸（慢性乙型肝炎急性发作）

【案】脾胃湿热，肝气郁结证。

张某，女，61岁，2002年7月10日首诊。

主诉： 检查发现肝功能异常1周。

患者有乙肝病毒感染病史30余年，1周前在外院诊断为慢性乙型肝炎急性发作，当时查肝功能示：ALT 510U/L，AST 370U/L，总胆红素为180.6μmol/L，HBV-DNA定量4.58×10^{5}copies/mL，AFP、CEA未见异常。B超结果示：肝质回声增粗，胆、脾、胰未见明显异常。患者拒绝住传染科，在门诊护肝降酶治疗一周，症状未缓解，遂求诊中医。症见：皮肤及巩膜黄染，尿黄，纳差，疲倦，大便硬，口干口苦，右胁胀痛不适，眠差多梦，舌红，苔黄、白厚腻，脉弦数。

中医诊断： 黄疸—阳黄（脾胃湿热，肝气郁结证）。

西医诊断： 慢性乙型肝炎急性发作。

辨治： 该患者有乙型病毒性肝炎30余年病史，湿热疫毒之邪外袭，邪由表及里，郁遏不达，困阻中焦，脾胃运化失常，湿热熏蒸不能泄越，使肝失疏泄，胆汁外溢，外浸肌肤，上染睛目，下流膀胱，致身黄、目黄、小便黄。治疗宜疏肝行气、清热利湿，拟方如下：

茵陈25g	半支莲20g	茯苓20g	田基黄20g
栀子12g	薏苡仁30g	滑石20g	柴胡15g
赤芍15g	枳实12g	甘草5g	郁金15g

3剂，每天1剂，水煎服。嘱患者一定要卧床休息，食用清淡易消化饮食。

2002年7月14日二诊：患者诉药后疲乏，纳差稍微好转。又再服3剂，口干口苦缓解，大便软，纳好转，疲乏明显减轻，右胁不适好转，皮肤巩膜黄染稍减，尿由浓茶色转深黄色，舌淡红，苔白薄腻，脉弦细。守首诊方去栀子、滑石、枳实，加白术10g、女贞子15g、山药20g，7剂，每天1剂，水煎服。

2002年7月22日三诊：患者药后精神好，无口干口苦，乏力基本缓解，睡眠好转，黄疸已退，尿色转淡黄色，舌淡红，苔薄白，脉弦细。治疗改以健脾和胃、柔肝利湿为法。拟方如下：

黄芪15g	太子参15g	白术12g	茯苓15g
甘草5g	白芍20g	女贞子15g	丹参15g
半支莲20g	茵陈20g	薏苡仁30g	谷芽30g

7剂，水煎服，每天1剂，早晚分服。

2002年8月18日四诊：继服三诊方药3周后，患者胃纳大增，尿色转清，眠好，复查肝功能正常，继续以健脾益气、柔肝通络为法加强治疗，方药如下：

黄芪15g	白术12g	茯苓15g	甘草5g
太子参15g	白芍15g	丹参15g	莪术10g
女贞子15g	灵芝15g	半支莲20g	砂仁5g（后下）
山药15g	薏苡仁30g	白花蛇舌草20g	

7剂，水煎服，每天1剂，早晚分服。

上述药物在1年内对症加减应用。患者体内HBV-DNA病毒定量转阴，随访至今，黄疸未见复发。

按：何世东教授指出本病例为乙型肝炎病毒引起的黄疸，早期清热解毒利湿去黄，辅以疏肝行气；中期清热利湿解毒，辅以健脾和胃；后期黄疸渐退，益气健脾渐加强，辅以柔肝活血、通络清热解毒。黄疸稍退即加入健脾之品是因为患者年老体弱，脉细乏力。只要辨证治疗得当，即使在没有应用抗乙肝病毒药物治疗的前提下，仍能取得良好效果。

七、黄疸（乙型病毒性肝炎）

【案】寒湿阻遏，瘀血内结证。

邓某，男，44岁，2009年4月首诊。

主诉：反复肝功能异常2年，加重2天。

患者既往有慢性乙型肝炎病史10余年，近2年来肝功能反复异常，ALT波动在100U/L左右，近日因劳累而加重，查肝功能示ALT 157U/L，AST 146U/L，TBIL 82.4μmol/L，DBIL 55.0μmol/L，IBIL 26.9μmol/L，欲寻求中医治疗。症见：面目发黄，面色晦暗，四肢乏力，右胁肋疼痛，小便黄，舌质淡暗有瘀斑，舌苔白厚干，脉沉细涩。

中医诊断：黄疸（寒湿阻遏，瘀血内结证）。

西医诊断：乙型病毒性肝炎。

辨治：患者瘀血发黄，治宜以活血化瘀退黄为法，方用茵陈蒿汤加减，组方如下：

茵陈20g	大黄7g	郁金15g	栀子10g
桂枝10g	法半夏10g	白术30g	黄芪30g
山楂15g	大枣6枚		

5剂，水煎服，每天1剂，早晚分服。

二诊：患者胁肋疼痛减轻，精神好转，继用首诊方再进10剂，然后去大黄，加丹参30g、茯苓15g，调理半月，黄疸消退，临床症状缓解，检查肝功能指标均恢复正常。

按： 自元代罗天益将黄疸分为阳黄与阴黄两大类以来，大多医家认为阳黄属热，因湿热蕴蒸，黄色鲜明如橘子；阴黄属寒，因寒湿阻遏，脾阳不振，黄色晦暗，黄中带黑似烟熏。如《临证指南医案》言："阴黄之作，湿从寒水，脾阳不能化热，胆液为湿所阻，渍于脾，浸淫肌肉，溢于皮肤，色如熏黄，阴主晦，治在脾。"但从临床实践来看，阴黄除寒湿阻遏外，亦有瘀血阻遏，此虽属于阴黄，但仍当属于实，若瘀血化热，则可以茵陈蒿汤化裁治疗。

八、积聚（乙肝肝硬化）

【案】 肝脾两虚，气滞血瘀证。

尹某，男，53岁，2013年7月1日首诊。

主诉： 反复腹胀、乏力、纳差1年余。

患者既往有乙型病毒性肝炎20余年病史，未经系统治疗，自2012年4月开始出现疲倦乏力、脘腹胀满、食欲减退、大便溏烂等症状，查肝功能反复异常，HBV-DNA定量波动在$8.31 \times 10^6 \sim 4.82 \times 10^8$copies/mL，辗转于东莞市各医院就医，自2013年4月开始服用替比夫定600mg，每天一次。服药12周后复查，HBV-DNA定量指标下降2个Log值，抑制病毒效果不佳，故来本院就诊。症见：形体消瘦，疲倦乏力，口淡，脘腹胀满不适，餐后明显，食欲减退，眠一般，大便溏烂，每天排便1~2次，无恶寒发热，无恶心呕吐，无呕血便血，无腹痛，无嗳气反酸等不适。舌淡红，苔白腻，脉弦细乏力。体格检查：精神疲乏，肝稍大，有轻触痛，轻度脾大，脾下缘在肋下缘2cm，全腹无明显压痛及反跳痛。

辅助检查： 肝功能检查显示ALT 110U/L，AST 70U/L，HBV-DNA定量8.31×10^6copies/mL，AFP、CEA未见异常；B超结果示肝硬化声像，脾大（具体化验单不详）。

中医诊断： 积聚（肝脾两虚，气滞血瘀证）。

西医诊断： 乙肝肝硬化。

辨治： 该患者有乙型病毒性肝炎20余年病史，久受乙肝病毒侵袭，伤及于肝，肝气郁结，久郁则血运失调，而成血阻，气滞血阻，脉络不和，故胁下癥瘕积聚；肝郁脾虚，脾不运化，水谷内停，故食欲减退，脘腹胀满；食后负担加重，故腹胀更甚；水湿不运，流注肠中，故大便溏薄；脾主肌肉四肢，脾虚日久则肢体失养，故疲倦乏力。脉多弦缓虚细，舌质暗红或淡红不华，苔腻浊，皆为脾气不足、肝郁血阻的表现。治以四君子汤加减，拟方如下：

> 太子参15g 白术15g　　　茯苓20g 炙甘草5g
>
> 薏苡仁30g 砂仁5g（后下）　白芍20g 丹参15g
>
> 莪术10g 黄芪25g　　　牡蛎30g 白背叶根30g
>
> 蒲黄10g

5剂，水煎服，每天1剂。

二诊： 服首诊方5剂后，患者仍觉脘腹胀满，餐后明显，疲倦乏力好转，纳可，大便正常。舌淡红，苔薄白，脉细乏力。疲倦乏力好转，纳可，大便正常，均属脾气渐旺之征象，但仍觉脘腹胀满，故守首诊方补气健脾之法，加陈皮5g行气健脾，增强脾气健运之功效，加香附10g疏肝理气，调节全身气机，加鳖甲15g滋阴以防利水伤阴液，软坚散结。15剂，水煎服，每天1剂。

三诊： 继服15剂后，患者时有脘腹胀满，易疲倦，纳可，大便每天2次，舌淡红，少苔，脉细乏力。该患者脾气未复，故守二诊方，加山药15g加强健脾；加女贞子以滋阴。连服1月余。

服中药期间，嘱患者坚持服用抗病毒药物。国庆节前复查肝功能恢复正常，HBV-DNA定量5.34×10³copies/mL，偶有脘腹胀满，易疲倦，嘱患者再守三诊方隔日服药坚持1个月，并注意起居有时，劳逸有节，饮食清淡，调畅情志，戒烟戒酒。3个月后电话随访，诸症自愈，HBV-DNA定量小于500copies/mL。

按： 何世东教授在对肝硬化的认识和治疗上有独特见解，肝硬化常由外感邪毒、酒湿内蕴，血吸虫感染等病因引起脏腑虚损、虚损生积、毒损肝络、血瘀脉络。病机突出脾虚与血瘀，本虚标实。治法上以补虚为主，兼夹活血化瘀、疏肝理气、清热祛湿、利胆退黄等法，攻补兼施，辨证施治。方中以黄芪、太子参、白术补气健脾；茯苓、薏苡仁健脾渗湿；蒲黄、丹参、莪术活血化瘀；白芍柔肝；砂仁行气化湿；牡蛎散胁下之硬结，甘草调和诸药。白背叶根为岭南地道中草药，功能为清热祛湿，收敛消瘀，现代医学研究表明其对降低转氨酶和缩小肝脾有一定作用。全方共奏健脾益气、活血祛湿之功效，并补而不碍滞，攻而不峻猛。此例患者还有一个特点是抗病毒初始应答不理想。随着现代医学对乙肝病毒的研究逐步深入，抗病毒药物不断推陈出新，但药物只针对致病原单方面，治疗千篇一律，对宿主（人体的免疫调节功能）却甚少关注，一旦出现抗病毒药物耐药，西医可谓无计可施。而中医的核心理论是讲求天人合一，注重整体观，强调个体化治疗，虽然中药抗乙型肝炎病毒的作用尚不明确，但中医却能通过辨证施治，使人体趋于阴阳平衡，增强人体自身免疫调节功能，里应外合，中西结合，提高抗病毒药物的应答率。

九、胁痛（乙肝小三阳）

【案】气阴两虚证。

钟某，男，40岁，2013年2月27日首诊。

主诉：反复右胁肋隐痛，疲倦乏力1月余。

患者有乙肝病史10余年，服用恩替卡韦抗病毒治疗5年余，肝功能基本正常，近1月来感肝区隐痛，疲倦乏力，至医院检查彩超未提示异常，肝功能、HBV-DNA定量正常，患者较为紧张，夜寐不安，为求中药调理遂来求诊，诉右胁肋隐痛，疲倦乏力，口干，眠差，纳前佳，大便可，小便黄、量少。舌淡暗，苔薄黄，脉弦细。体格检查：面色少华，巩膜无黄染，心肺阴性，腹软，肝脾肋下未及，二下肢无浮肿。

中医诊断：胁痛（气阴两虚证）。

西医诊断：慢性乙型病毒性肝炎。

辨治：患者久受乙肝病毒侵袭，郁结于肝，肝郁日久化火，耗伤阴血，阴血难以濡养肝络，故见胁肋隐痛；虚火上炎，扰动神明则眠差；阴血亏虚，内生燥热则口干；肝病及脾，脾气化生不足，不能健运全身，故疲倦乏力。舌淡暗，苔薄黄，脉弦细，为气阴两虚，阴血内热，气虚瘀结之象。治以益气养阴，清热活血为法，拟方如下：

白术15g	茯苓15g	太子参15g	五指毛桃30g
白芍15g	山药15g	甘草5g	女贞子15g
薏苡仁30g	半枝莲30g	莪术10g	丹参15g
三七5g	白背叶根30g		

7剂，水煎服，每天1剂，早晚分服。

2013年3月6日二诊：服药1周后，患者诉胁痛减少，疲倦乏力减轻，仍眠差，舌脉象同前，守首诊方继续加减调理，并嘱咐患者多运动，放松心情。具体方药如下：

白芍20g　　茯苓20g　　山药15g　　五指毛桃30g

薏苡仁30g　女贞子15g　石斛15g　　莪术10g

丹参15g　　夜交藤20g　百合30g　　白背叶根30g

7剂，水煎服，每天1剂，早晚分服。

服药2周后随访，患者症状明显改善，眠转好。每年定期复查至今，肝功能、HBV-DNA定量正常。

按：何世东教授总结临床经验，认为乙肝初得者，或长期乙肝小三阳，肝功能正常者多见气阴两虚证。本病例选用四君子汤为基础方，用太子参气阴双补，《金匮要略》云："见肝之病，知肝传脾，当先实脾。"方中重用五指毛桃以扶正气，增强机体免疫功能；白术、山药益气健脾；白芍、女贞子养阴柔肝，结合"肝性条达，调畅气机，肝为刚肝，藏血，养阴用阳"；用莪术、三七、丹参理气活血之药，顺应其生理特性；茯苓、薏苡仁、白背叶根、半枝莲清热解毒利湿。全方不寒不燥，补而不滞，消而不克，肝脾同治而以治脾为主，柔肝疏肝为辅，盖"脾王不受邪"，乃《金匮要略》"上工治未病"之旨，何世东教授用此方治疗乙肝小三阳患者，疗效显著。

（房志科）

第三节　肾病

一、关格（慢性肾功能不全）

【案】湿浊内蕴，肺气不宣证。

黎某某，男，82岁，2005年11月10日首诊。

主诉：呕吐胃内容物多次半天。

患者4天前受凉后感冒，纳差，便秘，今早自服"肠胃清"后呕吐胃内容物多次，伴眩晕，四肢乏力，小便短、次数少、色清，未解大便。舌暗淡，苔黄腻，脉濡。既往有高血压病史1年，不规律服降压药。入院体格检查示心肺情况无异常，血压190/110mmHg。

辅助检查：尿常规示尿蛋白3.0g/L，尿红细胞（++++），尿白细胞（+）；肾功能检查示尿素氮18.4mmol/L，肌酐428μmol/L，尿酸583μmol/L；血常规示白细胞及中性粒细胞偏高；B超提示双肾多发性囊肿并结石，右肾萎缩。

中医诊断：关格（湿浊内蕴，肺气不宣证）。

西医诊断：①慢性肾功能不全（氮质血症期）；②双肾多发结石并感染；③高血压病；④双肾囊肿。

辨治：患者素体虚弱，脾肾阳衰，湿浊内蕴，卫外不固，外邪侵袭，治以宣肺，清热降逆为法，佐以固肾之品。方药如下：

北杏仁12g　薏苡仁10g　法半夏12g　白花蛇舌草30g

厚朴10g　　女贞子15g　山茱萸10g　大黄8g（后下）

枇杷叶10g　泽泻15g　　茯苓30g　　崩大碗40g

水煎服，每天1剂。

3剂后患者呕吐止，大便通畅，头晕减轻，再服5剂，诸症大减。

按：患者头晕、呕吐、尿少、便秘，提示病患累及三焦，全舌苔厚、脉濡乃为脾肾衰惫，气化不利，湿浊毒邪内蕴，故宣上焦肺气用北杏仁、枇杷叶，降中焦胃气用厚朴、法半夏，通下焦湿热从大肠泄用大黄、崩大碗，利小便用薏苡仁、茯苓、泽泻、白花蛇舌草，宣通三焦之余同时不忘固肾，用女贞子、山茱萸而获效。

二、淋证（膀胱过度活动症）

【案一】下焦湿热证。

何某，女，17岁，2015年3月28日首诊。

主诉：反复尿频尿急10余年，加重2年。

患者为早产儿，出生时只有1.5kg，4岁时开始出现尿频、尿急、尿不畅，十几年不断向中西医求诊，经多家医院多次查尿常规、12h尿沉渣检查、尿沉渣定量检查、中段尿培养、彩超、膀胱镜等检查，均未见明显异常，儿科、泌尿外科、内科均会诊，考虑为膀胱过度活动症、自主神经紊乱等，中西药治疗均未见效，由亲戚介绍来东莞市求诊。症见：形体发育正常，精神紧张，尿频、尿急反复十几年，近2年加重，小腹拘急、胀痛，排尿不畅，或忍不住尿而时有遗尿，胃纳好，大便不畅，2～3天一行，眠可，舌稍红，苔白腻、根略厚，脉弦细。

辅助检查：2015年3月26日外院查尿常规正常。

中医诊断：淋证——热淋（下焦湿热证）。

西医诊断：膀胱过度活动症。

辨治：患者病属下焦湿热，膀胱气化失司，以清热利湿为治法，助以行气温肾，方药如下：

黄柏12g　　知母10g　　乌药15g　　肉桂2g（焗服）

蒲公英15g　海金沙12g　甘草5g　　白花蛇舌草30g

瞿麦12g　　柴胡15g　　茯苓20g　　沉香5g（后下）

7剂，水煎服，每天1剂，早晚分服。

2015年4月12日二诊：患者服首诊方7剂后有所好转，又自行到药店按照首诊方抓药7剂服，症状稍减，仍尿频、尿急，但小腹拘急减轻，心情好转，舌脉如前。和患者谈心并给予鼓励、解释，使患者思想负担减轻，守首诊方去柴胡，加猪苓15g，7剂。

2015年5月3日三诊：患者服二诊方7剂后症状大减，故再服10剂，后症状基本消失了，要求调理身体，遂给予济生肾气丸善后。

按：本例患者年幼禀赋不足，肾精亏耗，水不涵木，久病不愈，心里压抑，肾虚肝旺，肝失疏泄，膀胱开合失度，固摄无权，则尿频、尿急、排尿不畅；"足厥阴肝经，过阴器，抵少腹"，气失调畅，则小腹拘急、胀痛；肝气郁滞，郁热内生，心神受扰，则精神紧张、焦虑。久病体虚，肾精不足，湿热留恋，膀胱气化失司，本虚标实，治当兼顾，故以滋肾清利通淋为治则。滋肾通关丸由黄柏、知母、肉桂组成，出自李东垣《兰室秘藏》，其中知母养阴清热，黄柏清热燥湿，少佐肉桂通关化气，并防止药物过寒遏制阳气，三药相伍，可滋肾阴、清湿热，阳得阴助而化气通淋；配以瞿麦、海金沙、茯苓清热利湿通淋；白花蛇舌草、蒲公英清热解毒利湿；久病入络，血脉瘀滞，气机失畅，故小腹胀痛，药用乌药、柴胡、沉香行气活血，和络定痛；甘草酸甘化阴，缓急止痛。全方共奏滋肾清利、化气通淋之功效。湿热祛除，肾阴得以充养，膀胱气化开合如常，气血流畅，则诸症自解。本案阴虚与湿热并见，兼有气滞络阻，过于滋阴恐有敛邪之弊，过用苦寒清利之品恐更伤其阴，故用药以温润甘寒为主，理气而不伤阴。最后以济生肾气丸善后，1个多月的时间治好十几年的顽疾。

【案二】脾虚湿热证。

廖某，女，6岁，2014年8月18日首诊。

主诉： 反复尿频、尿急、尿失禁3年。

患儿3年前无明显诱因出现尿频、尿急，偶有尿失禁、尿道口疼痛、会阴瘙痒及下腹坠胀感，尿色淡黄，无腰酸腰痛，无发热，偶有口干。多次于外院行泌尿系统彩超检查未见明显异常，多次尿培养也未见明显异常，外院诊断为膀胱过度活动症，予对症治疗（具体不详），症状可暂缓解，但易反复，现为求进一步诊治，来院求诊。症见：精神尚可，尿频、尿急、会阴瘙痒及下腹有坠胀感，尿色淡黄，无腰酸腰痛，无发热，稍口干，大便稍稀，纳眠一般，舌尖红，苔黄腻，脉弦细。

辅助检查： 血糖6.1mmol/L。尿常规示尿白细胞（－），尿红细胞（－）。

中医诊断： 淋证——热淋（脾虚湿热证）。

西医诊断： 膀胱过度活动症。

辨治： 治以清热利尿，健脾祛湿为法，拟方如下：

薏苡仁15g	泽泻10g	白茅根25g	蒲公英15g
茯苓15g	白术10g	炙甘草3g	白花蛇舌草20g
乌药10g	太子参10g	柴胡10g	山药10g

7剂，每天1剂，水煎服。嘱清淡饮食，注意外阴卫生。

2014年8月27日二诊： 服首诊方7剂过后，患儿尿频、尿急减轻，无尿失禁1周，无会阴瘙痒及下腹坠胀感，无其他不适，胃纳一般，眠改善，大便黄软，舌红，苔薄黄，脉细数。首诊方治疗有效，在首诊方基础上加减如下：

> 牡丹皮5g　　甘草3g　　　白茅根25g　　太子参10g
>
> 茯苓25g　　　鸡内金10g　谷芽30g　　　白花蛇舌草20g
>
> 蒲公英10g　　山药15g　　白术10g　　　陈皮5g

7剂，每天1剂，水煎服。

2014年9月5日三诊：患儿无明显不适，守二诊方再服7剂调理脾胃，巩固疗效，随访3个月，患儿偶有尿频、尿急，但发作次数甚少，无尿失禁，无会阴瘙痒，纳眠改善。

按：患儿有反复尿频、尿急、尿失禁3年病史，应当注意有无泌尿系统畸形、糖尿病、耐药菌泌尿系统感染、垂体肿瘤等可能，经检查可暂时排除上述疾病。考虑患儿由于神经发育尚未成熟，自主神经功能紊乱引起膀胱过度活动症出现上述病症。中医辨病当属于"淋证"范畴，证当属于以湿热下注为主，其病情反复，迁延难愈，加上其胃纳一般、大便稀、脉细，兼有脾气不足。《医宗金鉴·幼科杂病心法要诀》曰："诸淋皆缘寒热湿，下移膀胱溲无时"。故治以清热利尿，健脾祛湿为主，首诊方中蒲公英、白花蛇舌草、白茅根、泽泻清热解毒，利尿祛邪；柴胡、乌药疏肝理气祛滞；加上太子参、白术、茯苓、薏苡仁、山药益气健脾，补土能制水。方中清热、祛湿、理气、健脾兼顾。二诊效不更方，守首诊方加减，减泽泻、薏苡仁、柴胡、乌药，因患儿胃纳一般，加陈皮、谷芽、鸡内金健胃消食，且鸡内金能涩精止遗通淋。

三、淋证（急性肾盂肾炎）

【案一】膀胱湿热证。

吴某，女，21岁，2015年5月20日首诊。

主诉：右侧腰痛1天。

患者于5月19日无明显诱因出现右侧腰痛，伴尿频、尿急，欲恶心呕吐，无小腹胀痛，无尿痛，无恶寒发热，无全身乏力，无腹痛腹泻，无咽痛咳嗽。症见：神清，右侧腰痛，伴尿频、尿急，恶心欲吐，纳欠佳，睡眠尚可，大便正常。舌红，苔黄，脉滑。

辅助检查：尿常规示尿蛋白弱阳性，尿潜血（+++），尿白细胞（+++）；镜检示红细胞113.0个/μL，白细胞446.93个/μL；泌尿系B超示膀胱内片状偏低回声团。

中医诊断：淋证——热淋（膀胱湿热证）。

西医诊断：急性肾盂肾炎。

辨治：中医以清热解毒、利湿通淋为法，具体方药如下：

茯苓20g	泽泻15g	薏苡仁30g	白花蛇舌草30g
车前子15g	蒲公英15g	白术15g	猪苓15g
甘草5g	海金沙10g	乌药15g	山药15g

5剂，每天1剂，水煎服。

服药5剂后，患者腰痛消失，小便正常。

按：急性肾盂肾炎是由细菌感染引起的一侧或两侧肾盂以及肾实质的局灶性炎症改变，属于上尿路感染，以尿急尿频、赤涩热痛、少腹胀痛、腰痛为主要表现。中医学将急性肾盂肾炎归为"淋证""腰痛"范畴。其病因病机多由下焦湿热毒邪蕴滞，损伤脉络，膀胱气化失调所致。《素问·灵兰秘典论》云："膀胱者，州都之官，津液藏焉，气化则能出矣。"湿热蕴滞，气化不能，湿热清则气化自然顺畅，病亦除也。《景岳全书·杂证谟·淋证》云："淋之初病，则无不由乎热剧，无容辨矣。"说明其病机多为湿热下注膀胱，或瘀热蓄于膀胱，阻滞气机不能宣通水道而引起小便频数。根据张景岳"凡热者宜清，涩者宜利"的主张，何世东教授认为本病治疗应以清热解毒、利湿通淋为原则。方中白花蛇舌草、蒲公英清热解毒，白术、山药、薏苡仁健脾化湿，茯苓、泽泻、猪苓、车前子、海金沙利尿通淋，乌药行气止痛，甘草调和诸药。

【案二】脾肾气虚，水饮内停证。

邓某，女，43岁，2015年6月3日就诊。

主诉：尿频、尿急、尿痛，伴发热2天。

患者既往有慢性肾炎病史，于6月1日开始出现尿频、尿急、尿痛，伴发热恶寒、腹痛、双下肢乏力。曾到当地社区医院就诊，予抗感染治疗，症状未见明显好转。仍有尿频、尿急、尿痛，伴发热，遂来院就诊，门诊医生继续予抗感染治疗，中药予清热利湿为法，选方八正散加减治疗。患者发热可退，但仍有尿频、尿急、尿痛等不适。症见：尿频、尿急、尿痛，下腹隐痛，双下肢乏力，胃纳可，梦多，大便次数多，每天排便5~6次，质软。舌淡，苔白，脉浮。

辅助检查：6月3日查尿常规示尿潜血（+++），尿白细胞（++），镜检示白细胞506.26个/μL，红细胞38.99个/μL。

中医诊断：淋证（脾肾气虚，水饮内停证）。

西医诊断：①急性肾盂肾炎；②慢性肾小球肾炎。

辨治：中医以温化水饮、通利三焦为法，拟方五苓散加减，具体方药如下：

茯苓30g　猪苓15g　泽泻15g　桂枝10g

白术15g　　砂仁5g　　乌药15g　　三七5g

干姜5g　　川芎15g　　苍术10g　　大腹皮15g

5剂，每天1剂，水煎服。

患者服药后尿频、尿急、尿痛症状消失，复查尿常规示尿潜血（±），尿白细胞（±），镜检示白细胞2.26个/μL，红细胞1.7个/μL。

按：急性肾盂肾炎属中医"淋证""腰痛"范畴，其病因病机多由下焦湿热毒邪蕴滞，损伤脉络，膀胱气化失调所致。首诊时，门诊医生按淋证常见证型投予清热利湿的八正散，起效甚微。此例患者既往有慢性肾炎病史，何世东教授认为患者属久病正气虚，复感外邪，主要表现为尿频、尿急、尿痛，下腹隐痛，双下肢乏力，梦多，大便次数多，质软，舌淡，苔白，脉浮，应辨证为脾肾气虚，水饮内停。选用具有温阳化气行水、健脾除湿、通利三焦功效的五苓散加减。方中茯苓、猪苓、泽泻利水渗湿、通利小便，大腹皮行气利水，桂枝、白术、干姜、砂仁温阳化气、健脾利湿，乌药、三七、川芎行气止痛、活血通络，苍术清热燥湿。方中诸药相合，共奏温阳化气、健脾利水之功。其方温补并用，淡渗利湿，与"气不化水、水饮内停"病机相符，应用于临床后，药到病除。

【案三】肝胆郁热兼风热犯表证。

钟某，女，64岁，2013年8月26日就诊。

主诉：腰痛伴尿频、尿急3天，发热1天。

患者于8月23日出现右侧腰痛，阵发性隐痛，伴尿频、尿急，尿量不多，尿色黄，无泡沫尿、血尿。8月24日出现发热，体温37.8℃，伴有恶寒发热，恶心欲吐，头晕头痛，鼻塞，时有胸闷气促，无腹痛腹泻，曾到当地医院就诊，予抗感染治疗及对症退热处理后，症状无明显缓解，遂来院就诊。症见：神志清楚，精神一般，腰痛拒按，右肾叩击痛，恶寒发热，鼻塞，头晕头痛，小便频数短涩，尿色黄赤，伴有寒热，胃纳一般，睡眠一般，大便正常。舌尖红，苔黄干，脉弦滑。

辅助检查：血常规示白细胞16.3×10^9/L，中性粒细胞百分比85.3%，C反应蛋白173.8mg/L；尿常规示尿白细胞（＋）；镜检示白细胞8.8个/μL。

中医诊断：淋证（肝胆郁热兼风热犯表证）。

西医诊断：①急性肾盂肾炎；②上呼吸道感染。

辨治：中医以疏肝利胆，清热解表为法，具体方药如下：

柴胡10g	蒲黄5g	赤芍15g	葛根15g
北沙参15g	石斛15g	芦根20g	甘草5g
蒲公英15g	菊花10g	辛夷花10g	瓜蒌皮10g

5剂，每天1剂，水煎服。

服药5剂后，患者热退，腰痛缓解，无尿频、尿急，无尿灼热感。复查血常规示白细胞7.4×10^9/L，中性粒细胞百分比69.9%。尿常规未见异常。

按：本例患者为肝胆郁热证，毒邪蕴滞，损伤脉络，膀胱气化失调所致，故见腰痛拒按，小便频数短涩，尿色黄赤。同时又感受风热外邪，故出现恶寒发热、鼻塞、头晕头痛等不适。治宜疏肝利胆，清热解表。方中柴胡、葛根疏肝利胆，蒲公英、菊花、芦根清热解表；发热致津伤阴耗，故加北沙参、石斛以养阴生津；毒邪蕴滞，损伤脉络，脉络瘀阻，故加蒲黄、赤芍以活血通络；辛夷花以解表鼻窍，瓜蒌皮行气利水，甘草调和诸药。全方共奏疏肝利胆，清热解表之功。

四、淋证（慢性尿路感染）

【案一】气阴两虚兼湿热证。

杨某，女，46岁，2014年7月13日就诊。

主诉：反复尿频、尿急、尿痛2个月。

患者因尿频、尿急、尿痛反复发作2个月，查尿常规示尿白细胞（+++），中段尿培养发现大肠杆菌，患者对丁胺卡那、氧氟沙星药物敏感，应用敏感抗菌药2周，诸症消失。半年后症状再发，尿常规有白细胞，中段尿培养2次未发现异常，妇科检查亦未见异常。间断应用头孢三代及氨基糖苷类抗生素3个月，效果欠佳而来诊。症见：面色苍白，形瘦，神疲乏力，尿频、尿急，欲出未尽，遇劳时加剧，失眠口干，不欲饮，胃纳可，舌瘦红，少苔，脉细。

中医诊断：淋证——劳淋（气阴两虚兼湿热证）。

西医诊断：慢性尿路感染。

辨治：患者证属气阴两虚，湿热未清，治则为益气养阴，清热祛湿，以六味地黄丸为主方加减，具体方药如下：

黄芪20g　熟地黄20g　山药15g　山茱萸15g

泽泻15g　女贞子15g　墨旱莲15g　白花蛇舌草20g

车前子10g　蒲公英15g　石斛15g　西洋参10g

每天1剂，水煎至500mL，分2次温服。

服药3周后患者症状消失，守首诊方去蒲公英、白花蛇舌草，再服3周，随访无复发。

按：慢性尿路感染在中医学中属"劳淋"范畴，何世东教授指出劳淋长期不愈与机体抗病力差、免疫功能下降有关，病原体、细菌的耐药性不断增强，常出现抗生素无效的情况，其特点是本虚标实、虚实夹杂，病邪常易起伏而致病情反复发作，缠绵难愈。针对本虚之辨证，治以健脾益气、补肾固摄、滋阴补阳为法。他借鉴《张氏医通·淋》："劳淋，有脾肾之劳，劳于脾者，宜补中益气汤加车前子、泽泻。劳于肾者，宜六味地黄丸加麦冬、五味子。"本案以六味地黄丸加减滋阴补肾，助阳固精，选用熟地黄、山茱萸、山药、女贞子等。患者仍见尿频、尿急，欲出未尽，治宜配伍清热利湿通淋之品，尽可能避免使用过于苦寒之品，恐其伤正，宜选用偏于入下焦，甘寒，味薄之品，如车前子、白花蛇舌草、蒲公英、泽泻等，重在疏利下焦湿热。

【案二】湿热蕴郁，下注膀胱证。

黄某，女，34岁，2011年8月24日首诊。

主诉：反复尿频、尿急2年。

患者反复尿频、尿急2年，既往有右肾结石（约0.7cm×0.5cm）病史多年，反复予消炎药治疗，症状可缓解，但容易反复，痛苦不堪，近1周再次发作来诊。症见：尿频、尿急、尿痛，排尿灼热感，小便色黄，尚通畅，无排尿不尽，无泡沫尿及肉眼血尿，无腰腹疼痛，无恶寒发热，纳眠可，大便正常，舌红瘦，苔薄白，脉细。

辅助检查：尿常规示尿红细胞（+++），尿白细胞（+），尿蛋白（±）。

中医诊断：淋证——热淋（湿热蕴郁，下注膀胱证）。

西医诊断：①尿路感染；②右肾结石。

辨治：治以清热祛湿，利尿通淋为法，方用八正散加减，方药如下：

白茅根30g　生地黄20g　白芍15g　甘草5g

茯苓15g　　蒲公英15g　牛膝12g　金钱草30g

薏苡仁30g　百合30g　　泽泻12g　车前子12g

7剂，每天1剂，水煎服。

2011年9月6日二诊：服用首诊方剂后，患者尿频、尿急、尿痛症状消失，但出现腰酸痛乏力之症，查尿常规示尿蛋白（±），尿白细胞（-），尿红细胞（-）。思患者淋证2年之久，久病伤阴，病位在肾，故出现腰酸痛乏力之症，遂于首诊方中加入熟地黄20g、枸杞子12g、山药15g以补益肝肾，金钱草改用白花蛇舌草以清热解毒。继服7剂。

2011年9月20日三诊：患者仍有腰酸痛乏力，加用女贞子15g、牡蛎25g、夜交藤20g以加强滋养肝肾之功。继服10剂，诸症减轻。

2011年11月1日四诊：患者再次诉右侧腰隐痛，容易失眠多梦，舌瘦，苔薄黄，脉细。何世东教授认为本病初发多为湿热蕴郁，下注膀胱，以膀胱气化不行为主要病机特点，属于实证。若治而不愈，反复发作，正为邪伤，始则邪热耗阴而致肝肾阴亏，至此，正气已虚，虚实夹杂。故治以补益肝肾、利尿通淋为法，方用六味地黄丸加减，方药如下：

山药15g　　茯苓15g　　泽泻10g　　生地黄20g

山茱萸12g　牡丹皮10g　竹茹15g　　白芍15g

车前子12g　薏苡仁30g　白茅根30g　白花蛇舌草15g

7剂，每天1剂，水煎服。药毕，诸症皆去。

按：尿路感染为临床常见病，是指上、下尿路的非特异性细菌感染（不包括结核、霉菌性感染）所引起的泌尿系统炎症。西医治疗主要以抗感染治疗为主，大量应用抗生素，临床副作用大，在消炎同时也能抑杀正常菌群，从而使机体的抵抗力进一步下降。如果抗生素治疗不彻底，容易导致复发，而致尿路感染慢性化。慢性尿路感染属于中医淋证中的"劳淋"范畴。《诸病源候论·淋病诸候》说："诸淋者，由肾虚膀胱热故也。"《金匮要略·五脏风寒积聚病脉证并治》曰："热在下焦者，则尿血，亦令淋秘不通。"故宜采用清热解毒，利尿通淋之法治之。病初发多为湿热蕴郁，下注膀胱，以膀胱气化不行为主要病机特点，属于实证。以八正散为方，方中蒲公英、车前子、金钱草清热利尿，湿热伤阴则予生地黄、白茅根、百合清热养阴。若治而不愈，反复发作，正为邪伤，始则邪热耗阴而致肝肾阴亏，至此，正气已虚，虚实夹杂。故后以六味地黄丸加清热通淋之品，扶正不留邪，驱邪而不伤正。

【案三】脾肾亏虚证。

罗某，女，50岁，2013年1月28日首诊。

主诉：反复尿频、尿急2年。

患者2年前无明显诱因出现尿频、尿急，伴夜尿多，每晚排尿4～5次，伴腰痛，在外院诊断为慢性尿路感染，予规范抗感染治疗，症状稍缓解，但病情反复，仍尿频、尿急，不敢外出旅游，遂行膀胱镜检查，诊断为膀胱过度活动症，对症处理效果欠佳，现为求进一步治疗，来院就诊。症见：精神可，尿频、尿急，少许尿痛，尿道口无灼热感，时坐立不安，时腰痛，夜尿每天1～2次，大便正常。舌瘦淡红，裂纹苔，苔黄中剥，脉细。既往有生殖道支原体感染病史，已绝经，阴道无特殊分泌物。

辅助检查：2013年1月在外院查尿常规未见异常。

中医诊断：淋证——劳淋（脾肾亏虚证）。

西医诊断：慢性尿路感染。

辨治：治疗以健脾利湿为主，以参苓白术散为主方加减，具体方药如下：

太子参20g　茯苓20g　　山药15g　　甘草5g

白术15g　　白茅根30g　　车前子15g　　鸡血藤30g

薏苡仁30g　　女贞子15g　　山茱萸10g　　草薢20g

白花蛇舌草20g

10剂，水煎服，每天1剂。

2013年2月25日二诊：患者仍尿频、尿急，无尿痛，伴失眠，心悸，大便正常。舌瘦红，裂纹苔，苔薄白，脉细有力。治以养阴清热利湿为主，以猪苓汤为主方加减，具体方药如下：

猪苓15g　　阿胶10g（烊化）　　茯苓20g　　生地黄20g

泽泻15g　　白花蛇舌草20g　　黄柏10g　　白芍20g

滑石20g　　白茅根30g　　海金沙10g　　甘草5g

7剂，水煎服，每天1剂。

2013年4月1日三诊：患者仍尿频、尿急，无尿痛，下腹胀，伴口干口苦，大便正常，纳眠一般，夜尿每天1次。2013年3月查宫颈脱落细胞高危型HPV-DNA检测2.89（阳性），舌瘦红，苔白腻中剥，脉细。此时治以清热利湿为主，具体方药如下：

太子参15g　　茯苓20g　　薏苡仁30g　　白术10g

山药15g　　石斛15g　　乌药15g　　沙棘果30g

车前子15g　　白芍20g　　甘草5g　　草薢15g

7剂，水煎服，每天1剂。

2013年4月4日四诊：患者仍尿频、尿急，约0.5h排尿一次，无尿痛，纳眠欠佳，大便正常，夜尿每天2～3次，舌瘦红，苔薄黄，脉弦滑细数。治法同上，具体方药如下：

茯苓25g　　山药15g　　乌药15g　　白花蛇舌草20g

薏苡仁30g　　白术15g　　沙棘30g　　太子参15g

益智仁10g　　山茱萸10g　　猪苓30g

10剂，水煎服，每天1剂。

2013年5月6日五诊：患者仍尿频、尿急，偶有尿失禁，疲乏明显，小腹有坠胀感，无尿痛，复查尿解脲支原体（－），纳眠欠佳，大便正常，夜尿每天1～3次，舌瘦红，苔黄腻，脉弦细。调整方药以补中益气汤加减，具体方药如下：

柴胡10g　升麻10g　黄芪20g　　白术15g

枳壳10g　当归10g　蒲公英15g　党参15g

乌药15g　黄柏10g　薏苡仁30g　萆薢15g

10剂，水煎服，每天1剂。

2013年6月17日六诊：患者尿频、尿急好转，疲乏改善，小腹无坠胀感，偶有尿失禁，无尿痛，纳眠可，大便正常，夜尿1次，舌瘦红，少苔，脉弦细。具体方药如下：

柴胡15g　　升麻10g　黄芪30g　　党参15g

白术15g　　当归10g　陈皮6g　　蒲公英25g

沙棘30g　　茯苓15g　车前子15g　炙甘草5g

黄柏10g

10剂，水煎服，每天1剂。

2013年7月3日七诊：患者尿频、尿急隔几天发作1次，体力恢复，无尿失禁，纳眠可，大便正常。舌瘦红，少苔，脉弦细。具体方药如下：

柴胡15g　　升麻10g　黄芪30g　党参15g

白术15g　　当归10g　陈皮5g　蒲公英25g

沙棘30g　　茯苓15g　黄柏10g　甘草5g

石斛10g

10剂，水煎服，每天1剂。

服七诊方后症状基本消失，患者担心复发，坚持再服药调理2个月后停药，随访至2015年9月，该病未复发。

按：本病慢性迁延不愈或反复发作，临床症见小便频急失禁，腰酸痛，遇劳加重。此时脾肾亏虚为本，湿热为标，故当以健运中焦、平补下焦为主，清利湿热为辅。正如《医宗粹言·淋闭》所云："殊不知邪气蕴结膀胱者，固不可补，若气虚则渗泄之气不行，必须参、芪补气；血虚则不得滋润疏通，必须归、地补血。大抵肾虚宜补肾，以四物汤加知柏，或煎下滋肾丸；若气虚于下而不通者，宜补而升之。"偏脾虚者，常用补中益气汤加减，以党参、白术、黄芪等健脾补气升提。本案患者为中老年女性，已过七七之年，绝经，首用参苓白术散及猪苓汤加减均不见效，后改用补中益气汤加减，以黄芪补中益气，柴胡、升麻升阳固表，配伍党参、炙甘草、白术补气健脾；当归养血和营，协党参、黄芪补气养血；陈皮理气和胃，使诸药补而不滞；加蒲公英清热利尿，萆薢解毒除湿，乌药温肾利水；另加入疏肝理气之品乌药、枳壳调畅气机，正如《秘传证治要决及类方·小便血》云："若用本题药不效，便宜施以调气之剂，盖津道之逆顺，皆一气之通塞为之也。"使益气以达邪，乃收效佳。

五、淋证（尿路感染）

【案】湿热下注，热伤血络证。

刘某，女，5岁，2014年7月9日首诊。

主诉：尿道口疼痛2天。

患儿2天前出现尿道口红，尿黄，尿频，尿痛，胃纳一般，大便每天1次，舌红，苔薄黄，脉细数。

辅助检查：尿常规示尿潜血（++），尿白细胞（+），镜检示白细胞13个/μL，红细胞25个/μL。

中医诊断：淋证（湿热下注，热伤血络证）。

西医诊断：尿路感染。

辨治：患儿平素饮食不节、多食辛热之品，酿成湿热，下注膀胱，再加下阴不洁，湿热秽浊毒邪侵入膀胱，蕴结下焦，合而发为淋证。证属湿热下注，热伤血络。湿热蕴结膀胱，气化不利，则出现小便频急、尿黄、灼热涩痛。热毒炽盛，入于血分，动血伤络，血溢脉外，与溲俱下，可见尿中带血。治疗上以清利湿热、凉血解毒为法，具体方药如下：

车前子10g　薏苡仁20g　瞿麦10g　白花蛇舌草20g

茯苓15g　　滑石15g　　泽泻10g　蒲公英15g

大蓟10g　　白茅根30g　甘草3g

7剂，每天1剂，水煎服。

2014年7月16日二诊：患儿症状明显减轻，效不更方，继服首诊方5剂后诸症消失，复查尿常规未见明显异常。

按：儿童易发生尿路感染，其原因在于儿童生理解剖结构特殊、尿路畸形、合并有膀胱输尿管反流等。该病多属于中医学"淋证"范畴，中医一般把淋证分为石淋、劳淋、气淋、血淋、膏淋、热淋，其中以热淋多见。《诸病源候论》曰："热淋者，三焦有热，气搏于肾，流入于胞而成淋也，其状小便赤涩。"何世东教授认为小儿因护理不当或坐于潮湿之地嬉戏，湿热邪毒熏蒸于下；或平素湿热内蕴，邪毒下注膀胱导致发病。对于淋证的辨证应有以下要点：①需先辨别六淋之类别；②须辨证候之虚实，虚实可作为八纲之首；③注重调畅气血。此例患儿起病骤急，症见尿黄、尿频、尿痛、尿道口红、舌红、苔薄黄，尿常规中见尿潜血（++），当属热淋，为湿热下注、热伤血络的表现，故当以清利湿热，凉血解毒为法。八正散为治疗热淋的重要方剂，取其清热祛湿，利尿通淋之功效，在此基础上加减用药。方中瞿麦、车前子、滑石、泽泻清热除湿、利尿通淋，辅以白花蛇舌草、蒲公英利尿通淋解毒，白茅根、大蓟通淋凉血，及茯苓、薏苡仁健脾益气、利水渗湿，甘草调和诸药，缓急止痛。此方重在清热利湿，使邪从小便出，辅以凉血解毒、健脾利湿之品，使得全方通泄中有补益，行散而不耗伤正气。

六、慢性肾衰（慢性肾脏病）

【案】脾肾气虚，湿浊内生证。

罗某，男，63岁，2011年11月25日首诊。

主诉：发现肌酐异常升高5个月。

患者无明显不适，于2011年6月体检时发现肌酐312μmol/L。当时未在意，8月复查肌酐降至215μmol/L，11月复查肌酐为289μmol/L，遂求诊。症见：无明显不适，舌红，苔黄腻，脉弦。实验室检查示肌酐289μmol/L。既往有高血压病史10余年，服药治疗，血压控制尚可，否认糖尿病、冠心病等病史，否认肝炎、结核病史，否认肾结石病史。

中医诊断：虚劳（脾肾气虚，湿浊内生证）。

西医诊断：慢性肾脏病。

辨治：患者证属脾肾气虚，湿浊内生。治以健脾祛湿、清热排浊为法，具体方药如下：

半夏15g	茯苓30g	崩大碗30g	薏苡仁30g
枳壳10g	泽泻12g	芡实30g	白芍15g

山药15g　蒲公英15g　草薢20g　山茱萸12g

7剂，每天1剂，水煎服。

2012年4月24日二诊：服用首诊方剂后，患者无明显不适，复查肾功能示肌酐281μmol/L，尿素氮554mmol/L。舌红，苔薄黄，脉弦。治以补益脾肾、清热祛湿为法，方用六味地黄丸加减，具体方药如下：

熟地黄24g　山茱萸15g　茯苓20g　山药15g

草薢20g　　黄芪24g　　白芍15g　芡实20g

泽泻12g　　崩大碗30g　丹参15g　白花蛇舌草25g

7剂，每天1剂，水煎服。

2013年1月25日三诊：患者复查肾功能示肌酐234.5μmol/L，尿素氮605mmol/L。尿常规示尿蛋白（±）。舌红，苔黄腻，脉缓弦。守二诊方加入桃仁10g活血通络。服用10剂，配合金水宝服用。

2013年7月29日四诊：患者复查肾功能示肌酐250.5μmol/L，尿酸677μmol/L、尿素17.20mmol/L，半胱氨酸蛋白酶抑制剂2.15mg/L。尿常规示尿蛋白（+）。舌暗，苔腻，脉弦。患者舌脉提示病机夹杂瘀滞，故加蒲黄活血凉血，法半夏化痰逐瘀，具体方药如下：

熟地黄25g　山茱萸15g　山药15g　芡实30g

桃仁10g　　赤芍15g　　丹参15g　白花蛇舌草30g

黄芪20g　　崩大碗30g　蒲黄10g　半夏10g

10剂，每天1剂，水煎服。以此方加减，患者无不适，肌酐水平稳定。

按：慢性肾脏病是一种严重危害人类健康和生命的常见病。近年来国内外资料表明，其发病率、患病率明显上升。何世东教授认为本病属虚实夹杂证，治疗时强调正虚邪实兼顾。初以清热祛邪为主，后期兼顾脾肾之气，病程日久致瘀，酌情加入活血通络之品。嘱患者严格控制血压，配合饮食控制和运动锻炼，可延缓慢性肾脏病进展。

七、慢性肾衰（慢性肾脏病CKD5期）

【案一】气阴两虚证。

黄某，男，55岁，2014年10月23日首诊。

主诉：头痛3年，加重3个月。

患者既往有慢性肾功能不全（CKD5期）并高血压病（3级，极高危）病史，2014年1月4日开始行血液透析治疗。患者3年前无明显诱因出现头痛，以全头痛为主，呈持续性，时有重压感、紧箍感及刺痛感，睡眠欠佳时疼痛加重。平素疼痛可忍受，间或服用芬必得止痛，但效果欠佳。近3个月来头痛较前加重，影响睡眠，仍为持续性、压迫感性疼痛，难以耐受喧闹环境。疲乏，无发热恶寒，无恶心呕吐，无胸闷气促。睡眠差，纳差，尿少，大便不畅，量少，舌红，苔少，脉弦细。

辅助检查：10月23日查肾功能及生化示肌酐1325μmol/L，尿素33.4mmol/L，尿酸542.9μmol/L，钾4.97mmol/L，钙1.77mmol/L，磷1.78mmol/L；血常规示白细胞7.0×10^9/L，血红蛋白100.2g/L，血小板160.8×10^9/L；尿常规示尿蛋白（+++），尿潜血（++），微量白蛋白>0.15g/L，红细胞56.90个/μL；免疫五项示IgA 4.26g/L，补体成分3（C3）0.60g/L；铁四项示血清铁10.0μmol/L，甲状旁腺素391.40pg/mL；双肾彩超示右肾大小72mm×33mm，左肾大小81mm×38mm，双肾缩小，皮质回声增强，皮髓质分界欠清晰；左肾中有1个21mm×21mm囊肿；肾动脉彩超示双肾段动脉血流减少，流速减慢；肾内静脉显示欠佳；心脏彩超示左房、左室增大，二尖瓣反流（轻），左室舒张功能减退。

头颅MR+MRA示双侧额顶叶白质散在缺血灶，脑MRA未见明显异常。TCD检查示颅内、颅外段、双侧椎动脉血管未见明显异常。

中医诊断：①虚劳（气阴两虚证）；②头痛——（肝阳上亢证）。

西医诊断：①慢性肾功能衰竭（CKD5期）肾性贫血维持性血液透析；②高血压病（3级，极高危）。

辨治：中医以活血通络，平肝潜阳为法治之，拟方如下：

生地黄25g　蒲黄15g　全蝎5g　水蛭5g

石决明30g　白芍20g　枳实15g　半夏15g

夏枯草30g　钩藤20g　大黄5g　羚羊角粉2瓶（冲服）

7剂，每天1剂，水煎服。

2014年10月31日二诊：患者诉服药后头痛较前减轻，四肢乏力，大便少，胃纳差，睡眠差，舌淡红，苔薄白，脉弦。何世东教授认为患者表实证减，本虚证现，守首诊方去石决明、钩藤、夏枯草、大黄清肝息风寒凉药，加用黄芪、白术补气健脾，改羚羊角为羊骨片。具体方药如下：

黄芪15g　熟地黄20g　山茱萸15g　蒲黄15g

全蝎5g　水蛭5g　白芍15g　半夏15g

枳实15g　茯苓30g　羊骨片15g　丹参15g

白术10g

7剂，每天1剂，水煎服。

2014年11月7日三诊：患者头痛缓解，仍有疲乏，偶有气喘，胃脘不适，大便每天1次，量少，舌红，少苔，脉弦滑。患者由舌淡红转为舌红，脉弦滑，考虑存在热象，去滋腻之品熟地黄，加用白花蛇舌草清热解毒。具体方药如下：

黄芪15g　　山茱萸15g　　蒲黄15g　　全蝎5g

水蛭5g　　白芍15g　　半夏15g　　枳实15g

茯苓30g　　羚羊角15g　　丹参15g　　白术10g

白花蛇舌草30g

7剂，每天1剂，水煎服。

在三诊方基础上加减，连续服中药2个月后患者无头痛，停药至今未复发。

按：本病例为慢性肾功能衰竭血液透析患者，主要表现为头痛，四肢乏力，胃纳差，睡眠不好，尿量少。中医证属本虚标实，本虚为气阴两虚，标实为肝阳上亢。患者头痛明显，呈持续性全头痛，影响睡眠。急则治其标，故以活血通络，平肝潜阳为法。方中石决明、钩藤、羚羊角平肝息风潜阳，夏枯草、大黄清肝火，白芍、生地黄敛肝阴，蒲黄、全蝎、水蛭活血通络。

【案二】脾肾气虚兼血瘀证。

莫某，男，63岁，2014年10月10日首诊。

主诉：发现肌酐异常3年，加重伴乏力10余天。

患者既往有糖尿病、高血压病、痛风、慢性肾功能衰竭病史。患者3年前在外院就诊时发现肌酐升高，当时肌酐约160μmol/L，伴有双下肢浮肿，后口服呋塞米治疗。治疗期间肌酐逐渐上升，10余天前患者再次测肌酐为660μmol/L左右。患者自发病以来神清，精神稍疲倦，乏力，时有头晕胸闷，怕冷，少许恶心感，解泡沫尿，尿量可，夜尿频，每晚3～4次，无尿急尿痛，无肉眼血尿，无胸痛心悸，无颜面及双下肢浮肿，无发热恶寒，无腹痛腹泻，纳食可，睡眠一般，大便正常，舌淡，苔薄白，脉弦。

辅助检查：2014年10月10日查肾功能示肌酐623.36μmol/L，尿素

27.60mmol/L，尿酸310.03μmol/L，钾4.17mmol/L，钙2.15mmol/L，磷1.69mmol/L；尿常规示尿蛋白（+++），尿红细胞（+），微量白蛋白>0.15g/L；红细胞20.19个/μL；尿β_2-微球蛋白1975mg/L；双肾彩超示左肾大小90mm×42mm，右肾大小86mm×41mm，双肾皮髓质分界欠清晰，结构混乱。

中医诊断：虚劳（脾肾气虚兼血瘀证）。

西医诊断：①慢性肾功能衰竭（CKD5期）；②2型糖尿病；③高血压病（2级，极高危）；④痛风。

辨治：中医以健脾补肾、活血通络为法治之，具体方药如下：

黄芪20g	白术15g	山茱萸15g	全蝎5g
水蛭5g	蒲黄10g	茯苓20g	砂仁5g（后下）
枸杞子15g	丹参15g	山药20g	杜仲15g

3剂，每天1剂，水煎服。

2014年10月13日二诊：患者诉服药后精神较前好，恶心好转，大便烂，仍怕冷，舌淡红，苔白腻，脉弦滑。考虑患者仍有怕冷情况，予巴戟天补肾阳。患者舌苔白腻，有湿之症，加用薏苡仁健脾化湿。守首诊方去山药、杜仲，加巴戟天15g、薏苡仁30g。

4剂，每天1剂，水煎服。

2014年10月17日三诊：患者诉服药后症状好转，精神明显好转，无恶心呕吐，仍怕冷，舌红，苔薄黄，脉弦滑。患者舌苔由白腻转为薄黄，为湿浊瘀久化热之象，守二诊方加蒲公英10g清热解毒。

7剂，每天1剂，水煎服。

2014年10月24日四诊：患者精神好转，有力，时恶心欲呕，无头晕，夜尿多，纳可，二便调，舌红，苔薄黄，脉大弦滑。患者症状改善，舌苔仍薄黄，仍在热象。在三诊方基础上去温燥的砂仁，改用法半夏降逆止呕。

7剂，每日1剂，水煎服。

2014年10月31日五诊： 复查肾功能示肌酐573.9μmol/L，尿素氮31.6mmol/L。患者诉服四诊方后，恶心呕吐明显好转，精神好，夜尿仍多，口渴，舌尖稍红，苔白腻，脉弦滑。在四诊方基础上去蒲公英，改用广东草药崩大碗清热祛湿，通腑泻浊，加用益智仁温肾助阳、固精缩尿之品。

7剂，每天1剂，水煎服。带药出院。

按： CKD由多种肾脏疾患转化而来，因其原发病不同，病机也有差异，多种虚实病机并存，并非早期仅仅存在脾肾亏虚、中期才会出现湿热瘀浊等病理产物、晚期瘀滞单独发生，而是正虚、湿热瘀浊毒缠绵交错，不可分割，应动态观察，因人制宜，扶正与祛邪并重，标本兼治，立足其根本病机，故治疗CKD提倡"治虚不忘祛邪、补脾肾更要化瘀通络"的基本原则。方中黄芪、山药、白术、茯苓健脾益气，山茱萸、枸杞子、杜仲补肾，丹参、蒲黄、全蝎、水蛭活血化瘀通络，砂仁行气理气。全方共奏健脾补肾、活血通络之功。何世东教授认为肾病患者久病入络，均存在气滞血瘀之证，喜用全蝎、水蛭等虫类药物治疗慢性肾病。

八、尿血（IgA肾病）

【案一】 下焦湿热兼脾肾亏损证。

陈某，男，19岁，2014年12月17日首诊。

主诉： 镜下血尿3年。

患者3年前体检发现血尿、蛋白尿，外感后加重，多方求治未能根治，症状反复。2013年1月因"镜下血尿、蛋白尿2年"到外院就诊，查24h尿蛋白定量示3g/24h；尿常规示尿蛋白（++），尿潜血（++）；肾脏穿刺结果示IgA肾病、轻微系膜增生。出院后口服依那普利治疗减轻蛋白尿，否认口服糖皮质激素、细胞毒性药物史，疗效不满意，由亲戚介绍来东莞市治疗。近1周出现精神疲倦，易乏力，头晕，无头痛，时恶心干呕，腰酸不适，小便黄，有泡沫，无肢体浮肿等不适，无尿频尿急，尿量可，大便正常，纳眠一般，多梦，口稍干，舌尖红，苔黄腻而干，脉弦滑。体格检查：血压113/75mmHg，余未见明显异常。血常规未见明显异常。

辅助检查：2014年12月10日本院查尿常规示尿蛋白（++），尿红细胞（++），尿白细胞（－）。

中医诊断：尿血（下焦湿热兼脾肾亏损证）。

西医诊断：IgA肾病。

辨治：治疗以清热利湿，凉血止血，兼健脾补肾为法。具体方药如下：

蝉蜕10g　　黄芪15g　　黄芩15g　　蒲黄10g

布渣叶15g　山茱萸10g　茯苓20g　　生地黄10g

白茅根30g　薏苡仁30g　小蓟15g　　白花蛇舌草30g

10剂，每天1剂，水煎服。口服卡托普利改善蛋白尿。嘱患者注意休息，避免劳累及剧烈运动，预防感冒。

2014年12月29日二诊：患者精神改善，乏力较前好转，已无头晕、干呕不适，仍有腰酸感，小便色较前变浅，泡沫减少，尿量可，无腹痛腹胀，大便正常，纳眠可，脉弦滑，舌红裂纹，苔白腻。体格检查示血压110/70mmHg。复查尿常规示尿蛋白（+），尿红细胞（+）。患者舌红裂纹，故去苦寒燥烈的黄芩，IgA肾病过程中多伴随肾脏毛细血管硬化及功能障碍，加全蝎、水蛭，加强活血通络作用，继续以凉血止血，健脾补肾为法，方药如下：

　　　蝉蜕10g　　黄芪15g　　全蝎5g　　蒲黄10g

　　　水蛭5g　　山茱萸15g　　茯苓20g　　生地黄10g

　　　白茅根30g　薏苡仁30g　小蓟15g　白花蛇舌草30g

10剂，每天1剂，水煎服。

2015年1月19日三诊：患者小便淡黄、泡沫少许。但近一周来晨起觉口苦，腹胀，胃纳一般，精神疲倦，大便黏，舌红，苔黄，脉沉弦。2015年1月10日当地医院门诊B超示中度脂肪肝，肾功能正常。2015年1月17日医院查尿常规示尿潜血（±），尿蛋白（－）。此患者饮食不当致湿热内蕴，气机阻滞，守二诊方去小蓟、水蛭，加入蒲公英清热利湿，厚朴、枳实行气除满，辅以健脾补肾之品，方药如下：

　　　蝉蜕10g　　黄芪15g　　枳实10g　　全蝎5g

　　　厚朴10g　　山茱萸15g　　茯苓20g　　山药15g

　　　白茅根30g　薏苡仁30g　蒲黄10g　蒲公英30g

10剂，每天1剂，水煎服。嘱患者食用清淡易消化饮食。

随后患者复诊数次，以健脾补肾为法，加入少量活血通络药物。随诊半年，患者尿潜血波动在（＋）至（＋＋），尿蛋白（－）。

按：IgA肾病是一种以IgA和C3在肾小球系膜区沉积为主要特点的肾小球疾病，由于血尿是其主要且突出的临床表现，故归属于中医学"尿血""溺血"等范畴，多属本虚标实、虚实夹杂的疾病，标实以外邪、湿热、瘀血为主，病位常涉及肺、肾、脾。尿血在急性发作期以邪实为主，常因肺胃热毒、下焦湿热灼伤血络下行而致；迁延期多由脾肾气阴两虚，肾失封藏，脾失统摄，或因虚火灼络迫血下行所致。蛋白尿急性发作期则常因湿热下注，清浊不分所致；或因瘀血内阻，精微外溢所致；迁延期因脾肾不足，固摄失职，精失封藏所致。何世东教授认为治疗本病一要分清是急性发作期还是迁延期，二要辨清实邪性质及脏腑虚损情况。风热上扰，治宜清热宣肺；湿热下注，治宜清利湿热；脾肾气虚，治宜益气健脾滋阴；肝肾阴虚，治宜滋阴降火；脾肾阳虚，治宜健脾温肾。患者首诊时证以湿热下注为标，脾肾亏损为本，故予小蓟饮子以清热利湿，凉血止血，兼佐黄芪、山茱萸、薏苡仁健脾补肾。而三诊后治疗则以补益脾肾固本为主。本病多致肾脏毛细血管硬化及功能障碍，何世东教授临证多加入全蝎、水蛭等活血通络、走窜性强的虫类药物，在改善蛋白尿、血尿上有很好疗效，临床上值得推广。

【案二】肺脾两虚，湿热下注证。

李某，女，35岁，2014年3月3日首诊。

主诉：血尿3年。

患者3年前于某医院体检发现尿潜血（+），一直未予重视，2014年1月再次体检发现尿潜血（++），于当月前往医院查尿常规，示尿红细胞690个/μL，尿蛋白2.0g/L，尿潜血10mg/L。尿红细胞位相示畸形红细胞20%。2014年2月25日于江西医院住院检查，体格检查示血压105/63mmHg，颜面无红斑，双肺未闻及干湿性啰音，腹部平软，双肾无叩击痛，双下肢无水肿。血常规、电解质、肝肾心功能、血脂、SLE五项、免疫组检、血管炎二项、肿瘤组检、免疫固定电泳等检查均未见异常，查尿常规示尿蛋白（++），尿酮体（++），尿隐血（++），尿红细胞（+）。24h尿蛋白定量为0.352g/24h。双肾彩超未见异常。于4月29日行肾穿刺活检示IgA肾病，轻度系膜增生伴球性硬化（2/39），相当于LeeⅢ级。遂予缬沙坦胶囊（80mg，每天1次）、百令胶囊（0.8g，每天3次）治疗。来诊时症见咽痛，咳嗽，以干咳为主，无鼻塞流涕，易疲乏，晨起双眼睑浮肿，时有泡沫尿，无肉眼血尿，无尿频、尿急、尿痛，尿量正常，大便正常，舌红，苔薄黄腻，脉沉细。

中医诊断： 尿血（肺脾两虚，湿热下注证）。

西医诊断： IgA肾病。

辨治： 治以宣肺清热化痰，利尿凉血为法，拟方如下：

桔梗10g	杏仁10g	甘草5g	枇杷叶15g
北沙参15g	仙鹤草15g	蒲公英20g	白花蛇舌草30g
黄芩15g	白茅根30g	大蓟15g	

7剂，每天1剂，水煎煮至400mL，分早晚2次温服。

2014年3月19日二诊： 患者咳嗽咽痛消失，时气不顺，双下肢乏力，纳眠欠佳，大便偏稀，舌淡红，苔薄黄腻，脉沉弦细。复查尿常规示尿红细胞78.6个/μL，尿蛋白0.2g/L。尿中红细胞明显减少，何世东教授考虑患者目前气不顺为脾肺气虚，痰凝阻滞气机，遂予加强清热健脾化痰之品，拟方如下：

杏仁10g	半夏15g	茯苓30g	薏苡仁30g
白术15g	陈皮5g	大蓟15g	白芍20g
甘草5g	蝉蜕5g	布渣叶15g	白花蛇舌草30g

10剂，每天1剂，水煎服。

2014年5月12日三诊： 患者时有头晕、心悸等不适，易感冒，晨起仍眼睑浮肿，梦多易醒，纳可，时有泡沫尿，大便正常，舌尖红，苔薄黄腻，脉沉细弦。查尿常规示尿红细胞49个/μL，尿潜血（++），尿蛋白（++）。此时患者脾肺气虚，统摄无权，气机失畅，予茯苓、五指毛桃、刺五加、薏苡仁健脾益气祛湿，拟方如下：

杏仁15g	蝉蜕10g	茯苓25g	五指毛桃30g
刺五加15g	薏苡仁30g	夜交藤20g	白花蛇舌草30g

　　防风15g　　仙鹤草15g　白茅根30g

10剂，每天1剂，水煎服。

2014年6月4日四诊：患者出现腰膝酸软，面部潮热等不适，双下肢乏力，眠差，小便黄，大便偏干，舌红瘦，苔黄，脉沉细数。何世东教授认为病情后期出现阴虚内热之象，病久致瘀，治疗应以滋阴清热，凉血活血为主，拟方如下：

　　生地黄30g　牡丹皮10g　益母草30g　蒲黄10g

　　白茅根30g　山茱萸10g　蝉蜕10g　　白花蛇舌草30g

　　薏苡仁30g　石韦20g　　夜交藤20g

继服3月，患者诸症减轻。随访至今，查尿常规未见明显异常。

　　按：IgA肾病属中医"腰痛""尿血""溺血"范畴，临床以血尿为其主症，或伴有腰痛。《太平圣惠方·治尿血诸方》曰："夫尿血者，是膀胱有客热，血渗于脬故也。血得热而妄行，故因热流散，渗于脬内而尿血也。"本例患者平素肺脾两虚，加之起居不慎，感受外邪。以脾肾肺虚弱为本，外邪、瘀血、湿热为标，何世东教授认为病机处于动态变化中，要重视知常达变。本虚以脾肺亏虚为主，脾不统血，阴虚生内热，血不循常道而外泄；标实指瘀热蓄瘀于膀胱，迫血妄行。因热、因虚亦均可致瘀，病情反复缠绵。治疗上初以清热宣肺、凉血利尿为法，后以滋阴清热、凉血活血为主。选方应兼顾清热及滋阴，凉血及活血，以达到清利而无止涩，止血不留瘀，利水消肿不伤阴之效。

　　【案三】脾阳亏虚，瘀血内停证。

何某，女，26岁，2012年1月30日首诊。

主诉：血尿1个月。

患者1个月前无诱因出现高热，伴腹泻，见肉眼血尿，遂到某医院就诊，诊断为IgA肾病（轻度系膜增生性IgA肾病），予百令胶囊护肾，丹参酮改善循环，替米沙坦片降尿蛋白治疗，症状改善后出院。今仍有血尿，且症状加重，遂来本院门诊寻求治疗。诉头晕1周，有血尿，无泡沫尿，易疲乏，胃纳差，大便稀，无胸闷心悸、恶心呕吐等不适，失眠，舌质淡，苔薄，脉弦细无力。心肺腹体格检查未见明显异常。

辅助检查：尿常规示尿潜血（+++），尿蛋白（++）。

中医诊断：尿血（脾阳亏虚，瘀血内停证）。

西医诊断：轻度系膜增生性IgA肾病。

辨治：结合患者症状、体征及检查结果，患者证为脾气亏虚，摄血无力。气为血之帅，气虚不能运行血液则为瘀，瘀阻血脉又可致出血；气虚不能运化，不散水谷精微，下注大肠则便溏；气虚不能上养清则神疲乏力、头晕。舌淡，脉无力皆为气虚之象。故证属脾气亏虚，瘀血内停。治疗以益气健脾，活血化瘀止血为法，拟方如下：

> 白术15g　茯苓20g　仙鹤草15g　阿胶10g（烊化）
>
> 山药15g　茜草10g　生地炭15g　太子参15g
>
> 蒲黄12g　黄芪25g　炙甘草5g

10剂，每天1剂，水煎煮至400mL，分早晚2次温服。

2012年2月25日二诊：服10剂，患者诉仍有肉眼血尿，易头晕，无眼前发黑及天旋地转感，怕风，偶有腹痛，通则即泻，纳眠差，大便溏，每天排便3～4次，舌胖嫩，苔白厚腻，脉沉细。尿常规示尿潜血（+++）。证属脾气亏虚，瘀血内停。治疗以益气健脾，活血化瘀止血为法，兼以益卫固表，拟方如下：

> 太子参15g　白术15g　黄芪25g　　山药15g
>
> 茜根炭10g　茯苓20g　薏苡仁30g　蒲黄10g

　　仙鹤草15g　苍术15g　防风10g　　三七5g

10剂，每天1剂，水煎煮至400mL，分早晚2次温服。

2012年3月6日三诊：患者诉无肉眼血尿，神疲乏力，腹痛，遇寒加重，以脐周痛为主，腹痛时即泻，里急后重，无肠鸣，无下肢浮肿，晨起时偶有胸骨柄后疼痛，以刺痛为主，纳眠差，大便溏，每天排便3～5次，舌质淡，苔白腻，脉沉细。尿常规示尿潜血（+++）。现患者中阳不足，气血不能温养则腹痛，遇寒则剧，阳虚不能温化水谷则便溏，胸骨刺痛为血瘀内停之象，证属脾阳不足，瘀血内停，治以温补中阳，活血化瘀止血为法，以理中丸为基础方加减，处方如下：

　　党参30g　白术15g　茯苓20g　　干姜10g

　　苍术15g　炙甘草5g　五指毛桃30g　三七5g

　　血余炭10g

10剂，每天1剂，分早晚2次温服。

2012年3月17日四诊：继服10剂，患者诉无明显血尿，时腹痛，仍里急后重，大便成形，每天排便1～2次，疲乏症状较前改善，胸骨柄刺痛减轻，纳眠可，舌暗淡，苔白，脉缓。尿常规示尿潜血（++），证属脾阳不足，瘀血内停，治以温补中阳，活血化瘀止血为法，里急后重则兼以调气行血，处方如下：

　　党参15g　白术15g　　茯苓20g　　干姜15g

　　白芍15g　木香10g　　白茅根30g　炙甘草5g

　　黄连5g　五指毛桃30g　茜根炭10g　地榆炭10g

10剂，每天1剂，水煎煮至400mL，分早晚2次温服。

2012年3月26日五诊：继服10剂，患者诉仍里急后重，现大便1天1次，口干，偶有腹痛不适，曾因劳累后出现头晕、眼花、耳鸣症状，休息后可缓解，纳眠可，舌淡，苔黄腻，脉沉细。尿常规示尿潜血

（+++）。患者有湿邪化热之象，治以温阳化瘀止血之法，佐以清利湿热和调气行血之品，处方如下：

<blockquote>
太子参15g　白术15g　枳壳10g　山药15g

茜根炭10g　茯苓20g　薏苡仁30g　白芍15g

火炭母30g　蒲黄10g　茵陈15g　木香10g

干姜5g
</blockquote>

7剂，每天1剂，水煎煮至400mL，分早晚2次温服。

2012年4月6日六诊：继服7剂，患者诉无腹痛，无里急后重，大便正常，1天1次，余无不适。舌暗红，脉涩。尿常规示尿潜血（++）。现患者以脾气亏虚为本，瘀血内停为标，治以活血化瘀止血，健脾利尿为法。处方如下：

<blockquote>
白茅根30g　茯苓20g　血余炭5g　泽泻15g

薏苡仁30g　白薇10g　车前子15g　甘草5g

三七5g　白花蛇舌草30g
</blockquote>

7剂，每天1剂，水煎煮至400mL，分早晚2次温服。

2012年4月20日七诊：继服7剂，患者诉复查时仍有镜下血尿，口干口苦，无头晕头痛，纳眠可，二便调，舌暗，苔薄黄，脉涩。现患者有瘀血化热之象，须化瘀凉血止血。处方如下：

<blockquote>
大蓟15克　白茅根30克　茯苓20克　车前子15克

蒲黄10克　甘草5克　血余炭5克　仙鹤草15克

三七5克　白花蛇舌草30克
</blockquote>

7剂，每天1剂，水煎煮至400mL，分早晚2次温服。

患者1年后复查尿常规，镜下血尿逐步好转，依七诊方随证加减治疗一年余，再无血尿症状复发，复查尿常规示尿潜血已转阴，大小便正常，又观察治疗3个月，未见反复。

按：慢性肾小球肾炎起病隐匿，临床以反复或间断镜下血尿为多见，可伴有高血压、水肿、蛋白尿等症状，病程常大于1年。由于慢性肾小球肾炎病程长，缠绵不愈，故多属本虚标实之证。本虚以脾肾两虚、气阴两虚为主；标实则为湿热、血瘀等。《景岳全书·血证》云："血本阴精，不宜动也，而动则为病。血为营气，不宜损也，而损则为病。盖动者，多由于火，火盛则逼血妄行；损者，多由于气，气伤则血无以存。"本病例患者首诊时见血尿，疲乏，胃纳差，大便稀，舌质淡，苔薄，脉弦细无力，为脾气亏虚，瘀血内停之征，治以益气健脾，活血化瘀止血为法，方中太子参、黄芪归脾经，补益脾气；山药归脾肾经，补脾益肾；白术健脾益气，燥湿利水；茯苓健脾渗湿；阿胶养血止血；蒲黄消瘀止血；茜草、生地炭、仙鹤草止血。土生金即脾生肺，脾运化水谷之精气可以益肺，脾气亏虚，不能运化水谷之精气，故肺气不足，卫表不固，故见怕风。二诊治以益气健脾，活血化瘀止血为法，兼以益卫固表，在首诊方的基础上，加用防风配合黄芪、白术以益气固表，薏苡仁、苍术健脾燥湿，三七活血止血。因患者脾气亏虚日久，气损及阳，而致脾阳不足，阳虚阴盛，寒从中生，寒凝气滞，故见腹痛，遇寒加重；《景岳全书·杂证谟》云："凡里急后重者，病在广肠最下之处，而其病本，则不在广肠，而在脾肾。凡热痢、寒痢、虚痢皆有之，不得尽以为热也。盖中焦有热，则热邪下迫中焦；有寒，则寒邪下迫脾肾；气虚则气陷下迫。欲治此者，但当察其所因，以治脾肾之本。"中阳不振，水湿内停，脾气虚则下陷，故见里急后重，大便溏。三诊时治以温补中阳，活血化瘀止血为法，以理中丸为基础方，加用五指毛桃健脾行气利湿，苍术健脾燥湿，茯苓健脾渗湿，三七活血化瘀，血余炭消瘀止血。在二诊方的基础上加减治疗40余剂后，患者腹痛、里急后重感减轻。气为血之帅，血为气之母，血能载气、养气，而气能生血、行血和摄血，气虚则血行不畅，血行不畅而致瘀血内停。六诊时，患者尿常规示尿潜血（++），舌暗红，脉涩，患者病情反复，本病之本仍为脾气亏虚，标为瘀血内停，瘀积日久，郁而发热，故治以活血化瘀止血、健脾利尿为法，兼清热，方中血余炭消瘀止血，利小便；三七活血止血；白茅根归小肠经，既能止血，又能利尿；茯苓健脾渗湿；薏苡仁健脾利湿，清热；白薇、白花蛇舌草清热；车前子清热利水；泽泻利水渗湿泄热。七诊时，患者口干口苦，仍有镜下血尿，舌暗，苔薄黄，脉涩，此为瘀血化热之象，治以化瘀凉血止血为法，因此在六诊方的基础上去泽泻、薏苡仁、白薇，加用大蓟凉血止血，蒲黄化瘀止血，仙鹤草止血。何世东教授紧抓住本病的病机变化，气损及阳，气虚而致血行不畅，血行不畅而瘀血内停，瘀积日久，郁而发热，随着病机的变化，辨证论治。在整个治疗过程中，紧抓脾气亏虚、中阳不足、瘀血内停的病机，以四君子汤、理中丸等经方为基础，辨证论治，病得向愈。

九、尿血（慢性肾小球肾炎）

【案一】血热瘀结证。

缪某，男，39岁，电脑工程师。2012年12月20日首诊。

主诉：反复血尿2年，加重1月。

患者在2年前感冒发热后出现肉眼血尿，经肾穿刺活检诊为慢性肾小球肾炎（具体病理类型未提供），曾服用泼尼松片、雷公藤多苷片等，疗效欠佳，平时尿常规检查示尿潜血（+++），尿红细胞10～30个/HP，尿蛋白（-），每因劳累或感冒后，血尿加重。自述1个月前患感冒，咽部疼痛，随后出现小便短赤带血。尿常规示红细胞满视野，分别于2012年12月8日、2012年12月9日、2012年12月10日查尿红细胞畸形率均＞80%，B超提示双肾实质回声稍增强，皮髓质分界欠清晰。症见腰酸痛，咽干涩疼痛，口渴欲饮，纳可，大便偏干，晨起小便如洗肉水样颜色，无泡沫尿，左下腹时按压不适，舌暗红，边有齿痕，苔薄黄微腻，脉细数。

中医诊断：尿血（血热瘀结证）。

西医诊断：慢性肾小球肾炎。

辨治：宜清热凉血，活血利尿，具体方药如下：

仙鹤草10g　生地黄20g　小蓟15g　　大蓟15g
茜草15g　　血余炭6g　　蒲黄15g　　三七5g
丹参15g　　猪苓15g　　白茅根30g　白花蛇舌草30g

7剂，水煎服，每天1剂。

2012年12月27日二诊：7剂后，患者咽喉少许干涩疼痛，小便颜色变浅，余症状改善，尿常规查红细胞10～15个/HP，守首诊方去猪苓，加五灵脂15g。

2013年1月6日三诊：另服7剂后，尿常规示尿红细胞3～5个/HP。偶有左下腹按压痛，余症明显减轻，守二诊方减五灵脂、大蓟、丹参，加山药20g、陈皮15g。

2013年1月18日四诊：续服7剂后，尿检阴性，守三诊方去陈皮，加女贞子、墨旱莲各15g，继服8月，随访至今未复发。

按：何世东教授认为，热邪贯穿肾性血尿的整个病程。早在《太平圣惠方·治尿血诸方》曰："夫尿血者，是膀胱有客热，血渗于脬故也。血得热而妄行，故因热流散，渗于脬内而尿血也。"瘀血既是肾性血尿发病过程中的病理产物，也是致病因素。其产生原因主要有两方面：因热致瘀，即热盛耗血，血液黏稠，血行不畅而瘀；因虚致瘀，血尿日久，耗血伤气，气虚推动无力而瘀。正如叶天士所云："久病入络。"瘀血阻滞脉道，血不循经，加重出血。鉴于临床实践，何世东教授治疗肾性血尿多以清热活血凉血为原则，创清热凉血活血方，生地黄20g，蒲黄15g，白茅根30g，小蓟、仙鹤草各15g，血余炭6g。重用小蓟、蒲黄、白茅根，既有清热凉血祛瘀止血之功，又有利水消肿之效，清利而无止涩，清热不伤胃，止血不留瘀，利水消肿不伤阴，符合肾性血尿治疗特点；生地黄滋肾阴凉血以固摄；仙鹤草、蒲黄祛瘀通络，止血不留瘀；血余炭止血化瘀，通利小便，现代药理研究表明血余炭含有角蛋白，动物实验证实其能缩短出血和凝血时间以及血浆再钙化时间，并有利尿作用。在此方基础上以辨证治疗为大法，四诊合参，明确病机，随证加减，遣方用药。

【案二】风热袭肺，内伤肾络证。

夏某，女，9岁，2013年5月22日首诊。

主诉：反复镜下血尿半年，再发1周。

患儿于1年前于某市妇女儿童医院确诊为急性肾小球肾炎，其间查抗ASO（抗链球菌溶血素"O"试验）400IU/L、C3 0.38g/L、24h尿蛋白定量2.0g/24h、尿红细胞（++）、尿蛋白（+），血肌酐、尿素氮、白蛋白、胆固醇正常，予抗感染及对症治疗后好转出院，出院后肌内注射长效西林半年，半年前复查抗ASO正常。近半年来患者镜下血尿、蛋白尿每于外感后复发，尿常规示尿红细胞波动（++）～（+++）、尿蛋白波动（±）～（++）。1周前不慎外感后出现鼻塞流涕，咽痛咽干，解浓茶样小便，伴泡沫尿，无肢体、眼睑浮肿，复查血常规示白细胞$9×10^9$/L，尿常规示尿蛋白（++），尿红细胞（+++），尿白细胞（+）。尿红细胞位相为肾小球性血尿，畸形红细胞率95%，双肾及血管彩超未见明显异常，予抗感染治疗及对症处理后症状未见缓解，遂来院求诊。症见：精神尚可，鼻塞流涕，咽痛咽干，少许咳嗽，痰少，解浓茶样小便，伴泡沫尿，无肢体、眼睑浮肿，胃纳一般，大便尚调。舌淡红，苔薄黄，脉弦数。体检检查：血压110/70mmHg，颜面部、肢体无浮肿。咽充血（++），双侧扁桃体Ⅰ度肿大，余未见异常。

中医诊断：尿血（风热袭肺，内伤肾络证）。

西医诊断：慢性肾小球肾炎。

辨治：以凉血化瘀，疏风解表为法，具体方药如下：

淡豆豉15g	桔梗10g	蒲公英15g	甘草5g
茯苓20g	白茅根30g	大蓟15g	白花蛇舌草30g
白芷10g	延胡索10g	薏苡仁30g	赤芍10g

7剂，每天1剂，水煎服。嘱患者低盐饮食、避免剧烈活动。

2013年5月29日二诊：服首诊方7剂过后，患儿鼻塞流涕症状缓解，浓茶样尿、泡沫尿如前，伴尿道灼热感，其余症状大致同前，舌红，苔薄黄，脉弦数。血压105/68mmHg。复查尿常规示：尿蛋白（+），尿红细胞（+++），尿白细胞（++）。外感风热已解，下焦余热未清，继续清热利湿，凉血止血，辅以健脾益气为法。考虑患儿合并泌尿系统感染，行尿培养检查以明确是否需要配合抗感染治疗，方药如下：

淡豆豉10g	葛根15g	蒲公英15g	甘草5g
茯苓20g	白茅根30g	大蓟15g	白花蛇舌草30g
仙鹤草15g	五指毛桃30g	薏苡仁30g	赤芍15g

5剂，每天1剂，水煎服。

2013年6月3日三诊：患儿尿色变浅，泡沫尿、尿道灼热感减轻，纳眠可，二便调，其余症状大致同前。舌嫩红，苔薄黄，脉弦细。

血压107/72mmHg。尿常规检查显示尿蛋白（-），尿潜血（+++），尿白细胞（+）。中药守二诊方去蒲公英，加入生地黄凉血清热，方药如下：

大蓟15g　　生地黄15g　甘草5g　　　白花蛇舌草20g

蒲黄10g　　薏苡仁15g　赤芍15g　　　茯苓20g

白茅根30g　泽泻10g　　五指毛桃20g　仙鹤草10g

15剂，每天1剂，水煎服。

服三诊方15剂过后，患儿2013年6月17日复查尿常规示尿蛋白（-），尿潜血（++），尿白细胞（-）。尿培养未见明显异常。其后患儿因再次外感致病情反复，规律复诊，以三诊方加减治疗3个月余。

2013年10月7日四诊：小便尿色稍黄，无肉眼血尿，无尿频、尿急，无泡沫尿，无腰痛，无头晕，肢体无水肿，胃纳一般，眠可，舌淡红，苔薄白，脉细。尿常规检查示尿红细胞（+），尿蛋白（±），尿白细胞（-）。现患儿证属脾肾不足，以健脾益气，兼清热利湿为法，方药如下：

太子参15g　白术15g　　陈皮5g　　白花蛇舌草15g

茯苓15g　　白茅根30g　山药20g　　五指毛桃30g

薏苡仁20g　车前子10g　灵芝10g　　甘草5g

10剂，2天1剂，水煎服。

此后半年患儿一直规律复诊，均以四诊方加减化裁，并于方中酌加牡丹皮、丹参等活血祛瘀药。定期复查尿常规，尿潜血波动在（-）至（±）。

按：何世东教授认为该病常因外感而复发，多为"外风伤肾"所致，提出宣疏风邪、宣肺清热治则以治肾病，改善患者外感诱发引起尿蛋白、尿血在临床上取得良效，与任继学老先生将"肾炎"称为"急性肾风""慢性肾风"有异曲同工之妙。急性期以驱邪为主，宜宣肺利水、清热凉血、解毒利湿；恢复期以扶正祛邪为要，并根据正虚与余邪的孰多孰少，确定补虚与驱邪的轻重。本案患儿首诊时属风热袭肺，内伤肾络证，当以疏风清热为先，方中淡豆豉、延胡索、白芷疏散风邪；桔梗开宣肺气；白花蛇舌草清热祛湿；白茅根、大蓟、赤芍清热解毒凉血；茯苓、薏苡仁健脾益气，利水渗湿；甘草调和诸药。风邪除后，病机属下焦湿热兼脾肾不足，当予凉血止血，清热利湿去邪，辅以健脾扶正为法，待患者邪气已去十之八九，固以健脾利湿通络为法，扶正求本而最终取得良效。

十、尿血（慢性肾病综合征）

【案一】风邪入里，袭扰肾络证。

丁某，女，29岁，本院化验室职工，2010年5月6日首诊。

主诉：发现血尿2周。

患者2周前因感冒开始出现肉眼血尿，无排尿困难，无尿频尿急尿痛，无泡沫尿，查抗链球菌溶血素"O"阴性，行自身免疫抗体、肝功能、肾功能、红细胞沉积率、免疫五项、血常规等检查，均未见明显异常，多次查尿红细胞位相提示畸形红细胞比例大于80%，尿潜血（+++）至（+++++），泌尿系彩超未见明显异常，曾于专科就诊，考虑为急性肾病综合征，予黄葵胶囊及对症处理，症状缓解不明显，遂拜访何世东教授。症见：仍有肉眼血尿，鼻塞，无流涕，无咽痛，无咳嗽咳痰，无发热恶寒，无胸闷气促，双下肢无水肿，胃纳可，眠一般，夜尿每天2～3次，大便调。体格检查：血压95/60mmHg，颜面未见浮肿，心肺及腹部检查未见异常，双肾区无叩击痛，双下肢未见浮肿。舌瘦红，苔薄黄，脉细数。

辅助检查： 尿常规示尿潜血（+++），镜检红细胞（+++）。

中医诊断： 尿血（风邪入里，袭扰肾络证）。

西医诊断： 慢性肾病综合征。

辨治： 治疗以疏风解表，清热利湿，凉血止血为主，以小蓟饮子为主方加减，具体方药如下：

　　淡豆豉10g　白茅根30g　小蓟15g　　栀子炭10g

　　茯苓20g　　甘草5g　　仙鹤草15g　牡丹皮10g

　　生地黄20g　薏苡仁30g　蒲黄10g　　白花蛇舌草30g

3剂，每天1剂，水煎服。

服用首诊方3剂过后，患者尿色变浅，鼻塞缓解，2010年5月10日复查尿常规示尿潜血（+++），镜检红细胞（++）。方药调整如下：

　　淡豆豉10g　大蓟15g　　栀子炭10g　泽泻12g

　　茯苓20g　　甘草5g　　仙鹤草15g　猪苓15g

　　生地黄20g　薏苡仁30g　蒲黄10g　　白花蛇舌草30g

7剂，每天1剂，水煎服。

患者症状改善，每天复查尿常规及每周复查尿红细胞位相，均提示好转，隔日服二诊方月余至2010年6月23日三诊，症见：已无肉眼血尿，口腔溃疡，无口干咽痛。胃纳一般，眠安，大便硬。舌红，苔黄，脉数。复查尿红细胞位相示正形红细胞2 400/mL，畸形红细胞19 000/mL，尿常规示尿潜血（+），镜检红细胞（+）。拟方如下：

　　生地黄25g　甘草5g　　牡丹皮10g　白茅根30g

　　大蓟15g　　赤芍15g　　墨旱莲20g　蒲黄10g（包煎）

　　茯苓20g　　夏枯草20g　栀子炭10g　白花蛇舌草30g

7剂，每天1剂，水煎服。

患者服三诊方7剂药后，口腔溃疡痊愈，2010年7月6日复查尿常规示红细胞（＋），颗粒管型（－）。继续予三诊方加减7剂治疗后，无再发血尿，患者坚持每周复查尿常规未见异常，于2012年5月生子，怀孕期间未见血尿、蛋白尿等症状。

按：慢性肾病综合征属中医"血证"之"尿血"，本病患者因风邪外袭，首先犯肺，肺失宣肃，表邪化热，传经入里，灼伤脉络而出现血尿。如《素问·气厥论篇》曰"胞移热于膀胱，则癃闭、溺血"，吴昆《医方考·血证门》曰"阳邪者，热病伤寒之毒也。下焦者，阴血所居，阳邪入之，故令尿血"，故治以清热利湿，凉血止血，以小蓟饮子加减为主。首诊方中小蓟味甘凉，入心、肝二经，具有凉血止血之功，尤长于治疗尿血，并有良好的利尿作用，能清利膀胱湿热，一药二擅两功，故为君药。生地黄能生血补血、凉心火、退血热，血溢离经则生瘀血，故辅以蒲黄、赤芍、牡丹皮消散瘀血，共为臣药，助小蓟凉血止血化瘀。佐以淡豆豉疏散风热，清心除烦；栀子炭清三焦郁火而凉血止血，白花蛇舌草清热祛湿；白茅根、大蓟利尿通淋；茯苓、薏苡仁健脾益气，利水渗湿；仙鹤草收敛止血；甘草调和诸药。以上各药合理配伍，共奏疏风清热、凉血止血、利尿通淋之功。此外，何世东教授常配蝉蜕，其气味俱薄，轻清上浮，有疏散风热、利咽化痰、散结解毒之效，对控制上呼吸道感染，改善症状，减轻或消除血尿亦有较好的疗效。

【案二】下焦湿热证。

郭某，女，45岁，2013年2月20日首诊。

主诉：反复血尿半年余。

患者于半年余前开始反复出现血尿，无排尿困难，无尿频尿急尿痛，无下腹不适，无寒战发热，无腰痛，无咳嗽咳痰，无胸闷气促等不适，曾多次于外院就诊，多次查尿红细胞位相提示：畸形红细胞比例大于80%，尿潜血阳性，有时出现尿蛋白阳性，经黄葵胶囊、肾炎康复片及对症治疗（具体不详）后症状未见明显缓解，遂求中医治疗。诉早晨解血红色样小便，无尿频尿急尿痛感，双眼睑浮肿，咽痛，口黏膜出现口腔溃疡，心情烦躁，腰酸，乏力，无头晕头痛，胸闷心悸，恶心呕吐等不适，纳差，失眠，大便干结，舌质红，苔少，脉细数。体格检查：心肺腹查体未见明显异常，腰部无压痛及叩击痛。

中医诊断： 尿血（下焦湿热证）。

西医诊断： 慢性肾炎综合征。

辨治： 该患者素体湿热，灼伤脉络则小便带血；热入血分，血行不畅为瘀，瘀阻脉络，不通则痛，故腰痛；热扰心神则烦躁，失眠；湿热炽盛则津伤耗液，肠失濡润则大便干结；眼睑浮肿为瘀水互结之象；证属下焦湿热，治法仍以清热利湿、凉血止血为本，具体方药如下：

蒲公英20g　生地黄20g　白茅根30g　白花蛇舌草30g

甘草5g　　赤芍15g　　蒲黄10g　　柴胡10g

丹参15g　　薏苡仁30g　茜草10g　　茯苓30g

7剂，每天1剂，水煎煮至400mL，分早晚2次温服。

2013年2月25日二诊： 继服7剂，患者诉已无肉眼血尿，双眼偶有浮肿，仍有咽痛及腰痛，纳眠差，大便可。舌质红，苔少，脉细数。查尿常规示尿潜血（+）。尿红细胞位相：畸形红细胞12 500/mL，正形红细胞4 000/mL。调整方药如下：

蒲公英20g　生地黄20g　白茅根30g　白花蛇舌草30g

甘草5g　　赤芍15g　　蒲黄10g　　丹参15g

薏苡仁30g　茯苓30g　　麦冬10g　　火炭母30g

7剂，每天1剂，水煎煮至400mL，分早晚2次温服。

7剂过后，患者诉腰背部疼痛好转。

2013年3月6日三诊：继服7剂，患者诉现正值经期，月经周期规律，色暗，左腰部、颈部及少腹不适，偶有晨起双眼睑浮肿，咽痛，平素心烦，睡眠易醒，纳可，二便调，舌质暗，苔微黄，脉细涩。2013年3月1日复查尿常规未见异常，尿红细胞位相示正形红细胞1 500/mL，畸形红细胞500/mL。尿常规示尿潜血（+++）。经期本应气血通畅方能排血于外，现患者素体有瘀，瘀阻经脉则使气血不畅，故使腰部、颈部及少腹不适，加茜草以化瘀止血，佐淡豆豉宣肺清热之药，具体方药如下：

　　　生地黄20g　白茅根30g　甘草5g　　白芍15g

　　　蒲黄10g　　柴胡10g　　茜草10g　淡豆豉15g

　　　茯苓20g　　葛根20g　　白花蛇舌草30g

7剂，每天1剂，分早晚2次温服。

2013年4月3日四诊：继服7剂，月经第5天，少许咽痛，腰酸，小便黄，余无不适，舌暗红，苔黄，脉细涩。体格检查：咽充血（+），双侧扁桃体未见肿大。查尿常规示尿潜血（++），加龟板滋阴潜阳，泽泻利水泻火，具体方药如下：

　　　生地黄25g　白芍20g　　蒲黄10g　　茯苓20g

　　　泽泻15g　　甘草5g　　　白茅根30g　白花蛇舌草20g

　　　丹参15g　　墨旱莲15g　大蓟15g　　龟板15g

7剂，每天1剂，水煎煮至400mL，分早晚2次温服。

2013年4月10日五诊：继服7剂，患者诉仍有咽痛，腰痛症状较前改善，舌暗红，苔薄黄。体格检查：咽充血（+），双侧扁桃体未见肿大。2013年4月9日复查尿红细胞位相：正形红细胞6 000/mL，畸形红细胞4 500/mL，尿常规示尿潜血（+++）。加夏枯草清热散结、桔梗利咽，具体方药如下：

生地黄20g　　蒲黄10g　　　白芍15g　　大蓟15g

丹参15g　　　龟板15g　　　血余炭5g　甘草5g

墨旱莲15g　　夏枯草20g　　山药15g　　桔梗10g

7剂，每天1剂，水煎煮至400mL，分早晚2次温服。

续服7剂后，患者咽喉疼痛稍减轻，2013年4月17日复查尿常规未见异常。在五诊方基础上加减服药，2个月后停药。

2013年12月11日因"停药半年后再发血尿"来诊。症见：排淡茶色尿，无泡沫尿，无尿频尿急尿痛，无颜面及双下肢浮肿，舌暗红，苔薄黄，脉弦细。自诉2013年12月7日查尿红细胞位相示畸形红细胞明显上升（报告未提供）。具体方药如下：

蒲黄10g　　　大蓟15g　　　生地炭15g　甘草5g

茜草15g　　　茯苓20g　　　车前子15g　血余炭5g

白茅根30g　　薏苡仁30g　　泽泻15g　　白芍15g

7剂，每天1剂，水煎服。

嘱患者用白茅根500g，鲜玉米须150～200g，水煎代茶，每天服3～5次。

六诊方加减服用半月后，患者诉已无肉眼血尿。2013年12月26日复查尿常规未见异常。随访2年未复发。

按：本病属中医"血证"之"尿血"。《丹溪手镜·溺血》曰"溺血，热也"，《灵枢·热病篇》曰："热病七日八日，脉微小，病者溲血"，均强调热邪在发病过程中的重要作用，何世东教授认为血尿患者在病理演变过程中常存在热邪，临床多见咽喉肿痛、心烦、口腔溃疡、舌红苔黄、脉数等不适。邪在上焦可从咽、从肺论治，常选用白花蛇舌草、夏枯草、桔梗、白茅根、芦根等，金水相生，上下既济，每每可获良效。首诊方中以白花蛇舌草为君药以清热利湿；蒲公英清热解毒；生地黄、白茅根、赤芍凉血止血；蒲黄、丹参、茜草化瘀止血；薏苡仁、茯苓健脾益气，利水渗湿；甘草调和诸药。何世东教授喜用白花蛇舌草，诉其在岭南地带遍地可见可摘，资源丰富，其别名龙吐珠、珠仔草，茎干纤细，叶对生，夏秋之间生长茂盛，不到半个月就开花结籽，腋生单枚白色小花，形状如蛇吐信，故名白花蛇舌草，味苦、淡甘，性寒，入肝、肾、小肠三经。《广西中草药》载："清热解毒，活血利尿，治扁桃体炎，咽喉炎，阑尾炎，肝炎，痢疾，尿路感染，小儿疳积。"现代药理学研究证明，白花蛇舌草能增强机体的免疫力，抑制肿瘤细胞的生长，对绿脓杆菌、金黄色葡萄球菌、肺炎球菌、痢疾杆菌等致病菌有抑制作用，实乃清热解毒之良药。何世东教授常用白花蛇舌草治疗慢性肾小球肾炎湿热之证，其对各种癌症，包括肠癌、胃癌、肝癌、直肠癌等都有良效。

十一、尿血（紫癜性肾炎）

【案】阴虚火旺证。

彭某，25岁，2014年1月20日首诊。

主诉：双下肢散发皮疹半年。

患者半年前出现双下肢散发皮疹，呈对称分布，色泽鲜红，时伴痒感，无腹痛，时有关节疼痛，双下肢无浮肿，胃纳可，大便每天1～2次，成形，无腹痛，眠可。外院诊断为过敏性紫癜，有紫癜性肾炎病史，予激素及对症处理，目前口服泼尼松（10mg，每天1次），症状未见缓解，为求中药治疗，遂来本院就诊。症见：双下肢少许散在针尖样出血点，色泽鲜红，压之不褪色，无瘙痒，时有关节痛，时有腰痛，无尿频尿急等不适，胃纳可，大便正常，眠安，舌淡红嫩，苔薄白，脉弦细。

辅助检查：尿常规示尿蛋白（++），尿潜血（+++）。

中医诊断：血证——尿血（阴虚火旺证）。

西医诊断：过敏性紫癜性肾炎。

辨治：以疏风清热，凉血活血补肾为治法，具体方药如下：

黄芪20g　　葛根10g　　熟地黄20g　　仙鹤草15g

山茱萸15g　茯苓20g　　泽泻10g　　　白花蛇舌草20g

血余炭5g　　山药15g　　大蓟15g　　　牡丹皮10g

蒲黄10g

7剂，水煎服。建议患者逐渐停用激素，清淡饮食，适量运动。

2014年1月27日二诊：患者皮疹稍有消退，纳眠可，二便可，舌红，苔薄黄，脉弦细。以清热凉血为主，兼以益气摄血为法，具体方药如下：

黄芪20g　　葛根10g　　熟地黄20g　　仙鹤草15g

山茱萸15g　茯苓20g　　泽泻10g　　　白花蛇舌草20g

大蓟15g　　牡丹皮10g　蒲黄10g　　　甘草5g

10剂，水煎服。

2014年2月19日三诊：患者皮肤紫癜明显消退，但咽部不适，咽红，口干欲饮，舌红，苔薄白腻，脉弦细。2014年3月19日本院尿常规示尿蛋白（++），尿潜血（+++）。具体方药如下：

仙鹤草25g　大蓟15g　　血余炭5g　　生地炭20g

牡丹皮10g　葛根30g　　蒲黄10g　　　山药10g

茯苓25g　　甘草5g

7剂，水煎服。

2014年2月26日四诊：患者皮肤仍见散在瘀点瘀斑，颜色变淡，二便调，舌暗红，苔薄黄，脉滑数细。以清热活血凉血，健脾祛湿为法，具体方药如下：

血余炭5g　　生地炭20g　　仙鹤草15g　　葛根15g

蒲黄10g　　茯苓25g　　白术15g　　薏苡仁30g

白茅根30g　　大蓟15g　　甘草5g

7剂，水煎服。

2014年3月19日五诊：患者皮肤紫癜明显消退，但咽部不适，咽红，口干欲饮，舌红，苔薄白腻，脉弦细。尿常规示尿蛋白（+），尿潜血（+++）。具体方药如下：

仙鹤草25g　　白茅根30g　　蒲黄10g　　大蓟15g

生地黄20g　　玄参15g　　石斛15g　　白花蛇舌草30g

血余炭5g　　山药15g　　白术10g　　茯苓20g

7剂，水煎服。

2014年3月24日六诊：患者皮肤仍见散在瘀点瘀斑，色泽较红，前日受凉后出现咳嗽，咽痛，口干口苦，痰少色黄，流涕色黄。纳眠可，大便2天1次。舌尖红，苔黄干，脉浮细。以宣肺止咳，清热养阴，凉血止血为法，具体方药如下：

桔梗10g　　蝉蜕5g　　蒲公英15g　　金银花15g

连翘15g　　仙鹤草15g　　北沙参20g　　前胡15g

甘草5g　　千层纸10g　　罗汉果3个　　大蓟15g

7剂，水煎服。

2014年3月31日七诊：患者皮肤仍见散在瘀点、瘀斑，伴痒感，色泽较红，双下肢浮肿，咳嗽，痰少，声嘶，流涕色黄，纳眠可，舌淡红，苔黄厚腻，脉滑弦。以清热凉血，宣肺化痰止咳为法，具体方药如下：

麻黄3g	杏仁10g	茯苓20g	甘草5g
白芍15g	黄芩15g	桔梗10g	仙鹤草15g
白茅根30g	大蓟20g	羚羊骨15g	白花蛇舌草30g

7剂，水煎服。

2014年4月16日八诊：患者紫癜时发时止，余未诉特殊不适，二便调，舌红瘦，苔黄，脉弦细。以凉血活血止血，滋阴降火为治法，具体方药如下：

生地黄15g	山茱萸10g	牡丹皮10g	仙鹤草15g
小蓟10g	赤芍20g	白茅根30g	白花蛇舌草30g
墨旱莲15g	泽泻15g	蒲黄10g	桃仁10g

10剂，水煎服。

2014年4月28日九诊：患者紫癜时发时止，颜色变淡，咳嗽，痰少，恶寒无发热，无口干，流涕色黄，纳眠欠佳，舌淡红，苔黄腻，脉弦细，具体方药如下：

柴胡15g	防风15g	百部15g	荆芥10g
陈皮5g	甘草5g	茯苓20g	薄荷5g（后下）
杏仁15g	蝉蜕10g	仙鹤草30g	赤芍15g
大蓟10g			

10剂，水煎服。

2014年5月26日十诊：患者紫癜时发时止，伴痒感，余未诉特殊不适，纳眠可，二便调，舌淡红，苔薄白，脉滑数。尿常规示尿潜血（+++），具体方药如下：

白茅根30g	生地黄20g	牡丹皮15g	仙鹤草30g
大蓟15g	甘草5g	血余炭5g	车前草15g
蒲黄10g	茯苓20g	白术15g	山茱萸15g

7剂，水煎服。

2014年8月25日十一诊：患者紫癜时发时止，伴痒感，色泽鲜红，易疲乏，胃纳可，大便正常，眠一般，舌尖红，苔薄黄，脉细。具体方药如下：

　　　　大蓟15g　　牡丹皮10g　　茯苓30g　　甘草5g

　　　　女贞子15g　白术15g　　　山药15g　　五指毛桃30g

　　　　枸杞子15g　墨旱莲15g　　蒲黄10g　　黄芪15g

7剂，水煎服。

2014年9月3日十二诊：患者未诉特殊不适，纳眠可，舌尖红，苔薄黄，脉细数。具体方药如下：

　　　　山药15g　　仙鹤草15g　　牡丹皮10g　　阿胶10g（烊化）

　　　　甘草5g　　　白术15g　　　茯苓30g　　　菟丝子15g

　　　　山茱萸10g　熟地黄20g　　黄芪20g

7剂，水煎服。

2014年9月15日十三诊：现无皮疹，纳可，眠可，大便调，舌瘦红，苔薄白，脉滑细。复查尿常规示尿蛋白（－），尿潜血（＋）。具体方药如下：

　　　　仙鹤草15g　大蓟15g　　　全蝎3条　　茯苓30g

　　　　熟地黄20g　女贞子15g　　黄芪20g　　泽泻15g

　　　　牡丹皮10g　山茱萸15g　　山药15g　　白术15g

患者定期门诊复诊，病情稳定，皮疹未复发，查尿常规提示尿潜血（＋）至（＋＋＋），尿蛋白为（－）。

按：过敏性紫癜在中医辨证中属血证之"紫癜"范畴，病机主要可归结为火热熏灼、迫血妄行，以及气虚不摄、血溢脉外两类。本病患者素体正气亏虚是发病之因。患者发病初期气虚不摄、血溢脉外，以虚证为主。中医认为"气为血之帅，血为气之母"，故以黄芪补气摄血，兼以蒲黄、茜草、仙鹤草、血余炭、大蓟、牡皮等凉血、活血、止血。患者中期外感风热邪毒，故以防风祛风解表，蝉蜕疏散风热，仙鹤草解毒止血，布渣叶清热解毒；配伍女贞子、山萸黄补益肝肾，山药等以健脾。发热、咳嗽、流涕加柴胡和解表里，桔梗宣肺气。随着病情的进展，脾肾气渐虚，在原方的基础上取四君子汤并取六味地黄丸方义化裁，重在益气摄血，病得向愈。本案患者病情多有反复，虚实夹杂，治疗时需随证化裁，抓主要矛盾，统筹兼顾。

十二、尿浊（IgA肾病）

【案一】脾肾亏虚兼湿浊、血瘀证。

曾某，44岁，2014年7月16日首诊。

主诉：发现泡沫尿2月余。

缘患者2月余前无明显诱因下出现泡沫尿，颜面及双下肢浮肿，伴肩背部僵硬不适，易疲倦，无尿频尿急尿痛，无肉眼血尿，纳可，眠安，大便调，遂于东莞市某医院住院治疗，查血肌酐220μmol/L，彩超发现双肾弥漫性病变，经治疗（具体不详）后效果不明显，遂至另一医院行肾穿，病理提示IgA肾病，牛津分型为M2S1E0T1。予口服甲泼尼龙片（24mg，qm）、恩替卡韦片（5mg，qd）、碳酸钙D$_3$片（0.6g，qd）、替普瑞酮胶囊（50mg，tid）、缬沙坦胶囊（80mg，qd）、还原型谷胱甘肽片（0.2g，tid）、碳酸氢钠片（0.5g，tid）等治疗，症状反复，慕名前来就诊。症见：面色晦暗，激素面容，易疲倦，肩背部僵硬不适，口干口苦，泡沫尿，尿黄，关节活动不利，无尿频尿急尿痛，双下肢无浮肿，胃纳一般，大便调，睡眠欠佳，梦多。查体：激素面容，心肺查体未见异常，双下肢无浮肿。舌瘦红，边有齿印，苔黄腻，脉弦滑。既往有乙型病毒性肝炎、高血压病及痛风病史多年。

辅助检查： 2014年6月9日于东莞市某医院查肝功能示AST16U/L，ALT19U/L，血白蛋白38g/L。查肾功能示肌酐240μmol/L，尿酸851μmol/L。查尿常规示尿蛋白波动（+）至（+++）。

中医诊断： 尿浊（脾肾亏虚兼湿浊、血瘀证）。

西医诊断： ①IgA肾病；②慢性肾脏病（CKD3期）；③高血压病；④痛风性关节炎；⑤乙型病毒性肝炎。

辨治： 以健脾补肾、清热泌浊、化瘀通络为法，拟方药如下：

蒲黄10g	茯苓20g	积雪草30g	山茱萸15g
薏苡仁30g	萆薢30g	白术15g	黄芪20g
茵陈15g	甘草5g	炙水蛭5g	全蝎5g

7剂，每天1剂，水煎服。

2014年7月23日二诊： 肩背部僵硬不适感较前减轻，疲倦乏力改善，仍有泡沫尿，双下颌时有麻木感，时有头痛，无尿频尿急尿痛，无肉眼血尿，颜面及双下肢无浮肿，胃纳可，易饥，眠差，梦多，舌瘦红，苔薄黄腻，脉弦滑。2014年7月22日在外院查血常规示血红蛋白32.8g/L。查肾功能示肌酐173.2μmol/L，尿酸463.9μmol/L，胱抑素C2.24mg/L。查血脂示总胆固醇7.61mmol/L，甘油三酯2.61mmol/L，LDL3.94mmol/L。查尿常规示尿蛋白（++）。守首诊方去甘草，改茯苓30g、积雪草50g，加用红景天6g、夜交藤20g、枸杞子15g。7剂，每天1剂，水煎服。

2014年7月30日三诊： 腰背部酸痛不适，疲倦乏力较前好转，口干，无口苦，间有泡沫尿，无尿频尿急尿痛，无肉眼血尿，纳眠可，大便调，舌瘦红，苔白腻，脉弦滑。拟方药如下：

黄芪20g	草薢20g	生地黄20g	白花蛇舌草30g
山茱萸15g	丹参15g	蒲黄10g	绞股蓝6g
全蝎5g	枸杞子15g	炙水蛭5g	杜仲15g

7剂，每天1剂，水煎服。

2014年8月6日四诊：腰背部酸痛乏力，自觉口中偏咸，间有泡沫尿，无尿频尿急尿痛，无肉眼血尿，纳眠可，大便调，舌红，苔白腻，脉细。拟方药如下：

黄芪30g	山茱萸15g	枸杞子15g	白花蛇舌草30g
熟地黄20g	蒲黄10g	茯苓15g	白术15g
全蝎5g	芡实30g	炙水蛭5g	丹参15g

7剂，每天1剂，水煎服。

2014年8月13日五诊：腰背部仍有酸痛乏力感，自觉口中偏咸，间有泡沫尿，无尿频尿急尿痛，无肉眼血尿，纳眠可，大便烂，每天1次，舌瘦，边尖红，苔黄腻，脉滑数。查尿常规示尿蛋白（＋），尿潜血（＋），尿糖（＋＋＋）。拟方药如下：

黄芪30g	山药15g	山茱萸15g	白术15g
茯苓30g	全蝎5g	杜仲15g	砂仁5g（后下）
水蛭5g	泽泻10g	蒲黄10g	白花蛇舌草30g

7剂，每天1剂，水煎服。

2014年8月20日六诊：腰背部仍酸痛乏力，口中偏咸，纳眠可，偶有泡沫尿，无肉眼血尿，无尿频尿急尿痛，大便调。舌瘦尖红，苔黄腻，脉沉弦细数。2014年8月19日查尿常规示尿蛋白（＋＋），尿潜血（＋），尿糖（－）。查肾功能示肌酐142.2μmol/L，血糖3.4mmol/L。西医以甲泼尼龙片（20mg，qd）、银杏叶滴丸（315mg，tid）、氯沙坦钾片（50mg，qd）及辛伐他汀片（20mg，qn）治疗。守五诊方去白花蛇舌草，改茯苓20g，加用巴戟天15g。7剂，每天1剂，水煎服。

2014年9月24日七诊：腰背部酸痛乏力减轻，困倦欲睡，纳眠可，偶有泡沫尿，无肉眼血尿，无尿频尿急尿痛，大便烂，每天1～2次，舌瘦，边尖红，苔薄黄腻，脉沉弦滑。西药同前，中药守六诊方去泽泻，改黄芪20g，加夏枯草30g、川芎15g、刺五加20g。7剂，每天1剂，水煎服。

2014年11月5日八诊：腰背部酸痛乏力明显减轻，胃纳可，眠安。间有泡沫尿，无肉眼血尿，无尿频尿急尿痛，大便调，舌瘦红，苔薄黄，脉沉弦。查尿常规示尿蛋白（+），尿潜血（+）。查肾功能示肌酐159.64μmol/L，尿酸566.76μmol/L，胱抑素C2.01mg/L。查血脂示胆固醇6.32mmol/L。拟方药如下：

黄芪30g	山茱萸15g	龟板15g	全蝎5g
杜仲15g	巴戟天15g	茯苓20g	白术15g
墨旱莲15g	枸杞子15g	山药15g	蒲黄10g

7剂，每天1剂，水煎服。

患者一直规律在门诊复诊，已停激素，间断出现泡沫尿，尿蛋白波动于弱阳性至（+），肌酐水平平稳。

按：在IgA肾病患者出现早期肾功能衰竭的阶段，控制原发病，可以使得肾功能发生不同程度的逆转。该患者正虚以脾肾气虚为主，兼有气阴不足，表现为疲乏、腰背不适等；邪实表现以湿浊、瘀血为主，从口干口苦、尿黄等可见湿热蕴浊之分。何世东教授认为，在IgA肾病导致肾衰的发生和发展中，"因虚致瘀"占重要地位。正如《景岳全书·血证》中所说："血本阴精，不宜动也，而动则为病；血主营气，不宜损也，而损则为病。盖动者多由于火，火盛则逼血妄行；损者多由于气，气伤则血无以存。"根据该特点，在治疗中特别注意

"气、血、水"三者之间的关系，采用益气健脾、滋补肾阴、清热祛湿泻浊、化瘀通络为法，临床取得实效。脾胃不足，气血生化无源，故调补脾胃，顾护后大，常用白术、黄芪、薏苡仁、茯苓益气健脾祛湿。该患者服用激素治疗，而临床观察服用激素患者常有阴虚火旺之象，故何世东教授常选用熟地黄、山茱萸、枸杞子、女贞子、墨旱莲滋肾阴，清虚热，配合激素减量治疗，慎用附、桂等易动血动风（引起血压增高、出血）和增强新陈代谢（尿素氮升高）之品。化瘀通络喜用蒲黄化瘀利水；全蝎与水蛭为虫类药，可化瘀通络，兼有搜风刮别之功；对于湿热蕴浊之象，常避苦寒之剂，而多予茵陈、积雪草、粉草薢、白花蛇舌草等甘寒淡渗平和之剂，取其寒以清热，淡以渗湿，甘寒生津，渐渗湿热于下，祛邪而不伤正。

【案二】阴虚火旺证。

卢某，女，46岁，2013年3月6日首诊。

主诉：头痛头晕1月余。

患者3年前发现尿中泡沫多，前往某医院住院治疗，于2010年10月26日行肾穿示轻度系膜增生型IgA肾病，伴部分肾小球硬化。2010—2012年一直服用缬沙坦及复方丹参片，病情控制稳定。后患者发现尿中泡沫明显增多，2013年1月15日复查尿常规示尿蛋白1g/L，Cr 150μmol/L；查B超示双肾实质回声增强。2013年1月23日开始予泼尼松30mg顿服，1个多月前出现头痛头晕，伴双手颤抖，症状反复，时发时止，遂来本院门诊寻求中医治疗。症见：头痛头晕，以空痛为主，定位不清，呈阵发性，偶有耳鸣，面色潮红发热，口干，伴双手颤抖，腰膝酸软，双下肢无浮肿，纳眠可，小便为泡沫尿，尿量无减少，大便正常，舌红，苔少，脉沉细。体格检查：血压正常，心肺腹未见异常，双眼睑及双下肢无水肿。2013年3月5日于外院复查尿常规提示尿蛋白（+++）。

中医诊断：尿浊（阴虚火旺证）。

西医诊断：轻度系膜增生型IgA肾病。

辨治：肾主骨生髓，髓上通与脑，脑髓空虚、清窍失养则头痛、头晕、耳鸣，阴虚则风动，故双手颤抖，腰为肾之府，肾虚无以濡养则腰部酸痛，阴虚生内热，面色潮红、口干及舌脉皆为阴虚内热之象。故以滋阴补肾、益精填髓、养阴降火为治法，以知柏地黄丸为基础方加减，拟方如下：

知母10g	黄柏15g	熟地黄25g	山药20g
山茱萸15g	牡丹皮10g	茯苓20g	牛膝15g
三七5g	丹参15g	牡蛎30g	龟板15g

7剂，每天1剂，水煎煮至400mL，分早晚2次温服。

2013年3月13日二诊：诉仍有头痛头晕、耳鸣、面色潮热、口干等症状，手颤症状减轻，腰酸，纳眠可，二便调。舌质红，苔少，脉细数。查尿常规示尿蛋白（+）。证属肾精不足，阴虚火旺，以补肾养阴、益精填髓、滋阴降火为治法，方以六味地黄丸为基础，加重补阴功效，兼以敛降之药，拟方如下：

熟地黄15g	泽泻15g	山茱萸15g	山药15g
茯苓20g	牡丹皮10g	牛膝15g	龟板15g
牡蛎30g	女贞子15g	墨旱莲20g	白花蛇舌草25g

10剂，每天1剂，水煎煮至400mL，分早晚2次温服。

2013年3月27日三诊：诉头痛头晕症状减轻，手颤明显改善，无耳鸣，面色仍有潮红，口干，腰部疼痛明显，喜按，纳眠可，二便调，舌红，苔白，脉细数。查尿常规示尿蛋白（+）。现患者仍肾阴亏虚，虚火上扰，阴津化生有赖于后天脾土运化，故补先天同时补脾胃，阴精方能化生有源。腰痛明显则养阴补肾，兼以通络止痛。今调整处方，拟方如下：

龟板20g　茯苓15g　黄柏10g　牛膝10g

山药15g　生地黄15g　白术30g　黄芪15g

丹参15g　女贞子15g　桑寄生20g　薏苡仁30g

7剂，每天1剂，分早晚2次温服。

2013年4月3日四诊：诉神疲乏力，活动后尤明显，头痛头晕症状明显好转，腰痛减轻，无手颤，面色偶有潮红，口干，纳眠可，二便调，舌红，苔白，脉细。患者现证属气阴两虚，滋阴降火同时以健脾补气，处方如下：

黄芪20g　白术15g　龟板20g　生地黄15g

山茱萸15g　山药15g　丹参15g　桑寄生15g

女贞子15g　枸杞子15g　牡蛎30g

7剂，每天1剂，水煎煮至400mL，分早晚2次温服。

2013年4月10日五诊：诉腰痛症状减轻，神疲，偶有头晕头痛，偶有面色潮红，无口干，纳眠可，二便调，舌红，苔白，脉细。查尿常规示尿蛋白（+）。继续予滋阴降火、健脾补气治法，处方如下：

黄芪20g　白术15g　熟地黄20g　山茱萸15g

桑寄生15g　女贞子15g　茯苓15g　泽泻10g

牡蛎30g　丹参15g　薏苡仁30g

7剂，每天1剂，水煎煮至400mL，分早晚2次温服。

2013年5月13日六诊：诉无明显头晕头痛，腰痛症状改善，偶发面色潮红，无口干，纳眠可，二便调。舌暗红，苔少，脉细。查尿常规示尿潜血（++）。患者有镜下血尿，考虑其为素体有虚热，热入血分，耗伤津液则为瘀，瘀阻脉道则出血，故滋阴补肾的同时，兼以活血化瘀止血，拟方如下：

黄芪20g　　生地黄20g　　山茱萸15g　　茯苓20g

牡丹皮10g　枸杞子15g　　石斛15g　　　甘草5g

大蓟15g　　丹参15g　　　牛膝15g　　　白花蛇舌草20g

7剂，每天1剂，水煎煮至400mL，分早晚2次温服。

以六诊方加减治疗2个月后，无头晕头痛，腰痛明显改善，复查尿常规示阴性，协助撤减激素过程顺利，患者于2013年12月停用激素，每月中药复诊1次，尿常规阴性，血肌酐水平平稳，无明显不适。

按： 该患者在使用激素1个月后，症状表现为头痛头晕，耳鸣，面色潮红发热，口干，双手颤抖，此乃激素的某些副作用，会影响机体自身的恢复，延长所需治疗时间，此时加以中药配合治疗，一可促进机体的恢复，二可减少激素所带来的副作用，从而达到事半功倍的效果。本案脉证合参，辨证应属肾阴不足，虚火妄动之证。何世东教授认为治疗阴虚火旺之尿浊，既不可用桂、附以助阳伤阴，又不可用苦寒之剂以直折其热，推崇《素问·至真要大论》中的"壮水之主，以制阳光"，则诸症自除。首诊以大补真阴之大补阴丸或六味地黄汤加减。方中以知母、黄柏、龟板滋阴清热，使水升火降则诸症可平；熟地黄滋阴补肾，填精益髓，是为主药；以山茱萸温补肝肾，收敛精气，以山药健脾益阴，兼能固精，均为辅药；又用知母清泄肾火，以防熟地黄的滋腻，以牡丹皮清泻肝火，并制山茱萸的温涩，以茯苓淡渗脾湿，使山药补而不滞，均为使药，六药配合，具有补中有泻的功效，为治疗肝肾阴虚所致的疾病的有效成药，标本兼顾。此外，何世东教授治疗IgA肾病时，用活血化瘀的药物使血尿逐渐消失，即所谓"祛瘀生新，气行路通"。

十三、尿浊（局灶性节段性肾小球硬化）

【案】 肾虚不固，精气下泄证。

翟某，男，42岁，2013年1月28日首诊。

主诉： 解泡沫尿伴腰酸痛7年。

患者7年前无明显诱因出现解泡沫尿，伴腰酸胀痛，无尿频、尿急、尿痛，无肉眼血尿，无下腹部胀痛，无发热，曾在外院就诊，查尿常规示尿蛋白（+++），尿潜血（+），诊断为"慢性肾小球肾炎（局灶性节段性肾小球硬化）""慢性肾功能不全"。予激素、免疫抑制剂对症处理后症状好转，但易反复，为求进一步治疗，来本院就诊，起病以来，小便有泡沫，尿浑浊，纳可，眠一般，无口干口苦，大便正常，舌淡红，苔黄腻，脉弦。既往有高血压病史10年，一直服用"络活喜""金水宝"。

中医诊断： 尿浊（肾虚不固，精气下泄证）。

西医诊断： ①慢性肾小球肾炎（局灶性节段性肾小球硬化）；②慢性肾功能不全（CKD3期）。

辨治： 以健脾补肾固摄为主，拟方如下：

桔梗10g	蒲公英20g	珍珠草30g	白花蛇舌草30g
牡丹皮15g	山茱萸15g	山药15g	茯苓20g
赤芍15g	茜草15g	薏苡仁30g	丹参15g

10剂，水煎服，每天1剂。

2013年4月24日二诊： 患者解泡沫样尿，尿浑浊，腰部酸软，无诉其他不适，胃纳、睡眠可，大便正常。舌淡红，苔黄腻，脉弦细。拟方如下：

| 生地黄25g | 山茱萸15g | 山药15g | 茯苓15g |

大蓟20g　　蒲黄10g　　赤芍15g　　白花蛇舌草20g

甘草5g　　女贞子15g　　丹参15g　　蒲公英15g

10剂，水煎服，每天1剂。

2013年6月24日三诊：患者解泡沫样尿，尿浑浊，腰部酸软，乏力，纳呆，睡眠可，大便正常。舌淡红，苔白腻，脉弦滑。拟方如下：

生地黄25g　　山茱萸15g　　山药15g　　　茯苓20g

赤芍15g　　　大蓟15g　　　薏苡仁30g　　泽泻10g

丹参15g　　　蒲黄10g　　　枸杞子15g　　黄芪15g

10剂，水煎服，每天1剂。

2013年12月16日四诊：患者解泡沫样尿，尿浑浊，腰部酸软，胃纳、睡眠可，大便稀，每天1~2次。舌暗红，边有齿印，苔白腻，脉弦。拟方如下：

山茱萸15g　白术15g　黄芪20g　蒲黄10g

芡实30g　　全蝎5g　　大蓟15g　白花蛇舌草30g

赤芍15g　　茯苓20g　蝉蜕6g　　三七5g

10剂，水煎服，每天1剂。

2014年6月25日五诊：患者解泡沫样尿，尿浑浊，腰部酸软，复查尿常规示尿蛋白（+++），查肾功能示肌酐143.74μmol/L。胃纳、睡眠可，大便正常。舌淡红，苔薄白，脉弦。拟方如下：

山茱萸15g　白术15g　黄芪20g　蒲黄10g

芡实30g　　全蝎5g　　大蓟15g　白花蛇舌草30g

赤芍15g　　茯苓20g　蝉蜕6g　　三七5g

10剂，水煎服，每天1剂。

2014年7月30日六诊：患者解泡沫样尿，尿浑浊，无诉其他不适，胃纳、睡眠可，大便正常。舌瘦暗红，苔黄腻，脉弦细。拟方如下：

山茱萸15g　　白术15g　　黄芪20g　　蒲黄10g

炙水蛭3g　　全蝎5g　　丹参15g　　薏苡仁30g

杜仲15g　　茯苓20g　　山药15g　　生地黄15g

10剂，水煎服，每天1剂。

随访至2015年9月，患者泡沫尿减少，腰酸软较前改善，复查尿常规示尿蛋白（+）至（+++），尿潜血（−），血肌酐水平稳定，2015年8月13日复查尿常规示尿蛋白（++），查肾功能示肌酐135.11μmol/L。

按：局灶节段性肾小球硬化症是儿童和成人肾病综合征患者中常见的肾小球疾病，对激素治疗不敏感，最终约20%的患者进展至终末期肾病，中医药在减轻症状和使其延缓发展为终末期肾病方面有一定优势及疗效，该例患者经多年治疗，血肌酐水平稳定，其蛋白尿症状属于中医"尿浊"范畴。《杂病源流犀烛》云："试观江湖河海，未有不载于土上，行于土中者。故其水得土之冲气，而足为蛟龙之所潜藏……亦可知肾之蛰藏，必籍土封之力。"案中患者证属肾虚不固，治法以益气健脾固摄，补肾填精为主。该患者病程长，病势缠绵，正气虚弱，常导致水湿、热毒、瘀血之邪停留，分别予以温阳利水、清热利湿、活血祛邪为治法，各诊方中山茱萸、女贞子、牛膝、三七、枸杞子、生地黄补肾填精，白术、山药、薏苡仁、芡实、黄芪、泽泻益气健脾、固摄祛湿，丹参、赤芍、牡丹皮活血散瘀，炙水蛭破血逐瘀散结，蒲黄、大蓟凉血止血，茜草、桔梗、蒲公英、白花蛇舌草清热解毒、利气散结，全蝎、珍珠草平肝解毒消结。

十四、尿浊（慢性肾小球肾炎）

【案】气阴两虚证。

汪某，女，25岁，2013年7月1日首诊。

主诉：发现蛋白尿3年。

缘患者3年前体检发现蛋白尿（+++），尿潜血（－），一直未予治疗。2012年10月开始予足量激素治疗。目前服用泼尼松（15mg，qd），复查尿常规提示尿蛋白（－），但口干、腰膝酸软，疲乏，月经3个月未至，大便正常。时有解泡沫尿，尿量无减少，无水肿。查体：血压165/110mmHg，心肺腹未见异常，双眼睑及双下肢无水肿。西医予氯沙坦钾片（50mg，qd）降压治疗。

中医诊断：尿浊（气阴两虚证）。

西医诊断：慢性肾小球肾炎。

辨治：以滋养肝肾、气阴两补为治法，以六味地黄丸为基础方加减，加入益母草、鸡血藤温经通络，拟方如下：

> 黄芪25g　熟地黄20g　山茱萸15g　山药15g
>
> 丹参15g　泽泻10g　白术15g　牡丹皮10g
>
> 芡实30g　白芍15g　鸡血藤30g　益母草15g
>
> 枸杞子15g

10剂，每天1剂，水煎煮至400mL，分早晚2次温服。

2013年7月29日二诊：患者月事已至，腹胀不适，口干、腰膝酸软症状减轻，现泼尼松减量至12.5mg，每天1次，舌红，苔薄黄，脉沉细。首诊方去鸡血藤、益母草，加用茯苓20g、陈皮5g健脾行气。继服7剂。效不更方，后以此方加减，激素逐步减至停药，上述诸症未再出现，尿蛋白持续阴性，未再复发。

按：慢性肾小球肾炎，简称慢性肾炎，临床特点为病程长，病情逐渐发展，有蛋白尿、血尿及不同程度的高血压和肾功能损害，亦可有不同程度的肾功能减退，最终发展为慢性肾衰竭的一组肾小球疾病。慢性肾炎属于中医"水肿""肾风""虚劳""眩晕""腰痛"等范畴。慢性肾炎以正虚为本，邪实为标。早期多见肺、脾、肾气虚或肺肾阳虚，中晚期则多见肝肾阴虚或阴阳两虚，故治本须兼顾祛邪，祛邪不忘正虚之本。中医辨证论治，以消除水肿、减轻蛋白尿、消除各种并发症为目的。本例患者长期服用激素治疗，表现为肾精亏虚，虚火内扰之象，予六味地黄丸滋养肝肾，气阴双补。"壮水之主，以制阳光"。方中地黄、山茱萸、山药滋阴补肾，健脾补虚，泽泻、茯苓、牡丹皮利湿清泄，三补三泻，以补肾阴为主，寓泻于补，补不碍邪，邪不伤正。

十五、尿浊（难治性肾病综合征）

【案】脾肾亏虚兼外感风邪证。

林某，女，11岁，2013年1月18日首诊。

主诉：再发泡沫尿1周。

患儿5年前于外院被确诊为"肾病综合征"，规律口服泼尼松、卡托普利、潘生丁等药物治疗，于激素减量期间复查3次。近1个月泼尼松用量为25mg，隔日服用1次，进一步减量时患者蛋白尿加重，尿蛋白波动一直持续在（+）至（++）。患者1周前外出不慎受凉后出现鼻塞流涕，再发泡沫尿，尿量尚无明显减少，复查尿常规示尿蛋白（++），红细胞（+），白细胞5个/HP，担心其病情复发，遂来本院中医特诊门诊求诊。症见：精神一般，激素面容明显，面色少华，形体肥胖，肢体、眼睑等处未见明显浮肿，疲倦乏力，恶风，稍鼻塞，小便带泡沫，色淡黄，手足不温，腰酸，无咳嗽，无发热，无腹胀，纳差，眠一般，大便不实，口淡稍干，舌尖稍红，边有齿痕，苔薄白，脉沉细。体格检查：血压105/75mmHg，满月脸，未见蝶形红斑，眼睑、下肢未见明显浮肿，咽充血（++），余未见明显异常。

中医诊断： 尿浊（脾肾亏虚兼外感风邪证）。

西医诊断： ①难治性肾病综合征；②上呼吸道感染。

辨治： 以补益脾肾、疏风散邪为法，方选左归丸合玉屏风散加减，拟方药如下：

熟地黄10g　山茱萸10g　山药15g　防风10g

白术10g　　黄芪15g　　茯苓15g　五指毛桃20g

枸杞子10g　女贞子10g　蝉蜕5g　　淡豆豉10g

7剂，每天1剂，水煎服。嘱激素用量维持不变，避风寒，节饮食，注意休息。

2013年1月25日二诊： 服药后患儿面色改善、乏力减轻，无鼻塞恶风，小便泡沫稍减少、尿色黄，纳眠好转。现口干口淡，大便不实，每天2次，舌尖稍红少苔，边有齿痕，脉沉细。体格检查：血压101/74mmHg，咽充血（+），其余大致同前。于本院复查尿常规示尿蛋白（++），尿红细胞（+），白细胞3个/HP。证属脾肾不足，气阴亏虚。去疏风解表的防风、蝉蜕、豆豉，加入芡实加强健脾祛湿之效，茜草清热凉血，以健脾滋肾、益气养阴为法，拟方药如下：

黄芪15g　　女贞子15g　山药10g　熟地黄15g

茯苓15g　　山茱萸10g　茜草10g　枸杞子10g

芡实15g　　白术10g　　五指毛桃20g

15剂，2天1剂，水煎服。

2013年3月8日三诊：患者小便泡沫稍减少、尿色偏黄，无肉眼血尿。现仍有乏力，纳一般，大便软，每天2～3次，舌淡红，苔薄白，脉细。体格检查：血压104/72mmHg，其余大致同前。复查尿常规示尿蛋白（＋），红细胞（±），白细胞（－）。患者仍有乏力、大便不实，加陈皮加强健脾益气之效，兼能行气，防诸药滋腻太过；用三七散瘀止血，止血而不留瘀。拟方药如下：

> 黄芪15g　女贞子10g　山药10g　熟地黄20g
>
> 茯苓15g　山茱萸10g　三七10g　枸杞子10g
>
> 芡实15g　白术10g　陈皮4g　五指毛桃20g

15剂，2天1剂，水煎服。

2013年4月6日四诊：诸症已消，无明显肉眼泡沫尿、疲倦乏力，纳眠可，二便调，余无不适，舌淡红，苔薄白，脉细。复查尿常规示尿蛋白（±），红细胞（－），白细胞（－）。嘱泼尼松剂量改为20mg，隔日服用1次，中医继续以健脾补肾、益气养阴为治法，佐以散瘀止血，拟方药如下：

> 黄芪15g　　女贞子10g　山药15g　熟地黄20g
>
> 茯苓15g　　山茱萸10g　三七10g　枸杞子10g
>
> 金樱子15g　芡实15g　　白术10g　陈皮4g
>
> 五指毛桃20g

15剂，2天1剂，水煎服。

2013年6月5日五诊：复查尿常规示尿蛋白（±），红细胞（－），白细胞（－）。患者无特殊不适，舌淡红，苔薄白，脉细。患者上月泼尼松开始减量，复查尿蛋白无增多，病情无反复，嘱避免外感。守前方。

随后患者规律复诊，按四诊方加减治疗，尿蛋白波动在（±）至

（+），已于2013年12月停激素，随访至今未复发。

按：肾病综合征是概括多种肾脏病理损害的严重蛋白尿及其引起的相应综合征，以大量蛋白尿、低白蛋白血症为主要特点。西医治疗多采用糖皮质激素及细胞毒药物，但该病病程长、治疗药物毒副作用大（激素导致库欣综合征、血糖升高、肥胖等，免疫抑制剂则导致骨髓抑制、肝功能损害等不良反应），长期用药会严重影响患儿生长发育及引起其他并发症。本病的病因和病机多为本虚标实，本虚与小儿"脾常不足、肾常虚"的生理特点及使用糖皮质激素有关，何世东教授认为糖皮质激素是具有"壮火"之性的邪火，具有发越、耗损人体正气的特性。"壮火耗气"导致"气衰"，阳盛则阴病，火盛伤阴。该案患者长期、反复应用糖皮质激素治疗，机体已出现气虚与阴虚夹杂，累及脾肾两脏。何世东教授首诊方选左归丸合玉屏风散，补益肾阴，益气固表，辅以活血通络为法。方中黄芪、山药、茯苓、五指毛桃、白术益气健脾兼祛湿；熟地黄、山茱萸、枸杞子、女贞子滋阴补肾；诸药合用，则气虚得补，阴虚得滋，正气复健，脾肾脏腑功能逐渐恢复，既可协助祛除湿浊、邪毒、邪气，又可保护机体免受外邪侵袭。

十六、尿浊（乳糜尿）

【案】脾虚气陷证。

李某，男，71岁，2011年10月8日来诊。

主诉：尿浑浊反复6年，加剧1月。

患者自6年前开始出现小便混浊，白如米泔，曾在外院就诊，诊断为乳糜尿，经西医系统治疗，中医予清热利尿法，补肾利湿治疗数年，症状反复，效果不显。上月因吃喜酒症状再次加重，于外院查尿乳糜试验阳性，查血丝虫（-），遂慕名求诊于何世东教授，今症见形体消瘦，面色萎黄，纳差，大便软，乏力，舌淡红胖嫩，苔白腻，脉细无力。

中医诊断： 尿浊（脾虚气陷证）。

西医诊断： 乳糜尿。

辨治： 本例患者脾虚而脾之升清失司，则水谷精气不能转输于上，反随浊气下流，从便出生飧泄，加上前期治疗过多使用清剂，又致脾肾更伤。以健脾益气、升清化浊为治法。方药如下：

黄芪30g	党参15g	白术15g	柴胡6g
升麻6g	当归10g	何首乌15g	益智仁10g
萆薢20g	山茱萸15g	桑螵蛸10g	炙甘草5g

7剂后尿浊转清，纳可，疲乏减，脉细乏力，首诊方去升麻、柴胡，加芡实30g、菟丝子15g、车前子15g、薏苡仁30g，加减用药1个月余，患者症状明显好转，查尿检3次均为阴性。

按： 乳糜尿属中医"尿浊""膏淋"范畴，历代医家多责之为"湿热内蕴，清浊不分""肾元亏虚，脂液不固"，故治疗多拘泥于清热祛湿及补肾、分清别浊。何世东教授深究本病病机，认为本病的脾气不升、精微下注乃其根本。尿浊者，乃尿中含有脂液，即谷气精微，而使之白如米泔。水谷精微当上输心肺头目，营运全身。脾居中焦，主运化升清，为一身气津升降之枢纽，"脾气主升""脾以升为健"，唯有脾气升清如常，水谷精微方能上输于肺而宣散致全身。清代喻嘉言云："中脘之气旺，则水谷之清气上升于肺，而输灌百脉；水谷之浊气下达于大小肠，从便溺而消。"脾之升清失司，则水谷清气不能转输于上，反随浊气下流，从便出则生飧泄，随溺泄则小便混浊而成尿浊。结合本案来分析，患者病程长，久病必虚，精微流失，导致脾肾两虚，加上前期治疗过多用清剂，又致脾肾更伤。今其症状显出一派气虚之症，故首诊以补中益气为法，补脾以统摄精微。而又因尿浊病位在肾与膀胱，肾为先天之本，脾为后天之本，肾与脾密切相关，脾病日久必及肾，故脾虚症状好转后加用固肾涩精之法，以求巩固。

十七、石淋（泌尿系结石）

【**案一**】湿热下注，气虚气滞证。

莫某，男，53岁，2003年5月10日首诊。

主诉：反复腰痛4年，加重10日。

患者于1999年出现腰痛，经X线检查诊断为尿路结石，长期自服清热利湿之剂，未排石。2003年4月30日突然右腹痛，放射至右肋及腰背部，腹胀，纳差，呕吐，尿频急，四肢乏力，舌淡红，苔白腻，脉弦乏力。

辅助检查：经X线及B超检查提示右输尿管下段结石1.0cm×1.5cm，右肾盂结石。

中医诊断：淋证——石淋（湿热下注，气虚气滞证）。

西医诊断：右输尿管下段结石。

辨治：辨证为湿热下注，气虚气滞，治则清热利尿，益气行气，方药如下：

黄芪20g	党参15g	金钱草30g	鸡内金15g
琥珀10g	车前子15g	海金沙5g（包煎）	茯苓20g
甘草3g	白芍15g	砂仁5g（后下）	沉香5g（后下）
滑石10g			

7剂，每天1剂，水煎服400mL，分早晚2次温服。

2003年5月19日二诊：7剂后痛止，未排石。继加补肾之品，每天1剂，具体方药如下：

黄芪20g　　党参15g　　金钱草30g　　鸡内金15g

杜仲15g　　车前子15g　　冬葵子15g　　甘草5g

白芍20g　　续断15g　　沉香5g（后下）　　泽泻15g

7剂，每天1剂，水煎服400mL，分早晚2次温服。

同年7月陆续排出结石3粒。

按：尿石急性发作肾绞痛时一般表现为湿热症状，《诸病源候论·淋病诸候》中说："诸淋者，由肾虚而膀胱热故也。"清代尤在泾在《金匮翼·诸淋》中亦云："初则热淋、血淋，久则煎熬水液，稠浊如膏、如砂、如石也。"何世东教授认为本病的基本病机在于湿热下注，化火灼阴，煎熬尿液，结为砂石，瘀阻水道，气化不利。故清化湿热、排石通淋、化气行水是其治疗大法，方药有石韦散、八正散等。何世东教授常用的药物有金钱草、海金沙、滑石、鸡内金、萹蓄、瞿麦、石韦、冬葵子、车前子、草薢、乌药、沉香等。但何世东教授同时指出，对于石淋，相当一部分患者急性期过了一段时间未排出结石已表现出虚证，如全身乏力、胃纳差、腰膝酸软等症。此时不可一味清热利湿，而应以扶正利尿为法，不能过于拘泥古人的"淋证忌补"之说。本病虽以湿热壅阻、气滞血瘀的邪实为主，但必须注意体质与疾病，局部与整体，病程长与短的问题，病程长者要注意扶正的运用，主要是用补肾法，因为肾虚与湿热是石淋邪正虚实的两个对立面，通过健脾补肾以助气化，可以加强排石利水作用。在本案中就应用了党参、黄芪、杜仲、续断4味健脾补肾药物，上述症状很快消失，排石效果好，甚至能排出较大结石。

【案二】肾虚气化不利证。

雷某，男，40岁，2013年11月11日首诊。

主诉：腰痛伴排小便异物感2周。

患者于1年前在外院体检发现左肾结石，因无明显不适，未予任何治疗。2周前在无明显诱因情况下出现左腰部疼痛，小便时更甚，伴有小便不畅、小便异物感，多尿，尿频，无尿痛，无肉眼血尿，尿色深黄，无双下肢乏力，社区门诊予消炎止痛、对症等处理（具体不详），症状未见明显好转，遂前来就诊。症见：精神一般，面色稍黄，仍有左腰痛症状，排尿时腰痛明显，排尿不畅，尿频，尿黄，无尿急尿痛，胃纳差，眠一般，大便烂，每天2～3次，舌红，苔薄黄，脉沉弦细。既往有肾结石病史。查体：腹软，左输尿管区轻压痛，无反跳痛，无腹壁静脉曲张，无包块。双肾未触及，双肾区无叩击痛，双下肢无浮肿。2013年11月11日于本院门诊查B超示左侧输尿管结石伴左肾中度积液。

中医诊断：淋证——石淋（肾虚气化不利证）。

西医诊断：泌尿系结石。

辨治：以清热利湿、通淋化石为法，具体方药如下：

<table>
<tr><td>牛膝15g</td><td>续断15g</td><td>金钱草15g</td><td>谷芽30g</td></tr>
<tr><td>白茅根20g</td><td>茯苓20g</td><td>车前子15g</td><td>沉香5g（后下）</td></tr>
<tr><td>甘草5g</td><td>白芍10g</td><td>乌药15g</td><td>海金沙15g</td></tr>
</table>

10剂，水煎服，每天1剂。嘱多饮水，每天3L左右。嘱多跳跃活动，如跑步、跳绳等。

2013年11月25日二诊：2天前排石头2颗，面黄转淡，小便异物感明显减轻，但仍有不畅，尿色黄，腰痛稍好转，下肢仍有浮肿，时口干，纳眠可，大便调。舌红，舌边有齿痕，苔薄黄，脉弦滑。利水伤阴,故有口干,故去车前子,加猪苓,食欲好转则去谷芽。予7剂,水煎服,每天1剂。

2013年12月13日三诊: 1周后,诸症皆较前好转,考虑患者久服排石通淋汤药,加之久病伤阴,易损肝肾,故守二诊方加枸杞子10g、麦冬10g、桑寄生5g。

2013年12月20日四诊: 诉昨日又排小石头1颗,小便不畅、异物感消失,下肢无浮肿,无口干,纳眠皆可,复查泌尿系彩超未见结石。

按: 何世东教授认为,肾虚则膀胱气化不利,湿浊内停,久蕴化热,湿热久蕴,尿液煎熬成石,另外,结石日久不愈,必耗肾气,故在治疗中,急则治其标,缓则标本兼治。首诊方中金钱草、海金沙有清热泻火、利尿通淋、溶化排石之效,且金钱草煎剂能使尿液变为酸性,促使存在于碱性环境中的结石溶解。鸡内金不仅有健胃消食的作用,更有磨坚化石之效;白茅根利尿通淋,车前子清热利尿,二药同用为辅药,可促进水液代谢,加大尿量,促进泌尿系平滑肌蠕动,冲洗推动结石下移排出。佐以牛膝、续断引药下行,直达病所,能缓解肾绞痛;白芍、乌药、沉香行气止痛;甘草、茯苓补益脾胃兼和中,调和诸药不伤正,并有利尿作用,可使尿量增加,又能缓解输尿管平滑肌痉挛而止痛。诸药合用,共奏清热利湿、通淋化石、排石之功。《素问·逆调论》曰:"肾者水脏,主津液。"指出肾脏主宰着津液(包括尿)的化生和排泄,因此,肾虚是结石生成之根源,补肾堵源亦是防治本病的关键,故二诊、三诊逐步加大滋阴补肾之力度,以标本兼治。

【案三】湿热下注,阻滞络脉证。

李某,男,22岁,2012年7月23日首诊。

主诉: 腰痛2天。

患者于2天前在无明显诱因下出现腰痛，持续性刺痛，服用止痛药物可缓解，伴有尿急尿痛，无肉眼血尿，遂来就诊，行泌尿系彩超提示双肾多个结石，最大（0.6cm×0.8cm）位于左侧输尿管下段。西医建议手术取石，患者不同意。症见：腰痛，以左侧为主，持续性刺痛，伴尿频、尿痛，时有小便不通，腹胀，无腹痛，无恶心呕吐，纳眠不佳，大便正常，舌淡红，苔白腻厚，脉弦。

中医诊断：淋证——石淋（湿热下注，阻滞络脉证）。

西医诊断：双肾多发结石。

辨治：以清热利湿、化石通淋为治法，方用化石汤加减，方中金钱草、冬葵子排石化石；白茅根、泽泻、车前子清热利尿通淋；茯苓、黄芪、乌药健脾行气；续断补益肝肾；白芍缓解止痛；牛膝化瘀通络。同时嘱患者多饮水。具体方药如下：

金钱草30g　白茅根30g　冬葵子15g　茯苓20g

泽泻15g　　乌药15g　　车前子15g　牛膝15g

续断15g　　黄芪15g　　白芍20g

10剂，每天1剂，水煎煮至400mL，分早晚2次温服。

2012年8月27日二诊：此时患者腰痛消失，诉见尿中有小结石排出，仍有腰酸，尿频急，无血尿等不适。何世东教授认为，患者此时湿热已去大半，双肾仍有多个结石存在，耗伤肾阴故见腰酸，应以清热化石为治法，同时滋阴益肾，守首诊方，加山茱萸10g；加海金沙、薏苡仁利尿化石通淋。诸药合用，共奏化石通淋之功。再服20剂，患者症状消失。

按：肾结石，中医谓之"石淋"，临床表现以小便排出砂石为主症，或排尿突然中断，尿道窘迫疼痛，或腰腹绞痛难忍。临床常见肾结石，西医多予手术治疗。在治疗中，输尿管结石及膀胱结石治疗较易，如果出现肾绞痛发作者，则有结石排出之可能。可多饮水及行急跳跃运动，以促结石排出。巢元方在《诸病源候论》中将淋证的病机高度概括为"肾虚而膀胱湿热也"，其病因可归纳为外感湿热，饮食不节，情志失调，禀赋不足或劳伤久病。本案中何世东教授运用化石汤，以清热利湿化石，若尿血明显者，可加小蓟、藕节清热凉血；若血瘀之象明显者，可加桃仁、赤芍、蒲黄以活血化瘀；肾积液者加泽兰、桃仁、赤芍；体倦乏力者加黄芪、白术、茯苓等。

十八、水肿（IgA肾病）

【案一】脾肾亏虚，肾络瘀滞证。

吴某，女，33岁，2009年1月12日首诊。

主诉：双下肢浮肿伴泡沫尿1年余，加重1周。

患者因双下肢浮肿伴泡沫尿1年余，于2008年3月在某医院行肾穿刺活检术示局灶增生性IgA肾病。查24h尿蛋白定量波动1.5～2.2g；曾予激素治疗半年无效，平素口服金水宝胶囊、盐酸贝那普利片（10mg，每天1次），血压波动为收缩压110～125mmHg，舒张压70～80mmHg。近1周尿中泡沫增多，遂来就诊。症见：疲乏无力，面色晦暗，双下肢浮肿，按之凹陷，纳眠差，小便多泡沫，大便可，舌黯，苔薄黄腻，脉沉细。辅助检查尿常规示尿蛋白（+++），尿潜血（++），尿红细胞36/HP，24h尿蛋白定量2.2g，肝肾功能正常。

中医诊断：水肿（脾肾亏虚，肾络瘀滞证）。

西医诊断：IgA肾病。

辨治：以补脾益肾、凉血化瘀兼清利湿热为治法，方用何氏养肾方加减，具体方药如下：

黄芪30g	生地黄15g	山茱萸15g	蒲黄10g
水蛭5g	全蝎5g	白术10g	小蓟15g
茜草15g	薏苡仁30g	茯苓20g	白花蛇舌草30g

7剂，每天1剂，水煎服。

首诊方加减服1月后浮肿明显消退，复查24h尿蛋白定量1.1g。以何氏养肾方为基础方继服5个月后，复查24h尿蛋白定量0.6g，患者自行停盐酸贝那普利片，隔日服何氏养肾方1年，随访5年，24h尿蛋白定量波动0.1～0.4g，尿潜血（+）至（+++），血压波动为收缩压110～120mmHg，舒张压70～80mmHg，肝肾功能正常。

按：何世东教授对本病的主要临床症状泡沫尿、蛋白尿进行剖析，认为至少从被检出开始，便存在着脾肾亏虚、封藏不固和精微泄漏的病机，属于中医学"精气下泄"范畴，与脾肾有直接的关系。脾为气血生化之源，能固摄血液使血行于脉中；肾能藏精生髓、化生气血，肾气足则固摄有力，血不妄溢，一旦脾肾亏虚，功能失调、固摄无权则血溢脉外出现血尿。故脾肾亏虚是发病的根本原因，予黄芪、生地黄、山茱萸、白术健脾补肾。患者表现为双下肢浮肿，考虑存在水湿情况，拟用薏苡仁、茯苓健脾利水。因"水病及血"，水停气阻，血行凝滞而成瘀，即所谓"水不行则病血""孙络外溢则经有留血""久病入络必成瘀"之意，予蒲黄、水蛭、全蝎活血化瘀止血。

【案二】脾肾两虚，气阴两虚证。

林某，女，36岁，2012年9月13日首诊。

主诉：反复双下肢水肿1年余。

患者1年前在无明显诱因下出现双下肢水肿、解泡沫尿、头晕，于2011年7月于外院住院，监测血压波动为收缩压140～150mmHg，舒张压90～110mmHg，查尿常规提示尿蛋白（++++），尿红细胞（++），血肌酐145μmol/L，遂行肾穿刺，诊断：①IgA肾炎；②肾性高血压；③慢性肾功能不全。予口服泼尼松治疗，血管紧张素转化酶抑制剂（ACEI）类药物降压及对症处理，症状未见明显好转，故来中医院诊治。现症见：患者双下肢浮肿，乏力、倦怠明显，咽痛，腰酸痛，尿黄，泡沫尿明显，尿量无明显减少，胃纳差，舌质暗红，苔白腻，脉滑。平素易外感，测血压150/110mmHg，咽红，咽后壁滤泡，双侧扁桃体不大，双下肢对称性凹陷性中度水肿。查尿常规提示尿蛋白（+++），红细胞（++），余未见异常。

中医诊断：水肿（脾肾两虚，气阴两虚证）。

西医诊断：①IgA肾炎；②慢性肾功能不全。

辨治：缘患者脾气受损，脾失转输，水湿内停，加之患病日久，损及肾脏，肾失蒸化，开阖不理，水液泛滥肌肤，故见双下肢水肿；加之服用泼尼松，耗伤气阴，肾精气亏虚，腰府失其濡养、温煦，故见腰酸痛；肺气不足，卫表不固，故易外感；肺阴耗损，不能濡养咽喉，故见咽痛、咽红；脾气受损，运化功能受阻，故纳差；脾气受损，脾虚生湿，湿困阻气机，故见倦怠乏力；舌质暗红，苔白腻，脉滑为脾肾两虚，气阴两虚之证，以健脾祛湿、益气滋肾、凉血止血为法。拟方如下：

黄芪15g	熟地黄15g	山茱萸15g	山药20g
茯苓20g	大蓟15g	丹参15g	赤芍15g
薏苡仁30g	白术15g	陈皮5g	三七5g

10剂，每天1剂，水煎煮至400mL，分早晚2次温服。

2012年10月7日二诊：服首诊方后，全身乏力、纳差明显好转，双下肢水肿减轻，但失眠、多梦，夜尿每晚2次，舌暗红，苔薄白，脉弦细。药已见效，但现患者以肾阴虚为主，夹有血瘀、火热之征象，故去黄芪，以滋阴补肾为主，辅以清热化瘀，以六味地黄丸加减。拟方如下：

熟地黄20g　山茱萸15g　山药15g　茯苓15g

泽泻10g　牡丹皮10g　三七5g　甘草5g

蝉蜕10g　女贞子15g　白鲜皮10g　白薇10g

10剂，每天1剂，水煎煮至400mL，分早晚2次温服。

2012年11月21日三诊：现患者纳眠可，双下肢水肿明显好转，测血压140/90mmHg，但于1周前因淋雨外感，现口干、咳嗽、咽痒、痰少色黄，二便调。舌暗红，苔薄黄，脉浮细数。患者现有外感，宜先祛除外邪，以清热化痰为法，拟方如下：

黄芩15g　防风10g　柴胡10g　淡豆豉15g

桔梗10g　夏枯草30g　浙贝母10g　白花蛇舌草30g

紫菀15g　赤芍15g　薏苡仁30g　山茱萸10g

10剂，每天1剂，水煎煮至400mL，分早晚2次温服。

2012年12月20日四诊：复查尿常规示尿蛋白（++），尿潜血（++），余为阴性，服药后，现患者未见明显感冒症状，测血压130/90mmHg，气力增加，双下肢水肿轻度水肿，腰痛、腰酸，舌淡红，苔薄黄，脉弦。患者症状有所好转，但阴虚仍然明显，方继续以六味地黄丸加减，具体方药如下：

熟地黄25g　山茱萸15g　山药15g　茯苓20g

泽泻15g　丹参15g　葛根15g　防风10g

白术15g　桃仁10g　黄芪15g　当归15g

红花5g

10剂，每天1剂，水煎煮至400mL，分早晚2次温服。

2013年4月1日五诊：复查尿常规示尿蛋白（+），余为阴性。肌酐

117μmol/L。双下肢水肿及腰痛较前有所减轻，余症不显。舌暗红，苔薄白，脉弦细。结合舌脉象，在四诊方的基础上加用三七以加强活血化瘀的功效，去葛根改石斛以滋养阴津。

2013年8月7日六诊：复查尿常规示尿蛋白（＋），余为阴性。肌酐正常。病情明显好转，双下肢未见明显水肿，稍有疲乏，喜唾，余未诉特殊不适。舌质暗红，苔薄腻，脉细。患者脾虚生湿，湿困阻气机，故疲乏；喜唾乃脾虚的表现。以健脾滋肾、化瘀止血为法。具体方药如下：

> 黄芪20g　熟地黄20g　山茱萸15g　桑寄生20g
>
> 白术15g　三七5g　　大蓟15g　　山药15g
>
> 川芎10g　赤芍15g　蒲黄15g

10剂，每天1剂，水煎煮至400mL，分早晚2次温服。

中医根据效可守方原则，守六诊方再服28剂后，患者症状基本消失。肌酐正常或轻度升高，尿蛋白波动为（＋）至（＋＋），因期间患者易感冒，感冒后病情加重，尿蛋白可达（＋＋）。

按：《景岳全书》指出："病有标本者，本为病之源，标为病之变。病本唯一，隐而难明，病变甚多，显而易见。"本着治病求本的原则，IgA肾病是免疫性疾病，它的发病因素有遗传相关性，何世东教授从中医角度考虑，认为这与肾脏关系密切。IgA肾病的患者大多素体肾虚，内经谓"肾主骨生髓"，中医认为肾脏与骨髓的生理病理密切相关。沉积在肾小球系膜区的多聚型IgA，可能来源于骨髓和私膜，又佐证了肾虚而发病的依据。IgA肾病常出现"腰痛""尿血""尿浊（蛋白尿）""水肿"，以至后期"虚劳"等症状，肾虚可导致上述症状的发生，而上述症状的出现乃肾之阴阳受损的表现，因此无论是IgA肾病的开始，或是病情缠绵变化的过程，乃至病之后期肾脏结构破坏（肾小球硬化、肾小管萎缩、肾间质纤维化），肾脏失去应有的功能，均证明本病存在肾脏受损、肾虚的病因。病变组织损伤程度由Ⅰ级至Ⅴ级、由轻至重的病理改变亦是肾虚病程进展的微观体现，即从肾阴虚到气阴两虚再到气血阴阳俱虚。因此何世东教授经常使用补肾之品，如熟地黄、墨旱莲、枸杞子、女贞子等，或将补肾经典名方——六味地黄汤、知柏地黄汤化裁应用，亦常"阴中求阳""阳中求阴"。药中病机，平中见奇。常用六味地黄丸：熟地黄24g，山茱萸12g，山药12g，泽泻9g，牡丹皮9g，茯苓9g。六味地黄丸专治肾阴虚之证，其中，熟地黄滋阴补肾，填精益髓；山茱萸滋补肝肾，秘涩精气；山药主入脾经，健脾补虚，补后天以充先天；泽泻利湿泄浊，并防熟地黄之滋腻恋邪；牡丹皮清泄相火，并制山茱萸之温；茯苓渗湿脾湿，既助泽泻以泄肾浊，又助山药之健运以充养后天之本。中医认为，气为血之帅，气行则血行，气虚则血失统摄。故何世东教授在六味地黄丸的基础上，加用黄芪、白术以益气固摄，加用三七、大蓟以消瘀止血。何世东教授重用黄芪以治脾肺气虚不摄之血尿、蛋白尿，但必须辨证患者属于脾肺气虚者方可取效。本方则与滋补肾阴药合用进行双层次治疗。临床观察服药后患者体力增强，腰酸腿软均明显好转，随之血尿、蛋白尿均减少，继服药不变则可收功。

十九、水肿（多器官功能衰竭）

【案一】脾肾阳虚，湿浊内蕴证。

张某，男，78岁，2011年9月11日首诊。

主诉：四肢浮肿3月余。

患者于2011年6月28日受凉后出现咳嗽、咳痰症状，伴胸闷痛不适及气促，夜间不能平卧，每次胸闷持续数min至1h不等，多数可自行缓解，无端坐呼吸或夜间阵发性呼吸，无咳粉红色泡沫痰，曾到当地市级医院住院治疗，考虑"冠心病、肺部感染"，予抗感染、强心、利尿治疗3周后症状无明显缓解，出现尿量减少，血钾升高，四肢浮肿等情况。后于2011年9月3日转至省级医院就诊，完善相关检查。查血常规示白细胞5.70×10^9/L，中性粒细胞百分比65.2%，红细胞3.34×10^{12}/L，血红蛋白87g/L。查尿常规示比重1.020，尿隐血（+++），尿蛋白（+），红细胞（+）。查大便常规示尿潜血阴性。超敏肌钙蛋白T 104.2pg/mL。查生化示ALT 128U/L，门冬氨酸氨基转移酶（AST）164U/L，血白蛋白16.8g/L；血糖6.32mmol/L；尿素氮13.32mmol/L，肌酐152μmol/L，尿酸705μmol/L，D-二聚体1.4mg/L；血钾3.7mmol/L；脑利尿钠肽（BNP）30 882pg/mL。查甲功五项示促甲状腺激素5.92μIU/mL，三碘甲状腺原氨酸（T3）1.14nmol/L，游离三碘甲状腺原氨酸（FT3）2.78pmol/L。胸片提示两肺渗出性病变，两侧少量胸腔积液，心影增大，考虑感染可能性大，不除外合并肺水肿。查心脏超声心动图提示扩张型心肌病变，全心增大，室壁变薄，二尖瓣开放幅度变小，收缩幅度减弱，二三尖瓣中重度返流，升主动脉增宽，主动脉瓣退行性变伴轻度返流，左室收缩、舒张功能减低。查腹部超声提示淤血肝，胆囊结石。诊断：①多器官功能衰竭；②扩张型心肌病心功能Ⅲ级；③低蛋白血症；④肺部感染；⑤原发性甲状腺功能减退症。患者于入院第3天出现黄疸，并出现咳嗽、气急等症状，肺部可闻及湿啰音，腹部胀大，下肢浮肿，9月3—5日，3天共使用呋塞米1 130mg，间以小剂量多巴胺每天20mg微泵静脉滴注，小便仍不见增多；于9月5日血透，至9月9日共透析4次。发病以来补充人血白蛋白530g，至9月9日心功能稍改善，肺部感染基本控制，偶有咳嗽、咳痰，偶发胸闷痛，夜间仍不能平卧，但仍尿量少，每天约300mL，全身浮肿明显，皮肤渗液，多次告病危，患者及家属商议后考虑其年龄大及当地风俗愿寿终于祖屋，遂留置尿管自动出院。但家属见患者痛苦不堪，遂特邀何世东教授前往会诊，症见：身目黄染，神疲乏力，气短声怯，胸闷，咳嗽，腹胀膨隆，全身重度浮肿明显，水肿平脐平踝，犹如装满水的胶袋塌陷于床，不可动弹，所谓"跗肿肉如泥，按之不起"，皮肤抚之湿润，纳食不振，尿少，舌绛红暗，苔薄微黄腻，脉沉细弱而数。既往有冠心病、前列腺肥大病史多年。

中医诊断：水肿——阴水（脾肾阳虚，湿浊内蕴证）。

西医诊断：多器官功能衰竭。

辨治：治宜温脾肾阳、利湿祛黄，方拟真武汤化裁，处方如下：

茯苓30g	白术15g	薏苡仁30g	白花蛇舌草20g
黄芪30g	泽泻15g	刺五加20g	茵陈30g
五味子10g	党参20g	熟附子6g	山药20g
大腹皮30g	生姜3片		

5剂，水煎，分多次少量服。

2011年9月15日二诊：3剂后患者出现腹泻，深茶色尿变成黄色尿，尿量增加到每天500mL，仍水肿明显，去白花蛇舌草，继服5剂。

2011年9月21日三诊：症见半坐位，颜面浮肿，身目黄染较前消退，全身乏力，时呕吐，胸闷，偶有咳嗽，舌绛红，苔薄白润，沉细弱而数，处方如下：

茯苓30g	白术30g	党参20g	黄芪30g
山药20g	茵陈20g	桂枝10g	薏苡仁30g
大腹皮20g	当归15g	白芍15g	泽泻15g
刺五加20g	熟附子5g	生姜3片	

5剂，水煎，分多次少量服。

2011年9月27日四诊：患者觉口干，皮肤抚之干爽，四肢浮肿较前明显消退，尿量增加至每天800mL，舌绛红，苔薄白，沉细弱，三诊处方去桂枝、熟附子。予5剂。

2011年10月8日五诊：患者颜面、下肢、阴囊水肿及上肢浮肿消退，无呕吐，偶有咳嗽、胸闷，四肢乏力，可下床活动少许，胃纳改善，尿色淡黄，尿量约每天800mL，大便粒状难解，舌绛红，苔薄白。处方如下：

黄芪30g	白术30g	茯苓30g	炙甘草8g
党参20g	大腹皮20g	当归15g	熟附子5g
白芍15g	泽泻15g	山药20g	刺五加20g
鸡内金10g	肉苁蓉12g	猪苓12g	

五诊方服10剂后，患者浮肿基本消退，诸症状明显缓解，可下地活动。再服10剂后可外出活动，遂继服五诊方7剂后停中药。

患者服药期间每日以黄芪20g、茯苓30g、山药20g、陈皮3g、当归15g炖瘦肉汁以顾护脾胃。

按：本案患者心功能、肾功能、肝功能损害，血清白蛋白甚低，高度水肿，在西医应用大量抗生素、呋塞米等药物，补充血白蛋白及血液透析治疗后，病情一直无明显好转，水肿越来越严重，精神、体力甚差。此因阳气衰微，阳衰不能化气，虽补充大量白蛋白，皆属中医所言"补阴也，不能振阳气"。抗菌消炎、输液，水为阴邪，犹雪上加霜，正如《景岳全书·传忠录》所云："元阳者，即无形之火，以生以化，神机是也，性命系之，故亦曰元气。"张介宾在《类经附翼·求正录》中指出："天之大宝，只此一九红日；人之大宝，只此一息真阳。"患者病情危笃，一线残阳将绝。面对此之危重病例，首诊一方面配用真武汤合黄芪、桂枝、五皮饮等温补脾肾之阳气，另一方面配用茵陈、白花蛇舌草解毒祛黄，透邪外出，攻邪而不伤正，补虚而不留邪，充分发挥了中医药救治危重症的独到之处，从而取得良好效果。身目黄染消退后全力攻阴水，取《删补名医方论》言："补后天之气无如人参，补先天之气无如附子……二药相须，用之得当，则能瞬息化气于乌有之乡，顷刻升阳于命门之内。"故用四君子汤合熟附子，二者以为君。引《金匮要略》曰："夫短气有微饮者，当从小便去之。""病痰饮者，当以温药和之。"臣以茯苓健脾利湿以化饮，饮属阴邪，非温不化，桂枝、肉苁蓉温阳以化饮；白术、山药、薏苡仁健脾燥湿，脾气健运，湿邪去而不复聚；佐以泽泻"渗湿热，行痰饮"，当归共助活血化瘀之力；使以甘草调和诸药。全方共奏阳气日复则阴水渐消，加之脾得阳则健运，后天摄取精微逐渐恢复之功，配伍严谨，温而不热，利而不峻，寒温并用，补中有泄，身体日趋康复，足可见"阳气者，若天与日，失其所，则折寿而不彰，故天运当以日光明"。

【案二】脾肾阳虚，痰瘀气滞，水湿内停证。

陈某，男性，82岁，2015年2月8日首诊。

主诉：反复头面及下肢浮肿半年。

患者头面及双下肢浮肿反复发作半年，气喘动则明显，少咳，痰难出，色白黏稀，胸闷、胸痛，纳差疲乏，腹胀，食后明显，大便稀烂，量少难排，尿短难解，眠差，易醒，夜尿频而不畅，体重在半年内减少十余斤。面色暗晦，舌瘦暗淡，苔白润腻，脉涩结硬。既往有高血压病史40年，冠心病10年（放支架2次）。

辅助检查：近日复查尿常规提示尿蛋白（＋），查血常规示白细胞2.5×10^9/L，中性粒细胞1.9×10^9/L。查心电图提示房颤。查彩超提示多处有动脉粥样硬化斑块、前列腺增生。

中医诊断：水肿（脾肾阳虚，痰瘀气滞，水湿内停证）。

西医诊断：①多器官功能衰竭；②冠心病；③高血压病；④肺部感染；⑤慢性浅表性胃炎。

辨治：以温阳利水、行气活血为治法。方药如下：

熟附子5g	白术15g	茯苓30g	白芍15g
生姜3片	黄芪15g	炙甘草10g	大腹皮15g
三七5g	厚朴10g	灵芝15g	

7剂，水煎取，温服，每天1剂。

2015年2月15日二诊：服首诊方后水肿症状明显好转，胃胀减轻，能吃些软饭，舌脉如前。水湿之邪减轻，气滞改善。加强益气开胸、化痰祛瘀之效，方药如下：

黄芪20g	党参15g	炙甘草10g	桂枝10g
薤白15g	茯苓30g	法半夏15g	三七5g
桃仁12g	白术15g	陈皮5g	全蝎5g

7剂，水煎取，温服，每天1剂。

2015年3月1日三诊：胸闷、胸痛症状改善，水肿消退，胃口好转，无咳嗽，仍动则气喘，夜尿4次，不畅，舌暗红，苔薄白，脉结。守二诊方加山茱萸15g、益智仁10g，10剂。水煎取，温服，每天1剂。

2015年3月13日四诊：精神好转，走路气喘情况有所缓解，可以多吃点软饭，夜尿4次，无咳无痰。大便软而不畅。舌暗红，苔薄白，脉结。以益气补肾、行气活血为治法。方药如下：

黄芪20g	党参15g	炙甘草10g	桂枝10g
桃仁10g	川芎15g	山茱萸12g	沉香10g（后下）
红花5g	枸杞子12g	三七5g	益智仁10g

10剂，水煎取，温服，每天1剂。

2015年3月23日患者来电诉服药后，自觉症状有所减轻，咨询是否可以照服四诊方。嘱其隔日服1剂，2个月后症状好转并稳定，随访至2015年7月，患者病情平稳。

按：本例患者心功能、肾功能、消化系统功能受损，血白细胞甚低，高度水肿，在应用大量西医方法治疗后病情一直无明显好转，水肿反复，精神、体力日渐下降，病情错综复杂。何世东教授关注"肾为先天之本，脾为后天之本"，该案患者经西医治疗后，外邪已清除，损及脾肾难以恢复，治疗重点放在补虚上，即运用健脾补肾之法补足先天、后天之本，恢复元气。一定要注意的是，久病发作多伴痰瘀，血瘀、痰浊又会进一步损伤人体，故在治疗的整个过程中都应配以活血化瘀、行气化痰之法。哪怕是重病、久病，中药、西药的配合使用都可达到更好的治疗效果，还可减轻西药的副作用，缩短疗程，防止复发，使患者更快痊愈。

二十、水肿（慢性肾小球肾炎）

【案一】脾肾气虚证。

万某，女，34岁，2012年3月27日首诊。

主诉：反复双下肢水肿7年。

患者于7年前无明显诱因下出现双下肢水肿，查尿常规提示尿蛋白（＋），诊断为慢性肾小球肾炎。其间出现头晕，测血压180/120mmHg，考虑高血压病，予硝苯地平控释片（30mg，qd）控制血压。症见：双下肢轻度水肿，疲乏，干咳，口干，时有头晕头痛，纳眠尚可，大便正常。舌红瘦，苔黄腻，脉弦细。查尿常规提示蛋白

（＋），余为阴性。

中医诊断：水肿（脾肾气虚证）。

西医诊断：慢性肾小球肾炎。

辨治：以健脾祛湿、益气滋肾为治法，拟方如下：

五指毛桃30g　黄芪20g　白术12g　　茯苓20g

山药15g　　白芍15g　熟地黄15g　山茱萸12g

女贞子15g　桑寄生15g

10剂，每天1剂，水煎煮至400mL，分早晚2次温服。

2012年4月26日二诊：双下肢水肿减轻，咽痛，咽干，舌红，苔黄腻，脉弦细。查尿常规提示尿蛋白阴性。此时阴虚更甚，加入二至丸滋肾阴，拟方如下：

五指毛桃30g　茯苓20g　　女贞子15g　白术12g

熟地黄20g　　山茱萸12g　黄芪15g　　墨旱莲12g

桑寄生15g　　山药15g　　薏苡仁30g　萆薢20g

茵陈15g

10剂，每天1剂，水煎服。

2012年5月17日三诊：患者双下肢水肿消退，记忆力下降，时有头痛，舌红，苔黄腻，脉弦细。肾阴久亏，水不涵木，肝肾阴虚，阴虚阳亢，上盛下虚，故见头痛、脉弦细等症，当育阴潜阳，予用六味地黄丸"壮水之主，以制阳光"，加用白花蛇舌草、萆薢清热祛湿，龟板、牡蛎滋阴潜阳，扁豆花、陈皮健脾行气，拟方如下：

茯苓20g　　白芍15g　　泽泻12g　白花蛇舌草20g

薏苡仁30g　扁豆花12g　萆薢20g　白术12g

陈皮5g　　　山药15g　　龟板15g　牡蛎30g

7剂，每天1剂，水煎服。

随后患者头痛症状缓解，此方加减随诊3年，尿蛋白始终保持为阴性。

按：慢性肾小球肾炎主要表现为蛋白尿、血尿、高血压、水肿等，本例属于中医"水肿"范畴，元朝朱震亨在《丹溪心法》中将水肿分为阴水和阳水，认为"若遍身肿，烦渴，小便赤涩，大便闭，此属阳水……若遍身肿，不烦渴，大便溏小便少，此属阴水"。水肿的病因病机是多方面的，但总以肺、脾、肾为中心。正如《景岳全书·肿胀》所言："凡水肿等证，乃肺脾肾三脏相干之病，盖水为至阴，故其本在肾；水气化于气，故其标在肺……今肺虚则气不化精而化水，脾虚则土不制水而反克，肾虚则水无所主而妄行。"何世东教授认为本例属阴水，病机在于脾肾两虚，治以健脾滋肾为主，脾气自能升降运行，滋肾阴则三焦气化水湿，水湿自除。《素问·汤液醪醴论》中指出"平治于权衡，去菀陈莝，微动四极，温衣，缪刺其处，以复其形。开鬼门，洁净府，精以时服，五阳已布，疏涤五藏。故精自生，形自盛，骨肉相保，巨气乃平"。

【案二】脾肾阳虚证。

邓某，女，41岁，2012年12月13日首诊。

主诉：反复四肢水肿1年余。

患者于1年前无明显诱因下出现双下肢水肿，于2011年4月就诊于外院行尿常规提示尿蛋白（++），未行肾脏穿刺，诊断为慢性肾小球肾炎（具体病理不详），其间反复出现四肢浮肿，泡沫尿，上腹部疼痛不适，易腹泻，给予口服泼尼松、环孢素治疗，近期口服环孢素（50mg，每天2次），未见明显好转，故来本院寻求中医治疗。症见：患者血压正常，四肢浮肿为对称性凹陷性轻度水肿，腰酸，周身乏力，时口干，尿色黄，大便烂，每天2次，纳欠佳，眠尚可。舌质淡暗，舌苔薄黄，脉象弦细。平素容易感冒。

辅助检查： 2012年12月13日于本院查尿常规提示蛋白（++++），余为阴性。

中医诊断： 水肿（脾肾阳虚证）。

西医诊断： 慢性肾小球肾炎。

辨治： 以健脾温肾、利水祛湿为治法，拟方如下：

山茱萸15g	白术15g	茯苓20g	川芎15g
补骨脂10g	三七15g	续断15g	砂仁5g（后下）
苍术10g	女贞子15g	巴戟天10g	淫羊藿10g

10剂，每天1剂，水煎煮至400mL，分早晚2次温服。

2012年12月24日二诊： 服首诊方后，四肢水肿减轻，守首诊方加刺五加30g、泽泻15g以加强利水渗湿之效，继服15剂。

2013年1月15日三诊： 四肢水肿减轻，腰痛、乏力均减轻，复查尿常规提示尿蛋白（++），余为阴性。仍纳少，舌暗红，苔薄白，脉弦细。拟方如下：

黄芪30g	白术15g	三七5g	山茱萸10g
香附15g	泽泻10g	刺五加30g	何首乌15g
枸杞子15g	芡实30g	茯苓10g	女贞子15g

10剂，每天1剂，水煎服。

2013年2月3日四诊： 现仍然口服环孢素（50mg，每天2次），复查尿常规提示尿蛋白（+），红细胞（+）。双上肢水肿消退，双下肢轻度水肿，但时有上腹部疼痛不适，仍纳少，大便每天2次，舌暗红，苔薄白，脉弦细。患者脾虚生湿，湿热留恋，宜淡渗利湿，在三诊方的基础上加用薏苡仁、山药。

2013年2月28日五诊： 复查尿常规阴性，腰痛，小腹痛消失，四肢均未见浮肿，气力增加，舌淡红，苔薄黄，脉弦。患者症状明显好转，减少黄芪的用量，四诊方加减，处方如下：

　　　黄芪20g　白术15g　炙甘草5g　　三七5g

　　　白芍20g　半夏15g　山茱萸15g　　枳壳10g

　　　山药15g　香附10g　茯苓20g　　　砂仁5g（后下）

10剂，每天1剂，水煎服。

2013年10月21日六诊： 复查尿常规再次出现尿蛋白（+），双下肢轻度水肿。夜尿每晚2次，大便每天2~3次，质烂。舌暗红，苔薄白，脉弦细。在五诊方的基础上加用芡实以固摄缩泉。

2014年1月20日七诊： 复查尿常规均为阴性，病情好转并稳定，未诉特殊不适。舌质淡红，苔薄白，脉细。嘱逐步减少环孢素的用量，具体方药如下：

　　　黄芪20g　白术15g　苍术15g　　刺五加30g

　　　山药15g　干姜5g　　山茱萸10g　砂仁5g（后下）

　　　三七5g　　陈皮5g　　鸡血藤30g　川芎15g

10剂，每天1剂，水煎服。

根据效可守方原则，在七诊方的基础上加减服药半年，停环孢素，多次复查尿常规正常，随访1年未复发。

按： 李东垣认为补肾不如补脾，许叔微认为补脾不若补肾，何世东教授认为脾虚则当补脾，肾虚则当补肾，脾肾俱虚则当脾肾同治，而且需分清阳虚与阴虚之别。

本案患者患病1年余，水肿明显，乏力，大便烂，脾肾之阳气俱虚，而且水为阴邪，首诊即以脾肾论治为主，以健脾温肾为法。何世东教授喜用右归丸或左归丸加黄芪、参苓白术散合水陆二仙丹，药用山茱萸、山药、枸杞子、茯苓、菟丝子、牛膝、黄芪、党参、女贞子、白术、杜仲、芡实、补骨脂、巴戟天、仙茅等。水肿明显时需利湿，选用真武汤合五皮饮，药用干姜、生姜、茯苓皮、大腹皮、刺五加、泽泻、陈皮等。临证时，不论患者是否有面色黧黑、肌肤甲错、舌质紫暗有瘀斑、脉细涩等瘀血见证，均在辨证的基础上加用活血化瘀药，因气虚行血无力而瘀滞不行，故在健脾温肾的基础上加用三七、鸡血藤以活血通络。坚守方药连续1年余，终见奇效。

【案三】脾肾虚衰，阳虚水泛证。

胡某，女，56岁，2014年6月18日首诊。

主诉：双下肢浮肿10年。

患者10年前出现双下肢对称性浮肿，按压呈凹陷性，晨起时偶有双眼睑浮肿，因病情加重，遂于2003年在外院住院治疗，当时未行肾脏病理穿刺，诊断：①慢性肾小球肾炎；②病毒性肝炎（乙型）。予改善肾功能、肝功能、激素及对症治疗，症状改善后出院，随后激素缓慢停药，劳累后出现水肿，未予重视。2年前因再次出现双下肢浮肿，遂到当地医院求诊，再次予激素等药物（具体不详）对症治疗后症状缓解，1个月前完全停用激素。2天前双下肢水肿再发，遂来本院寻求中医治疗。症见：神疲乏力，四肢倦怠，诉手指紧，晚上尤甚，双下肢浮肿，腰痛，喜温喜按，纳差，小便短少，大便溏，舌质淡红，苔白滑，脉沉缓。查体：心肺查体未见明显异常，双下肢浮肿，按之凹陷且不易恢复，腰部肾区无压痛，有轻度叩击痛，2014年6月18日查尿常规示尿潜血（－），尿蛋白（＋＋＋）。

中医诊断：水肿——阴水（脾肾虚衰，阳虚水泛证）。

西医诊断：①慢性肾小球肾炎；②病毒性肝炎（乙型）。

辨治：该患者水肿病位在下，属阴水，阴水属虚或虚实夹杂，多由饮食倦息、禀赋不足、久病体虚所致，病位在脾、肾，水不自行，赖气以动，水为至阴，其本在肾，水唯畏土，其制在脾，脾虚则土不制水而反克，肾虚则水无所主而妄行，故本证属脾肾虚衰，阳虚水泛，阳虚无力推动气血运行则为瘀，故以温阳补肾、健脾利水为治法，佐以活血化瘀之法遣方，方予真武汤加减，拟方如下：

黄芪30g　　白术15g　　茯苓30g　　炙甘草5g

生姜3片　　熟附子10g　刺五加30g　白芍20g

大腹皮25g　陈皮5g　　三七5g　　全蝎3g

川芎15g

14剂，每天1剂，水煎煮至400mL，分早晚2次温服。

2014年7月2日二诊：继服7剂，诉头身困重，嗜睡，双下肢肿胀症状较前缓解，仍有腰痛，喜温喜按，手指紧，晚上尤甚，纳可，眠差，舌淡苔白，脉沉缓，查尿常规提示尿蛋白（+++）；证属脾肾虚衰，阳虚水泛，当健脾利水，温阳补肾，兼以活血化瘀，拟方如下：

黄芪30g　　白术15g　　茯苓30g　　炙甘草5g

陈皮5g　　 全蝎15g　　刺五加30g　薏苡仁30g

大腹皮20g　生姜3片　　熟附子10g　白芍20g

三七5g

10剂，每天1剂，水煎煮至400mL，早晚温服。

2014年7月16日三诊：继服10剂，诉神疲乏力，怕冷，双下肢浮肿消退，腰痛减轻，双手晨僵，肠鸣，大便溏舌淡，苔白腻，脉沉细。脾主四肢，患者双手晨僵属脾阳虚弱不能布达肢体，肠鸣亢奋，大便溏属脾运失常，湿邪下注，且怕冷，须益气温阳，运脾化湿，兼以活血化瘀，拟方如下：

黄芪30g　　白术15g　　山茱萸10g　刺五加30g

巴戟天15g　熟附子10g　砂仁5g　　 三七5g

全蝎3g　　　陈皮3g　　　补骨脂10g　　生姜3片

茯苓30g

10剂，每天1剂，水煎煮至400mL，早晚温服。

2014年7月30日四诊：继服10剂，诉精神可，晨起口干，无口苦，双手仍有晨僵，腰痛怕冷，双下肢轻度浮肿，肠鸣，纳可，小便可，大便溏，舌淡，苔白腻，脉沉细。查尿常规提示尿蛋白（+++）。继续以益气温阳、健脾化湿为主，兼以活血化瘀。拟方如下：

黄芪30g　　　白术15g　　熟附子10g　　桂枝10g

淫羊藿15g　　茯苓20g　　三七5g　　　补骨脂15g

薏苡仁30g　　白芍15g　　砂仁5g　　　生姜3片

刺五加30g　　杜仲10g

7剂，每天1剂，水煎煮至400mL，分早晚2次温服。

2014年8月11日五诊：继服7剂，诉症状同前，今调整处方，重以温阳补肾，拟方如下：

黄芪30g　　　白术15g　　巴戟天15g　　茯苓20g

刺五加30g　　三七5g　　　全蝎5g　　　砂仁5g

干姜10g　　　补骨脂15g　熟附子10g　　益智仁30g

10剂，每天1剂，水煎煮至400mL，早晚温服。

2014年10月13日六诊：继服10剂，诉双下肢仍有轻度浮肿，双手关节疼痛，腰酸痛，喜温喜按，易疲乏，怕冷，晨起时双目胀痛，纳可，睡眠欠佳，二便调，舌淡苔白腻，脉沉迟。复查尿常规提示尿蛋白（++），患者体虚已久，阳气虚衰，阳虚不能制水，则水泛，不能温通关节肌肤则为痛为寒，本证仍属脾肾虚衰，阳虚水泛，故仍以温阳补肾、健脾利水为主，佐以活血化瘀之法遣方，拟方如下：

黄芪30g　　　白术15g　　　熟附子10g　干姜10g

砂仁30g　巴戟天15g　茯苓20g　　桂枝10g

全蝎5g　山茱萸15g　炙甘草5g　白花蛇舌草30g

10剂，每天1剂，水煎煮至400mL，分早晚温服。

继用六诊方随证加减治疗3个月后，症状明显改善，未见水肿反复，复查24h尿蛋白定量1 563mg，随后患者带药回老家，嘱患者平时注意身体调养，避免过度劳累，禁食生冷食物，限蛋白及低盐饮食，配合艾灸以益气温阳通经。

按：何世东教授认为本案属阴水，病机在于脾肾两虚，治以健脾温肾为主，脾气自能升降运行，温肾阳则三焦气化水湿，水湿自除。故用真武汤合苓桂术甘汤。真武汤治表已解有水气，中外皆寒虚之病也。真武者，北方司水之神也，以之名汤者，赖以镇水之义也。夫人一身制水者脾也，主水者肾也；肾为胃关，聚水而从其类者；倘肾中无阳，则脾之枢机虽运，而肾之关门不开，水虽欲行，孰为之主？放水无主制，泛溢妄行而有是证也。用附子之辛热，壮肾之元阳，而水有所主矣；白术之苦燥，建立中土，而水有所制矣；生姜之辛散，佐附子以补阳，温中有散水之意；茯苓之淡渗，佐白术以健土，制水之中有利水之道焉。而尤妙在芍药酸敛，加于制水、主水药中，一以泻水，使子盗母虚，得免妄行之患；一以敛阳，使归根于阴，更无飞越之虞。然下利减芍药者，以其阳不外散也；加干姜者，以其温中胜寒也。水寒伤肺则咳，加干姜者，散水寒也。小便利者去茯苓，以其虽寒而水不能停也。呕者，去附子倍生姜，以其病非下焦，水停于胃也。所以不须温肾以行水，只当温胃以散水，佐生姜者，功能止呕也。

【案四】脾肾阳虚，水湿内停证。

陈某，男，52岁，2015年2月25日首诊。

主诉：反复双下肢稍微浮肿5年。

患者5年间反复双下肢稍微浮肿，在某市中医院诊断为慢性肾小球肾炎（未肾穿），多次查尿常规示尿蛋白（++）至（+++），红细胞（+）至（++），尿潜血（+）至（++），血压稍高（具体不详），肾功能正常。已经用中西药治疗5年，效果差，经亲戚介绍来莞治疗，于2015年2月25日求诊，症见：双下肢轻度浮肿，腰酸痛乏力，胃纳可，眠佳，晨起泡沫尿明显，尿量无明显减少，大便正常，舌淡红，苔白薄，脉弦。由于激素治疗疗效欠佳，已经停用激素3年。

中医诊断：水肿（脾肾阳虚，水湿内停证）。

西医诊断：慢性肾小球肾炎。

辨治：以补脾补肾、利尿消肿为治法，方药如下：

熟附子10g　　白术15g　　茯苓20g　　　白芍15g

刺五加30g　　陈皮5g　　　大腹皮15g　　黄芪20g

生姜3片　　　山茱萸15g　杜仲5g

7剂，水煎服，温服，每天1剂。

2015年3月5日二诊：水肿消退，腰酸有所缓解，脉舌如前。首诊方去熟附子、大腹皮、生姜，加全蝎5g、水蛭5g、枸杞子15g，15剂，水煎取，温服，每天1剂。

2015年4月3日三诊：患者自诉服药15天后再服10天，查尿常规示尿蛋白（±），红细胞及尿潜血（-）。腰酸有所好转，舌稍红，苔薄白，脉弦。方药如下：

黄芪20g　　山茱萸15g　熟地黄15g　枸杞子15g

杜仲15g　　补骨脂10g　全蝎5g　　　水蛭5g

山药15g　　巴戟天15g

每天1剂，服1个月。

2015年5月5日四诊：复查尿常规阴性，舌脉如前，仍守三诊方每天1剂。

2015年7月25日五诊：复查尿常规阴性，无不适，守三诊方，隔天1剂。

2015年10月24日六诊：复查尿常规阴性。嘱咐再次守三诊方，隔天1剂，服至11月5日，以后停药。

按：本例患者脾肾两虚，蛋白尿反复发作5年，水湿内停，故双下肢反复微肿，水肿提示邪实，系肾中元阳不足，不能温煦脾土；而脾胃之气虚弱，化源不足，不能充养肾脏，久则脾虚不能统摄升清，肾虚不能封藏固精，则可见神疲乏力、腰膝酸软之症；亦可见蛋白尿、血尿，辨脏腑为脾肾阳虚，温脾肾之阳，利尿则水肿消退。王清任主张"百病皆有瘀"，而蛋白是血液中的一种成分，所以何世东教授认为蛋白尿是"血不循常道"的一种表现，也可致瘀，肾病蛋白尿与"瘀血"密切相关，故重点补脾肾，同时通肾络活血，守方一段时间后尿蛋白及血尿转阴，水肿消失，疗效显著。

二十一、水肿（膜性肾病）

【**案一**】肾阴亏虚，肝郁气滞，瘀水互结证。

冯某，37岁，女，2012年11月12日首诊。

主诉：双下肢浮肿伴腰痛2个月。

患者2个月前出现对称性双下肢浮肿，按压呈凹陷性浮肿，偶有晨起时眼睑浮肿，伴腰酸疼痛，休息及用手按压，腰痛可缓解，因症状加重，于2012年10月到本院住院治疗，完善各项相关检查后，结合患者症状体征及检查结果，当时诊断为膜性肾病2期，予改善肾功能的激素及对症治疗后，症状好转出院，今因症状未完全缓解，遂来本院寻求中医治疗。症见：神清，诉偶有头晕、耳鸣，口干口苦，下腹疼痛，痛引少腹，遇忧思恼怒则剧，双下肢浮肿好转，仍腰痛，纳眠可，二便调，舌质暗红，苔少，脉弦涩。查体：心肺查体未见明显异常，腹部有压痛，痛无定处，腰部肾区有轻度压痛及叩击痛，双下肢按压时有轻度凹陷性浮肿。

辅助检查：查尿常规示尿潜血（＋），尿蛋白（＋＋＋）。查B超示右肾结石（3mm×3mm）。

中医诊断：水肿（肾阴亏虚，肝郁气滞，瘀水互结证）。

西医诊断：膜性肾病2期。

辨治：脏腑气机阻滞，气血运行不畅，经脉痹阻，不通则痛；气能行津，气滞不能行津，水渗于皮里膜外则为肿；血不行则为瘀；又以患者腰痛喜按，耳鸣及口干口苦，责之肾阴不足；舌质暗红、苔少、脉弦涩为肾阴亏虚、肝郁气滞、瘀水互结之证，以理气疏肝止痛，化瘀利水消肿，滋养肾阴之法遣方，以柴胡疏肝散合桃红四物汤为基础随证加减，拟方如下：

柴胡10g	香附10g	枳壳10g	川芎15g
白芍15g	当归10g	生地黄20g	桃仁10g
三七5g	黄柏15g	红花10g	蒲黄12g
山茱萸15g			

7剂，每天1剂，水煎煮至400mL，分早晚2次温服。

2012年11月29日二诊：继服7剂，诉双下肢仍有轻度浮肿，腰无力喜按，少腹痛，呈针刺样痛，遇忧思恼怒则加重，有下坠感，无口苦口干，小便时解泡沫样尿液，大便可。患者本为肾虚，标为气滞血瘀，少腹下坠则为气虚，无力提升脏腑，今在首诊方的基础上加补气之药以升阳举陷，拟方如下：

柴胡10g　　香附15g　　茯苓30g　　　川芎15g

白芍15g　　当归15g　　生地黄20g　　三七5g

红花10g　　蒲黄12g　　山茱萸15g　　泽泻15g

炙甘草5g　　五指毛桃30g

10剂，每天1剂，水煎煮至400mL，分早晚2次温服。

2012年12月11日三诊：服用上方后，诉腰痛症状改善，下肢轻度浮肿，微恶寒，伴发热，体温38℃，咽痒咽痛，偶有咳嗽，无咳痰，舌红，苔薄黄，脉浮。患者本虚，虚者外邪乘虚而入，有表证当以解表，兼以治里，处方如下：

防风15g　　柴胡15g　　薏苡仁30g　　香附10g

茯苓20g　　川芎10g　　白芍15g　　　黄芩10g

桔梗10g　　太子参10g　甘草5g　　　白花蛇舌草30g

2剂，每天1剂，水煎煮至400mL，分早晚2次温服。

2012年12月13日四诊：服用三诊方后，诉无恶寒发热，口苦，咽干咽痛，无咳嗽，下腹隐痛，白带黄，仍有腰痛，下肢无明显浮肿，纳眠一般，舌红，苔黄腻，脉滑。查腹部B超示直肠窝积液。患者气虚无力化湿，湿邪郁而化热，湿热下注。故须健脾化湿清热，处方如下：

太子参15g　　山药15g　　薏苡仁30g　　白术15g

黄芩30g　　　苍术10g　　黄柏10g　　　炙甘草5g

当归15g　　　白芍10g　　柴胡12g　　　白花蛇舌草30g

10剂，每天2剂，水煎煮至400mL，早晚温服。

2012年12月19日五诊：服用四诊方后，症见神疲，诉下腹痛明显减轻，腰痛症状改善，下肢无明显浮肿，月经量少，有血块，舌淡红，苔白，脉细。查尿常规示尿蛋白（+++），尿潜血（++）。证属肝肾不足，脾虚湿阻，以滋补肝肾、健脾利湿为治法，方以六味地黄丸加减，处方如下：

党参15g　　白术15g　　茯苓25g　　山药20g

泽泻10g　　苍术15g　　续断15g　　薏苡仁30g

山茱萸15g　熟地黄20g　川芎15g　　茜草30g

石韦15g

7剂，每天1剂，水煎煮至400mL，早晚温服。

2012年12月26日六诊：服用上方后，症见神清，诉咽痛，无痰，仍有腰痛，喜按，双下肢无明显浮肿，舌淡红，脉细数。患者肾阴虚，无以濡养腰府则痛；阴虚生内热，火性炎上则致咽痛，故以滋阴补肾为法。处方如下：

熟地黄25g　山茱萸15g　山药15g　　茜草15g

桑寄生15g　女贞子15g　泽泻15g　　龟板15g

黄柏10g　　续断15g　　白术15g　　白花蛇舌草20g

7剂，每天1剂，水煎煮至400mL，分早晚2次温服。

2013年1月23日七诊：诉仍有腰部酸痛，经期明显，伴脱发，睡眠欠佳，小便黄，大便可，舌红，苔少，脉细数。本证仍属阴虚内热，继以养阴清热为治法，处方如下：

龟板15g　　熟地黄20g　山茱萸15g　黄芪15g

山药15g　　赤芍15g　　茜草15g　　蒲黄15g

桑寄生20g　黄柏10g　　枸杞子15g　女贞子15g

白花蛇舌草20g

10剂，每天1剂，水煎煮至400mL，分早晚2次温服。

服药10剂后症状明显改善。继续门诊观察治疗3个月，未见腰痛症状反复，嘱患者平时注意身体调养，避免过度劳累，多进食益气养阴食物，限蛋白及低盐饮食。

按： 本案中患者有肾病病史2个月余，久病损及脾肾，精气亏虚，肾气不充，不能通调水道则发水肿；则腰府不得濡养，故发为腰痛；《张氏医通》曰："气不耗，归精于肾而为精，精不泄，则归精于肝而化清血。"此言肝血为肾精所化生，厥阴必待少阴之精足方能血充气畅，疏泄条达，肾精亏虚，肝血不足，失于疏泄，肝气郁滞，气滞不能行津，水渗于皮里膜外则为肿；气能行血，气滞则血行不畅，则血瘀形成。治疗应以理气疏肝止痛，化瘀利水消肿，滋养肾阴为主，首诊方中，山茱萸既能滋养肝肾之阴，又能温补肾阳，为平补阴阳之要药；生地黄入肝肾经，既能清热，又能养阴；柴胡疏肝解郁，香附理气疏肝以止痛，川芎活血行气以止痛，二药相合，助柴胡以解肝经之郁滞，并增行气活血止痛之效；枳壳理气行滞；白芍养血柔肝，缓急止痛；当归活血补血，配合桃仁、三七、红花、蒲黄，增强活血化瘀之效；黄柏入肾经，既能清热，又能泻肾经之火。首诊方加减治疗10余剂后，患者腰痛、下肢水肿症状改善，下腹隐痛，白带黄，故四诊方中以太子参、白术补气健脾；山药、薏苡仁健脾化湿；苍术健脾燥湿；白花蛇舌草、黄柏、黄芩清热渗湿；当归活血补血；白芍养血柔肝；柴胡疏肝解郁。四诊方治疗10剂后，患者下腹痛、腰痛症状改善，无下肢水肿，但月经量少，夹有血块。《格致余论》所述："主闭藏者肾也，司疏泄者肝也，二脏皆有相火，而其系上属于心。心，君火也，为物所感则易动，心动则相火亦动，动则精自走。相火翕然而起，虽不交会，亦暗流而疏泄矣。"因肝肾不足，肝的疏泄不及，则气机不畅，血行瘀滞，故见女子月经量少，夹有血块；脾虚无力化湿，湿邪困阻清阳，故见神疲，故五诊方中以熟地黄滋阴补肾，填精益髓；山茱萸补养肝肾，并能涩精，取"肝肾同源"之意；山药补益脾阴，亦能固肾，共为臣药。三药配合，肾、肝、脾三阴并补，是为"三补"；泽泻利湿而泄肾浊，并能减熟地黄之滋腻；茯苓淡渗脾湿，并助山药之健运，与泽泻共泻肾浊，助真阴得复其位；续断补肝肾，调血脉；党参、白术健脾益气；薏苡仁健脾利湿，苍术健脾燥湿，石韦利水；川芎活血行气，茜草行血。服用五诊方7剂后，患者精神好转，仍有腰痛，喜按，咽痛，脉细数，肝肾阴虚，阴虚生内热；患者病情反复，但仍以肾阴虚为主，故在六味地黄丸的基础上，加用桑寄生、女贞子、龟板加强滋补肝肾、强筋骨的作用；加用白花蛇舌草、黄柏清热。服用六诊方7剂后，患者自诉腰酸以经期尤为明显，伴睡眠欠佳，考虑患者仍因肾阴不足，肾水不能上济于心，则心火上亢，故睡眠欠佳，故七诊方仍在六味地黄丸的基础上加减治之。何世东教授抓住病机变化，先以滋养肾阴，理气疏肝止痛，化瘀利水消肿，后在病机的变化上，加用健脾祛湿药物及清热之品，整个治疗过程，紧抓肾阴亏虚的病机，后以滋补肝肾为法，以六味地黄丸为基础，病得向愈。

【案二】脾肾阳虚，水气内停证。

熊某，女，37岁，2014年10月20日首诊。

主诉：双下肢浮肿2个月余。

患者2个月前无明显诱因下出现双下肢浮肿，无颜面浮肿，久行及劳累时加重，曾于九江市中医院住院期间行肾穿刺，病理报告提示膜性肾病Ⅰ期，曾使用激素+氮芥冲击，9月8日开始服用甲泼尼龙片（4片，每天1次），每周减量1片，1个月后停药。10月3日查尿常规提示比重大于1.03，尿潜血（++），尿蛋白（++），尿红细胞1~4个/HP。现双下肢仍有浮肿，疲乏，无颜面浮肿，无腰痛不适，无尿频尿急尿痛，无发热恶寒，无胸闷气促等不适。胃纳可，眠安，小便黄，大便尚调。既往有高胆固醇血症病史。查体：双下肢轻度凹陷性浮肿。舌尖边稍红，苔薄白腻，脉沉弦滑。

中医诊断：水肿（脾肾阳虚，水气内停证）。

西医诊断：肾病综合征膜性肾病Ⅰ期。

辨治：以利水消肿、行气健脾为主，拟五皮饮加减，具体方药如下：

熟附子10g	山茱萸15g	白术15g	全蝎5g
茯苓皮30g	川芎15g	大腹皮30g	蒲黄10g
五加皮30g	黄芪20g	赤芍15g	小蓟15g

7剂，水煎服，每天1剂，早晚分服。

患者以首诊方加减治疗1周后，双下肢浮肿及乏力症状较前减轻。

2014年10月27日二诊：患者仍有双下肢浮肿，疲乏，但较前减轻，口苦口干，无其他明显不适。胃纳可，眠欠佳，小便黄，偶有排泡沫样尿，无尿频尿急尿痛，大便调。2014年10月25日查血脂示总胆固醇7.5mmol/L。2014年10月26日查尿常规示尿潜血（++），尿蛋白（+++）。西医以辛伐他汀（40mg，每天1次）及头孢泊肟酯胶囊（0.1g，每天2次）对症治疗。以利水渗湿、温阳化气为治法，予五苓散合五皮饮加减，拟方药如下：

熟附子10g	桂枝10g	白术15g	全蝎5g
茯苓皮30g	泽泻15g	大腹皮30g	陈皮5g
五加皮30g	黄芪25g	白芍20g	薏苡仁30g

7剂，水煎服，每天1剂，早晚分服。

2014年11月24日三诊：以二诊方加减治疗1个月后，双下肢浮肿及乏力症状较前减轻，近3日因咳嗽导致双下肢浮肿较前加重，咽喉部不适，咳嗽，痰少，时有肠鸣，今日腹痛1次，无伴腹泻。胃纳一般，眠可，小便量多，偶伴泡沫尿，今日解大便2次，质烂，无伴黏液脓血便。舌尖红，苔薄白，脉弦滑数。西医以厄贝沙坦分散片（0.15g，每天1次）及头孢克肟分散片（0.1g，每天1次）对症治疗。拟方药如下：

淡豆豉15g　桔梗10g　　茯苓30g　　枇杷叶15g

全蝎5g　　　薏苡仁30g　刺五加30g　杏仁10g

黄芩10g　　麻黄3g　　藿香10g　　白术15g

7剂，水煎服，每天1剂，早晚分服。

2014年12月8日四诊： 患者诉服药后已无咳嗽、咳痰及咽喉部不适。双下肢浮肿较前稍减轻，面色晦暗，双眼干涩感，口干口苦，时有肠鸣，胃纳可，眠安，少许尿频，大便烂，每天2～3次。舌尖红，苔薄白，脉弦滑沉。西医继续以厄贝沙坦分散片（0.15克，每天1次）对症治疗。拟方药如下：

黄芪30g　白术15g　　茯苓30g　　熟附子10g

山药15g　益智仁10g　山茱萸15g　刺五加20g

白芍15g　桂枝10g　　炙甘草5g　　全蝎5g

7剂，水煎服，每天1剂，早晚分服。

患者服药后诉双下肢浮肿较前明显缓解，遂再予四诊方加减7剂治疗。因"右下肢皮疹2天"五诊。

2014年12月22日五诊： 患者右下肢散在皮疹，色红，大小形状不均，摸之碍手，压之褪色，干燥，有瘙痒感，伴局部皮肤紧绷感。双下肢轻度浮肿，眼干缓解，肠鸣减少。胃纳可，小便正常，大便量少。舌尖红，苔薄白，脉弦滑沉。拟方药如下：

黄芪30g　白术15g　　茯苓30g　　熟附子10g

徐长卿15g　山药15g　白芍15g　　山茱萸15g

补骨脂10g　炙甘草5g　阿胶10g　　防风15g

7剂，水煎服，每天1剂，早晚分服。

服药后患者诉皮疹未有明显改善，继续予五诊方加减7剂治疗。7剂过后患者诉皮疹明显消退，但双下肢浮肿稍有加重。2014年1月3日查24h尿微量白蛋白2 384.5mg。遂拟四诊方加减治疗，去熟附子、白芍、桂枝、炙甘草，加炙水蛭5g、巴戟天15g、补骨脂15g、红景天6g。后方加减治疗4个月余后，双下肢浮肿症状明显减轻，2015年3月15日复查24h尿微量白蛋白883.7mg。因"腹痛1天"六诊。

2015年5月11日六诊：患者腹痛，以脐下为主，便后可缓解，无明显腹胀，无恶心、呕吐，无反酸嗳气，胃纳一般，眠安，小便正常，今日解4次大便，质软，顽谷不化，舌嫩红，苔薄黄，脉沉弦。2015年5月31日24h尿微量白蛋白1528mg。拟方药如下：

熟附子10g　白术15g　白芍20g　干姜8g

茯苓20g　薏苡仁30g　炙甘草5g　黄芪25g

桂枝10g　陈皮5g　全蝎5g　砂仁5g（后下）

7剂，水煎服，每天1剂，早晚分服。7剂过后，患者诉已无腹痛，时有腹胀，继续予六诊方加减7剂治疗。

2015年6月8日七诊：已无腹胀，双下肢浮肿，疲倦乏力。胃纳可，眠安，小便量一般，排泡沫尿，大便偏烂，2～3天1次。舌尖嫩红，苔薄黄，脉沉弦。拟方如下：

熟附子10g　白术15g　白芍20g　干姜8g

茯苓20g　薏苡仁30g　炙甘草5g　黄芪25g

桂枝10g　红景天6g　全蝎5g　补骨脂15g

山茱萸15g

14剂，水煎服，每天1剂，早晚分服。

14剂过后，患者双下肢浮肿及泡沫尿明显减轻，2015年7月27日复查24h尿微量白蛋白113.4mg。随访至今，患者双下肢浮肿时有反复，一直规律至本院门诊就诊，均拟上方加减治疗。

按：本病属中医"水肿"范畴。关于水肿病机，《景岳全书·肿胀》中已论述扼要："凡水肿等证，乃肺脾肾三脏相干之病……今肺虚则气不化精而化水，脾虚则土不制水而反克，肾虚则水无所主而妄行。"患者起病症状为水肿、疲乏，但无其他明显不适，可见邪实损及脾气以致气虚气滞，脾虚不运，自然水湿停滞，发为水肿。治疗当以利水消肿、行气健脾为主，首诊方拟五皮饮加减，方中大量的茯苓皮、大腹皮、五加皮取"以皮行皮"之意，除肌腠皮间水气；"气行则水行"，故方中予白术、黄芪、川芎补气行气，助水运化；患者"舌尖边稍红，苔薄白腻，脉沉弦滑"，提示除水湿盛行外，兼见血热、肝郁，而肝主疏泄、藏血，肝郁可致血瘀水停，故为防血分瘀热互结，配以赤芍、全蝎、小蓟、蒲黄等清热凉血、活血祛瘀；脾虚不能制水，水湿壅甚，必损其阳，若脾虚进一步发展，必然导致肾阳亦衰，故添用熟附子温补肾阳之余，再予山茱萸取其补中固涩的一物二用之功，以巩固温阳利水之力。首诊方治疗1周后患者双下肢浮肿减轻，检查提示高胆固醇，提示患者体内膏浊壅滞，更使脾脏运化无权，津液不化而致湿热内郁，故见口苦口干；何世东教授此时舍清热凉血之药，改以温肾健脾利水的桂枝、薏苡仁、泽泻等，兼用少量陈皮醒脾化湿，非舍本逐末，恰恰意在治本不治标。三诊中患者因外邪侵袭肺卫，使肺卫宣发肃降、敷布津液功能失调，风水相搏，故见水肿加重，治以淡豆豉疏散外邪；桔梗开宣肺气；枇杷叶、杏仁止咳化痰平喘。服药后患者诉症状改善，双下肢浮肿时有反复，考虑患者病程缠绵，水湿必已伤阳，故可予桂枝姜附汤加减方以加大补火助阳之力。

二十二、水肿（难治性肾病综合征）

【案一】气阴两虚证。

梁某，男，14岁，2013年1月7日首诊。

主诉：反复双下肢浮肿5年余。

患者5年前无明显诱因出现双眼睑及双下肢水肿，于当地市人民医院住院治疗，诊断为原发性肾病综合征，予激素治疗后水肿屡消屡作，查尿蛋白（＋）至（＋＋），第一次当泼尼松减量至20mg时复发，第二次当泼尼松减量至10mg时复发。2010年开始予足量激素治疗，目前服用泼尼松（10mg，每天1次），未停药，多次复查尿常规提示尿蛋白（＋），遂慕名前来就诊。症见：形体偏瘦，颜面痤疮，口干舌燥，腰膝酸软，疲乏，双下肢轻度浮肿，舌淡红苔黄腻，脉象弦。平素常因感冒加重水肿。查血压100/68mmHg，双下肢对称性轻度凹陷性水肿。

辅助检查：尿常规示尿蛋白（＋）。24h尿蛋白定量1.5g，血浆白蛋白32.7g/L，总胆固醇2.56mmol/L，三酰甘油6.81mmol/L，低密度脂蛋白胆固醇3.99mmol/L，高密度脂蛋白胆固醇1.65mmol/L。

中医辨证：水肿（气阴两虚证）。

西医诊断：难治性肾病综合征。

辨治：以健脾滋肾、气阴两补为治法，以六味地黄丸合二至丸为基础方加减，加入黄芩、蒲公英以清热解毒，赤芍以清热凉血，白术以健脾利气、燥湿利水，拟方如下：

生地黄20g	牡丹皮10g	山茱萸15g	山药15g
墨旱莲15g	女贞子15g	黄芩15g	蒲公英20g
赤芍15g	甘草5g	白术10g	五指毛桃30g

10剂，每天1剂，水煎煮至400mL，分早晚2次温服。

　　首诊方加减服药2个月后，于2013年3月17日复诊，复查尿常规提示尿蛋白（＋），余为阴性。患者双下肢水肿、口干、腰膝酸软症状减轻，现泼尼松减量至5mg，每天1次，舌红，苔薄白，脉弦细。方药调整为：

　　　　生地黄20g　　牡丹皮10g　　山茱萸15g　　山药15g

　　　　墨旱莲5g　　女贞子15g　　泽泻15g　　　蒲公英20g

　　　　赤芍15g　　甘草5g　　　黄芪30g　　　白术10g

　　嘱激素逐步减量，注意保暖，预防感冒，合理作息。

　　首诊方加减服药1个月后，复查尿常规提示未见明显异常，停激素，患者双下肢无水肿，颜面痤疮明显减轻，腰膝酸软，疲乏，舌淡红，苔薄白，脉细。遂加强补阳的力度。组方如下：

　　　　巴戟天10g　　山茱萸10g　　熟地黄20g　　山药15g

　　　　茯苓20g　　女贞子15g　　芡实20g　　　炙甘草5g

　　　　丹参15g　　蒲黄10g　　白术10g　　补骨脂10g

　　停激素后继续服中药3个月，多次复查尿常规阴性。患者顺利撤药，随访至2015年1月未复发。

　　按：该患者患有原发性肾病综合征，经规范化激素治疗后无效的称为难治性肾病综合征，属激素依赖型，而激素依赖型患者系指经激素治疗获得缓解，但在激素撤减过程中或停用激素后14天内肾病综合征复发者。何世东教授认为在应用激素治疗的同时，配以中医药辨证施治能减少激素的副作用，有助于撤减激素，提高疗效，缩短疗程。该患者大量、长期使用了激素，而激素类似温阳药，过用温阳药必然会耗伤津液而导致阴虚阳亢，病之后期由于阴虚日久必损气（阳）而致气阴两虚之象，故治以滋阴为主，以六味地黄丸合二至丸为基础方，分别先用黄芩、蒲公英等甘寒清热之品去热而不损其真；撤减激素时加黄芪、白术健脾益气固摄；完全停用激素之前加强补阳封髓、纳气归肾施治，三个阶段各有特点，步步为营。需热已清才治以健脾补肾，后选用温阳补肾之品，主要是阻止反跳和巩固疗效，因为这些药物具有肾上腺皮质醇样作用，可提高肾上腺皮质系统的兴奋性，即中药的双向调节之效。

【案二】脾肾两虚证。

汪某，男，10岁，2012年11月29日首诊。

主诉：发现肾病综合征3年余。

患儿自2009年由感冒致全身浮肿就诊于当地医院，经检查发现尿蛋白（++++），并有大量管型，以肾病综合征收入该院住院治疗。用激素治疗后，浮肿有所减轻，蛋白尿仍持续波动在（+）至（++）。3年来撤减激素过程中水肿反复，3个月前再次减泼尼松用量（5mg，每天1次），出现双下肢凹陷性水肿，外院建议口服细胞毒性药物吗替麦考酚酯（0.25g，每天2次），但疗效欠佳，慕名来诊。症见：患者面色萎黄，咽中有痰，双下肢轻度凹陷性水肿，尿量较少，无恶寒发热，无咳嗽，胃纳可，眠可，大便正常。舌尖红，苔白，脉弦滑。目前服用吗替麦考酚酯（0.25g，每天2次）、泼尼松（2.5mg，每天1次）。

中医诊断：水肿（脾肾两虚证）。

西医诊断：难治性肾病综合征。

辨治：患者多年前因风邪外袭，肺气失宣，不能通调水道，发为水肿；外邪入里，亦使肾气受损，肾阳衰微，不能温养脾土，亦发为水肿，故见肢体浮肿，尿量减少；脾为生痰之源，脾虚则土不能制水，可见咽中有痰不适；证属脾肾两虚，故以健脾温肾祛湿为治法，具体方药如下：

半夏10g　　白术15g　　茯苓20g　　山药20g

芡实15g　　黄芪30g　　补骨脂10g　　陈皮5g

枸杞子15g　　三七5g　　淫羊藿15g　　五指毛桃30g

川芎12g　　巴戟天10g

10剂，每天1剂，水煎煮至400mL，分早晚2次温服。

2012年12月31日二诊：服药后，患者咽中无痰，双下肢浮肿有所好转。口干欲饮，胃纳差，小便量较少，大便可。舌淡红，苔薄白，脉细数。痰湿渐化，但脾肾仍虚，水肿未消，续前法，并加强补气、滋阴之功，具体方药如下：

半夏10g　　陈皮5g　　白术15g　　茯苓20g

淫羊藿10g　　山茱萸10g　　山药15g　　枸杞子10g

女贞子10g　　杜仲10g　　芡实15g　　黄芪15g

10剂，每日1剂，水煎服。另嘱逐渐递减激素用量。

2013年2月4日三诊：服用上方后，尿常规阴性，双下肢水肿明显减少，饮食、二便正常。按此方加减服药至2013年11月20日，化验检查未见明显异常而停服中药。现患者咽干欲饮，以阴虚为重。处以六味地黄丸为主方化裁，具体方药如下：

熟地黄15g　　山茱萸10g　　山药15g　　黄芪15g

白术10g　　炙甘草5g　　茯苓15g　　枸杞子10g

泽泻10g　　薏苡仁30g　　陈皮5g　　芡实20g

三诊方加减续服半年，于6月末全部停用激素及细胞毒性药物。随访1年，患者未诉特殊不适，尿常规阴性。

按：肾病综合征主要表现为大量蛋白尿、高血脂、水肿和低蛋白血症。本案属于中医"水肿"范畴，何世东教授认为本例属阴水，主张以中西医结合疗法治疗本病，在西医治疗的基础上加用中医药治疗，可以互补有无。《素问·水热穴论篇》提出："故其本在肾，其末在肺，皆积水也。"《素问·至真要大论篇》又语："诸湿肿满，皆属于脾。"该患者久病且长期使用激素药物，脾肾不足，阴阳两亏，气不化水，治以健脾滋肾为主，脾气自能升降运行，滋肾阴则三焦气化水湿，水湿自除。方以六味地黄丸为主方加减，并辅以活血、补气、健脾。方中白术、茯苓、薏苡仁、芡实益脾气以化湿；熟地黄、山药、山茱萸、枸杞子益肾填精；泽泻利水不伤阴，并防熟地黄之滋腻恋邪；陈皮理气健脾，燥湿化痰，黄芪补气、利水消肿。脾土得健，阳气得复，则水湿有制而不肆行，其肿自能消退。何世东教授在患者激素减量或小剂量维持期，注重培补脾肾，喜用补骨脂、淫羊藿、巴戟天等温补肾阳之品以阳中求阴，注重固本调摄以防复发或反跳。

【案三】气阴两虚证。

李某，男，15岁，2011年3月7日首诊。

患者确诊肾病综合征12年，曾经在多家医院诊治过，诊断为原发性肾病综合征（激素依赖型），每当激素减少至5mg时就出现尿蛋白（+++）至（++++），浮肿很快发展至全身并出现腹水，多年内反复发作8次，于2011年3月7日慕名来诊。症见：满月面，颜面潮红，多毛发，胃纳佳，大便烂，每天2次，睡眠正常，舌红瘦，苔薄白，脉细数乏力。眼睑轻微浮肿，双下肢无浮肿，目前服用激素（醋酸泼尼松片）40mg，每天1次。

辅助检查：尿常规阴性。

中医诊断：水肿（气阴两虚证）。

西医诊断：肾病综合征。

辨治：以健脾益气、养阴益肾为法，方药如下：

白术15g　茯苓15g　　山药20g　　山茱萸12g

芡实30g　女贞子15g　　太子参15g　墨旱莲15g

丹参10g　枸杞子10g　　陈皮5g　　　全蝎3g

10剂，2天服1剂，激素2周减5mg。

2011年5月3日二诊：眼睑及双下肢无浮肿，未诉明显不适，激素减少到30mg，每天1次，尿常规正常，舌瘦红，苔薄白，脉细乏力。方药：首诊方去墨旱莲、丹参，加黄芪20g、川芎10g，2天服1剂，激素2周减2.5mg。

2011年7月3日三诊：尿常规正常，大便时烂，每天1～2次，脉舌如前，激素减至每天20mg，方药如下：

黄芪20g　　白术15g　砂仁5g（后下）　　山茱萸10g

川芎10g　　全蝎3g　　补骨脂10g　　　　山药10g

枸杞子10g　陈皮5g　　芡实20g

2天1剂，维持3个月。

2011年10月8日四诊：尿常规正常，脉舌如前，中药仍守三诊方2天1剂，激素每3周减2.5mg。

2011年12月15日五诊：尿常规正常，激素减至每天12.5mg，纳可，眠佳，口不干，大便时烂，舌红瘦，苔薄白，夜尿2次。脉细乏力。中药守三诊方去芡实、陈皮，加淫羊藿12克、益智仁10克。2天1剂。激素每4周减2.5mg。

2012年2月13日六诊：尿常规正常，激素减少至每天7.5mg，舌脉如前，纳可，大便烂，每天1次，方药如下：

黄芪20g　白术15g　山茱萸10g　砂仁5g（后下）

川芎10g　杜仲15g　补骨脂12g　淫羊藿15g

山药15g　全蝎5g　　益智仁10g　枸杞子15g

2天1剂。激素应用单日服7.5mg，双日服5mg。1个月后连续2天服

5mg，第3天7.5mg。服1个月。

2012年4月15日七诊：尿常规正常，舌脉如前，纳好，大便正常。中药守六诊方，每天1剂，激素单双日均服5mg，维持1个月。以后每月减0.625mg。

2012年9月1日八诊：尿常规正常，纳好，大便正常，舌淡红，苔薄白，脉缓。激素全停。中药守六诊方，2天1剂。服用2个月停药，至今无发作。

按：患者患有激素依赖性肾综合征，虽然病程12年内反复发作，每逢激素减至每天5mg即出现蛋白尿，但仍对激素敏感。何世东教授认为激素的作用类似中药的温阳药，其药性偏阳，归肾经，性同"少火"且具有"壮火"样副反应。"少火生气，壮火食气"，当激素减量时就加补气之品，或减得越多就越要补气，甚至补阳之品就越多，用量越少激素减量越慢，最后成功地停药。在治疗全过程中患者舌都是红瘦的，而脉细乏力，用药就舍舌从脉，凭脉论治。

二十三、水肿（肾病综合征）

【案一】风水相搏证。

陈某，女，26岁，2014年2月28日首诊。

主诉：颜面部、四肢水肿1年余，加重半个月。

患者1年余前（2013年1月）感冒后出现颜面部、四肢水肿，当地医院诊断为"肾病综合征"，开始服用醋酸泼尼松片（60mg，每天1次）治疗，水肿消退，2周内尿蛋白转阴，泼尼松逐渐减量，2013年10月减量至"10mg，每天1次"时，水肿症状反复，尿量减少，尿泡沫增多，尿蛋白（++），2013年12月2—13日于广西中医药大学第一附属医院住院并行经皮肾穿刺活检术，病理报告示"符合肾小球轻微病变，考虑轻系膜增生性慢性肾小球肾炎可能性大"，泼尼松加量至"30mg，每天1次"，出院前查24h尿蛋白定量591mg。2014年1月10—26日因"发热、咳嗽、咽痛、水肿再发，尿蛋白（++++）"于广西容县人民医院住院，予抗感染治疗并于2014年1月16日开始口服"泼尼松片60mg，每天1次，双嘧达莫片50mg，每天3次"治疗，症状缓解出院。半月前患者颜面部、双下肢水肿加重，伴间歇性咳嗽，咳痰，痰色白、质稠，难以咯出，轻度咽痛，无咯血，间觉心悸、腹胀，无发热、寒战，无胸闷、心痛，无尿频、尿急、尿痛，于2014年2月28日慕名由广西前来本院求诊，症见：咽痛减轻，面浮肿，咳嗽，舌光边红，苔腻，脉滑数，大便溏，每天2次。起病以来精神一般，食欲、睡眠一般，大便溏，每天2~3次，近半月来自行服氢氯噻嗪片每天50mg，目前24h尿量约1 000mL，体重1月来增加5kg。否认心脏病、高血压、糖尿病病史。否认结核、肝炎等传染病史。否认重大外伤史及输血史。否认食物过敏史。否认疫水接触史。无吸烟、酗酒等嗜好。无工业毒粉、粉尘、放射性物质接触史。未婚未育，家人均体健。否认家族遗传病史。完善相关检查。血常规示白细胞$12.2×10^9$/L，中性粒细胞$11.68×10^9$/L；尿常规示比重≥1.030，尿蛋白（+++），微量白蛋白>0.15g/L，机检红细胞（潜血）（++），红细胞47.64/μL，白细胞18.64/μL；肾功能示尿素11.31mmol/L、尿酸478.61μmol/L、肌酐121.86μmol/L；肝功能示白蛋白14.9g/L，球蛋白20.3g/L；血脂组检示总胆固醇12.58mmol/L，甘油三酯2.84mmol/L，载脂蛋白A3.60g/L，载脂蛋白B2.31g/L；抗-MP.PA（1∶320+）；24h尿蛋白：24h总蛋白5 127.60mg，24h微量白蛋白1 363.2mg；胸片示左侧胸腔少量积液。

中医诊断：水肿（风水相搏证）。

西医诊断：①难治性肾病综合征（肾小球轻系膜增生性慢性肾小球肾炎）；②化脓性扁桃体炎；③肺炎支原体感染；④尿路感染；⑤左侧胸腔积液。

辨治：考虑患者诊断明确，撤减激素不成功，现建议予足量激素60mg，每天1次，明确其肺炎支原体感染，同时予阿奇霉素抗菌治疗。中医方面，患者水肿明显，治法以疏风散热、利水消肿为先，具体拟方如下：

桔梗10g　枇杷叶15g　金银花15g　白花蛇舌草30g

白术15g　苦杏仁10g　陈皮5g　　黄芩10g

连翘15g　白茅根30g

3剂，水煎成400mL，每天1剂，分2次温服。

2014年3月5日二诊：咳嗽，无痰，双下肢仍浮肿，咽干，舌红，苔黄腻，无呕吐，大便烂，每天4～5次，脉弦滑数。患者热毒症状减轻，大便烂，每天4～5次。故去金银花、连翘、黄芩，加用薏苡仁、白术、刺五加、泽泻等加大健脾利水之力，具体拟方如下：

桔梗10g　茯苓30g　　枇杷叶15g　白术15g

薏苡仁30g　陈皮5g　　大腹皮15g　白花蛇舌草30g

泽泻15g　刺五加20g　甘草5g　　白茅根30g

5剂，每天1剂，水煎成400mL，分早晚2次温服。

2014年3月11日三诊：服药5剂后，症状明显改善，效不更方，续服二诊方15剂后双下肢轻度水肿，无咳嗽，无恶心、呕吐，胃纳一般，大便烂，每天3～4次，舌红，苔薄黄腻，脉弦细。复查尿常规提示尿蛋白（＋），尿潜血（＋＋）。调整方药如下：

黄芪20g　　白术15g　陈皮5g　　茯苓30g

山茱萸15g　山药15g　夏枯草5g　白花蛇舌草30g

薏苡仁30g　白术20g　火炭母30g　砂仁5g（后下）

10剂，水煎服，每日1剂。

2014年3月23日四诊：患者颜面痤疮明显，双下肢无水肿，胃纳改善，大便烂，每天1～2次，舌红，苔薄黄，脉弦细，复查尿常规提示尿蛋白（－），尿潜血（＋＋）。考虑激素逐步起效，以健脾补肾养阴为法，减去陈皮、夏枯草，加生地黄、茜草等，具体方药如下：

生地黄20g　山茱萸15g　牡丹皮10g　山药15g

茯苓15g　茜草10g　刺五加25g　砂仁5g（后下）

黄芪20g　白术15g　薏苡仁30g　白花蛇舌草30g

10剂，水煎服，每天1剂。

2014年4月16日五诊：患者再诊诉双下肢无水肿，颜面痤疮，胃纳好，大便常规（－），眠差，烦躁，难入睡，舌尖红，苔薄白，脉细。考虑激素副作用，加大养阴安神的力度，方药如下：

生地黄20g　山茱萸15g　牡丹皮10g　山药15g

茯苓15g　泽泻15g　黄芪20g　百合20g

知母10g　夜交藤20g　黄柏10g　白花蛇舌草30g

10剂，水煎服，嘱激素减量用法，每月来东莞就诊1次，五诊方加减服用至2014年8月6日，激素用量为30mg，每天1次，患者睡眠改善，未诉明显不适，舌红，苔薄白，脉弦。复查尿常规提示尿蛋白阴性，尿潜血（＋＋）；注意健脾补肾，兼活血化瘀，方药调整为：

生地黄20g　山茱萸15g　牡丹皮10g　山药15g

茯苓15g　泽泻15g　黄芪20g　白术20g

白芍15g　丹参15g　全蝎5g　白花蛇舌草30g

2014年9月10日六诊：激素用量为30mg，每天1次，患者睡眠一般，易醒，未诉其他明显不适，舌红，苔薄白，脉弦。复查尿常规未见异常。治疗宜益气养阴，拟方如下：

> 黄芪20g　　白芍15g　　山药15g　　牡蛎15g
>
> 生地黄20g　山茱萸15g　全蝎5g　　茯苓20g
>
> 女贞子15g　夏枯草15g　小蓟15g　　枸杞子15g
>
> 白术15g

15剂，水煎服。

2014年10月20日七诊： 晨起口干，纳眠可，大便2天1次，偏软，时腹胀。舌瘦尖边红，苔薄黄，脉细滑数。拟方如下：

> 黄芪20g　　泽泻10g　　山药15g　　牡丹皮10g
>
> 石斛10g　　山茱萸15g　全蝎5g　　茯苓30g
>
> 女贞子15g　蒲黄10g　　枸杞子15g　白术15g

15剂，水煎服。

2015年1月12日八诊： 外阴部瘙痒，时脚麻，时咽痛，无尿频尿急，口干，大便2天1次，梦多，纳可，舌瘦尖边红，苔薄黄，脉沉细。2015年1月10日开始服用激素，用量为7.5mg，2014年11月17日查尿常规示白细胞（＋），尿蛋白（－），2015年1月10日查尿常规示白细胞（＋＋），尿蛋白（－）。拟方如下：

> 黄芪15g　　泽泻10g　　山药15g　　白茅根30g
>
> 小蓟15g　　山茱萸15g　全蝎5g　　茯苓20g
>
> 白芍20g　　甘草5g　　熟地黄20g　白花蛇舌草30g

15剂，水煎服。

2015年3月9日九诊： 已停激素，时有头晕，纳眠可，余无明显不适。舌瘦尖边红，苔薄黄，脉沉细。激素撤退过程，加巴戟天、杜仲以温阳补肾，拟方如下：

> 黄芪20g　　泽泻15g　　山药15g　　薏苡仁30g

      杜仲15g   巴戟天15g   全蝎5g   茯苓20g

      牡丹皮10g   白术15g   枸杞子15g   山茱萸15g

15剂，水煎服。

2015年4月15日十诊：查尿常规提示尿蛋白阴性，尿潜血（+++）（经期第三天检查），皮肤瘙痒，纳眠可。舌瘦尖边红，脉沉细。拟方如下：

      黄芪20g   泽泻10g   地黄20g   夏枯草15g

      女贞子15g   炙水蛭5g   全蝎5g   茯苓20g

      牡丹皮10g   白术15g   白芍20g   山茱萸15g

15剂，水煎服。

2015年5月20日十一诊：查尿常规提示尿蛋白阴性，晚上咽部不适，大便干，2天1次，疲乏。舌红，苔薄黄，脉弦滑。拟方如下：

      黄芪20g   泽泻10g   山药15g   杜仲15g

      补骨脂10g   淫羊藿10g 茯苓20g   砂仁5g（后下）

      枸杞子15g 白术15g   白芍20g   山茱萸15g

15剂，水煎服。

患者再服十一诊方1个月后停药，随访至2015年10月未见复发。

按：顽固性原发性肾病综合征是指原发性肾病综合征中有激素依赖史或用激素治疗有效，但减至一定量时出现蛋白尿，复发3次以上，病史5年以上者，或激素治疗无效，有激素禁忌证，病史5年以上者，是肾病治疗中颇为棘手的难题。中医文献中无"肾病综合征"相关记载，根据临床症状，该病患属于中医"水肿"的范畴。何世东教授认为外邪（如湿邪）内扰于脾，则运化失职致水肿加重。外邪（如寒邪）内及于肾，则主水功能失职，致水肿加重。肾藏精开合功能失调，蛋白尿加重。故脾肾阳虚是本病之根本；湿浊（湿热）内蕴是病情难愈之主因；瘀血内阻是本病肾功能减退之关键；外邪（毒邪）侵袭是本病反复发作、病情加剧的常见诱因。治法重在分期辨治，水肿期治疗主要在于消除水肿；水肿消退后，大多数患者反复应用大量激素，患者表现为阴虚火旺、血瘀内阻之证。何世东教授强调在激素减至较少量时，往往出现阴阳两虚，此时患者在症状上可能以阴虚表现为突出，但应想到此病是脾肾阳虚，补脾肾之阳更为重要，故千万不要被激素伤阴之象所迷惑，应着重阴中求阳，或直接补肾阳。

【案二】脾肾亏虚，风热犯肺证。

翟某，男，14岁，2013年2月20日首诊。

主诉： 反复双眼睑浮肿伴血尿1个月余。

患者家属代诉。患者于1个月前未见明显诱因下，晨起发现双眼睑浮肿且尿出淡红色尿液。于外院完善相关检查，查尿常规示尿蛋白（+），尿潜血（++），白细胞（+）；诊断为"肾病综合征"，建议予以激素治疗，患者家属考虑到激素治疗风险且患者年纪较轻，担心影响其生长发育，遂来本院寻求中医治疗。症见：面色晦暗，疲乏无力，双眼睑浮肿，咳嗽咯痰，咽痒，无恶寒发热，胃纳、睡眠差，小便有泡沫，无肉眼血尿，大便可，舌红，苔薄黄腻，脉浮细数。

辅助检查： 尿蛋白（+），尿潜血（+），肝肾功能正常。

中医诊断： 水肿（脾肾亏虚，风热犯肺证）。

西医诊断： 肾病综合征。

辨治： 本案患者本属脾肾两虚，脾失健运，肾失封藏，则见疲乏、浮肿、泡沫尿；咳嗽咯痰，咽痒，舌红，苔黄，脉浮数均为风热犯肺之佐证。肾病综合征患者以脾肾亏虚为本，治法当以补脾益肾为主；因此复感外来之邪，而感受外邪或劳倦耗气而使水液宣肃失常，水道不通为标。故宜先疏风清热，以越婢加术汤为主方化裁，具体方药如下：

麻黄3g　　北杏仁10g　　桔梗15g　　白术10g

茯苓20g　　薏苡仁30g　　蝉蜕5g　　布渣叶15g

生地黄15g　山茱萸15g　　大蓟15g　　蒲黄10g

10剂，每天1剂，水煎服。

2013年3月7日二诊： 复查尿常规示尿蛋白（＋），尿潜血（＋），肝肾功能正常。外感已解，双眼睑浮肿减轻，精神佳，口干欲饮，入睡困难，多梦，易醒，舌红，苔黄腻，脉细。因此时外感已解，故以固本扶正为主，以六味地黄丸为主方化裁，具体方药如下：

茯苓15g　薏苡仁30g　生地黄15g　山茱萸10g

山药15g　白茅根30g　赤芍10g　　白花蛇舌草20g

杏仁10g　白术10g　　牡丹皮10g　桔梗10g

五指毛桃30g

10剂，每天1剂，水煎服。嘱其注意保暖，预防外感。

2013年3月20日三诊： 患者因外感风邪，再次出现咽干，咳嗽咯痰，咽痒，无恶寒发热，双眼睑浮肿，无肉眼血尿，眠欠佳，纳可。舌红，苔黄腻，脉浮细数。疏风清热，"提壶揭盖"，小便自利，水肿自除。以麻黄连翘赤豆汤为主方化裁，具体方药如下：

北杏仁10g　淡豆豉15g　桔梗10g　　白茅根30g

茯苓20g　　薏苡仁30g　陈皮5g　　　白花蛇舌草20g

北沙参15g　泽泻10g　　猪苓15g　　山药15g

10剂，每天1剂，水煎服。嘱其注意保暖，预防外感。

2013年4月6日四诊： 复查尿常规为阴性。外感已解，双眼睑未见明显浮肿，精神佳，纳眠可，二便调，舌红，苔薄白，脉弦细滑。久病致瘀，病情后期，以左归饮为主方化裁，并辅以水蛭、全蝎化瘀通经，具体方药如下：

> 黄芪15g　山茱萸10g　炙水蛭5g　全蝎5g
>
> 蒲黄10g　白茅根30g　山药15g　白术10g
>
> 茯苓20g　蝉蜕5g　　薏苡仁30g　枇杷叶15g

10剂，每天1剂，水煎服。嘱其注意保暖，预防外感。

中医根据效可守方原则，四诊方加减随诊1年，随访至今，多次复查尿蛋白均为阴性，每遇外感，尿潜血波动（＋）至（＋＋），双眼睑浮肿无复发。

按：《景岳全书·肿胀》曰："盖水为至阴，故其本在肾；水化于气，故其标在肺；水惟畏土，故其制在脾。"何世东教授认为，肾病综合征的病机是肺、脾、肾三脏功能失调，使水液运行失常所致。本患者肾病综合征兼外感症状，如恶寒发热，或兼有肺经症状，如咳嗽咯痰、胸闷气短者，给予宣肺利水之剂往往可使患者小便量迅速增加，水肿消退。究其机理，"肺为娇脏"、肺为"水之上源"、"主气，主宣发肃降，通调水道"，此时亦可减少利水渗湿之药，以防伤及津液。外邪解除后需考虑其本虚，正如《景岳全书·肿胀》谓："水肿证以精血皆化为水，多属虚败，治宜温脾补肾，此正法也。"该患者使用纯中药治疗，在疾病初期有血尿、蛋白尿时，以健脾升清之法配合补肾固精之法，应能对该症状有一定缓解；另外健脾补肾以运水，非一时就能解决，欲速则不达，且健脾补肾之药应运用一段时间以巩固疗效，有效守法守方则不可频繁更方。

【案三】脾虚湿阻兼外感风邪证。

陈某，女，6岁，2013年6月26日首诊。

主诉：眼睑浮肿、蛋白尿复发1周。

患儿2011年于广州某儿童医院确诊为肾病综合征，口服泼尼松

4周后尿蛋白转阴，逐渐减量并低剂量维持6个月后停药。现已经停药1年，其间每月复查尿常规未见明显异常。1周前因感冒再次出现小便浑浊、泡沫尿，双眼睑轻度浮肿，打喷嚏、流涕，赴当地人民医院住院治疗，查尿常规示尿蛋白（+++）；血白蛋白（ALB）30g/L，总蛋白（TP）55g/L；24h尿蛋白定量3.0g；乙肝五项中HBcAb（+）；肾功能、补体C_3、抗O等未见明显异常；泌尿系B超未见异常。予泼尼松（20mg，每天2次）及对症处理。家属打听到本院何世东教授中医治疗肾病综合征效果显著，遂至本院门诊求治。症见：精神尚可，小便浑浊、泡沫尿，双眼睑轻度浮肿，仍喷嚏流涕，稍咳嗽无痰，咽部有痒感，无发热恶寒，无头痛头晕，纳一般，眠可，大便正常。体格检查：血压90/62mmHg。舌尖红，苔薄黄，脉浮滑。

中医诊断：水肿（脾虚湿阻兼外感风邪证）。

西医诊断：①肾病综合征；②上呼吸道感染。

辨治：以急则治标为法，以疏风解表、健脾祛湿为主，拟方药如下：

蝉蜕3g　淡豆豉10g　桔梗5g　布渣叶15g

茯苓20g　白术10g　陈皮3g　薏苡仁20g

连翘20g　扁豆花10g　泽泻10g　半夏5g

7剂，每天1剂，水煎服。嘱注意休息，予优质蛋白饮食。按外院剂量服用糖皮质激素。

2013年7月3日二诊：7剂过后，患儿咳嗽、喷嚏、流涕等症状已消失，眼睑浮肿基本消退，小便仍浑浊、泡沫尿、色深黄，小便时觉尿道灼热，口干、咽干，纳可，眠一般，舌红少苔，脉细数。复查尿常规示尿蛋白（++），尿红细胞（+），尿白细胞（-）。此表证已解，证转瘀热下阻，兼湿困气机，随证以清热凉血，健脾利湿为法，拟方药如下：

蒲公英12g	甘草5g	白茅根30g	大蓟10g
山茱萸10g	赤芍10g	牡丹皮5g	茯苓15g
仙鹤草10g	薏苡仁15g	五指毛桃15g	

14剂，2天1剂，水煎服。

2013年7月30日三诊：患者小便色黄，泡沫尿已消失。近日感到少许疲倦乏力，肢体无浮肿，大便稀，余无不适，舌尖稍红，苔薄白，脉细。体格检查：眼睑、肢体无浮肿。复查尿常规示尿蛋白（+），其余正常。现证转脾肾不足，气虚湿困。以健脾补肾、理气利湿为法，方药如下：

白术10g	茯苓20g	山茱萸15g	生地黄15g
陈皮5g	山药15g	白芍10g	钩藤10g
炙甘草5g	芡实15g	布渣叶10g	砂仁5g（后下）
五指毛桃15g			

15剂，2天1剂，水煎服。按外院剂量服用糖皮质激素，40mg，每天1次。

2013年8月30日四诊：患者小便色淡黄，无泡沫尿，无疲倦乏力，无特殊不适。舌尖稍红，苔薄白，脉细。复查尿常规示尿蛋白（±）。此继续以健脾补肾、理气利湿为法，方药如下：

白术15g	茯苓20g	山茱萸15g	生地黄10g
陈皮5g	山药20g	白芍10g	白扁豆10g
炙甘草5g	芡实15g	布渣叶10g	砂仁5g（后下）
薏苡仁20g	五指毛桃15g		

15剂，2天1剂，水煎服。按外院剂量服用糖皮质激素，每次30mg，隔天1次。

患者此后数次复诊，何世东教授均以健脾补肾、益气利湿为法治疗。随诊家属诉糖皮质激素已于2014年2月停用，随后定期复查尿常规，半年内无异常。

按： 本病西医诊断为肾病综合征，治疗多采用糖皮质激素及细胞毒药物，属中医"水肿"范畴。何世东教授根据多年临床经验，认为肾病综合征始终呈本虚标实状态，正虚难复，易外感邪气，外邪侵袭，正气更伤，进而病情反复多变。标实病机多见外邪、湿浊、湿热、瘀血、气滞，多为夹杂而至，相互影响，使得虚者更虚，实者更实，各脏腑功能失调。外邪常是患者病情反复甚至加重的诱因，急则治标，对于此类患者，何世东教授常强调《素问·汤液醪醴论》中提出的泻下逐水、发汗、利尿的治疗原则，"平治于权衡，去菀陈莝……开鬼门，洁净府""水肿以治肺为先"，当以疏风解表、宣肺利水为主，当标急之证已解，方可缓治求本，切忌犯"虚虚实实"之戒。本例患者首诊后因感冒病情复发，此时当先祛邪治标，何世东教授以疏风解表、健脾利水为法，以蝉蜕、淡豆豉疏风解表；桔梗开宣肺气，布渣叶清热利湿；陈皮、白术、扁豆花祛湿健脾理气；茯苓、泽泻、薏苡仁利水消肿。二诊时表证除，证瘀热下阻，湿困气机，仍以祛邪为主，拟清热凉血，利湿理气为法，以白茅根、大蓟、赤芍、牡丹皮、蒲公英清热凉血、利湿祛邪导热下行，茯苓、薏苡仁健脾利湿，辅以仙鹤草收敛止血、五指毛桃健脾益气。当实邪已去，再行补益脾肾以匡扶正气求本。

【案四】 脾虚湿盛证。

王某，女，30岁，2014年3月17日首诊。

主诉： 反复双下肢水肿11个月。

患者于11个月前在无明显诱因下出现双下肢水肿，查尿常规提示尿蛋白（+++），24h尿蛋白8 379.9mg，抗中性粒细胞胞浆抗体（ANCA）二项阴性，抗肾小球基膜抗体（GBM）阴性，抗核抗体（ANA）＜1∶100，抗核小体抗体阴性，乙肝阴性，诊断为"肾病综合征"。出院后规律服用激素，口服泼尼松（30mg，每天1次）。症见：双下肢轻度浮肿，双手掌晨起肿胀并手麻，乏力，神疲，易醒，无关节疼痛，睡眠欠佳，纳尚可，大便稀烂，每天1～2次，舌红，苔薄黄，脉数。辅助检查尿常规提示尿蛋白（+++）。

中医诊断：水肿（脾虚湿盛证）。

西医诊断：肾病综合征。

辨治：患者双下肢水肿，伴双上肢晨起肿胀，大便溏泄，舌红，苔薄黄，脉数。证属脾肾两虚，水湿不运，开合失司，水液运行不循常道而游溢肌肤，故见水肿；脾虚不能消磨水谷，输布精微功能出现障碍，故见食少便溏。舌红，苔薄黄，脉数均为脾肾两虚之象。以益气健脾为法，以参苓白术散加减，拟方如下：

　　　　五指毛桃30g　白术15g　　茯苓30g　山药15g

　　　　山茱萸10g　　北杏仁10g　甘草5g　　生地黄15g

　　　　薏苡仁30g　　白茅根30g　砂仁15g

10剂，每天1剂，水煎煮至400mL，分早晚2次温服。

2014年4月23日二诊：双下肢水肿减轻，眼睑水肿，腰酸，睡眠欠佳，易醒，多梦，纳尚可，大小便正常，舌红，苔薄白，脉细数。查尿常规提示尿蛋白（++），尿潜血（++）。此时患者水肿稍缓解，稍显阴虚之象，仍以益气健脾为治法，兼以滋阴，以补气运脾汤合六味地黄丸加减：

　　　　黄芪15g　　　白术15g　　山药15g　山茱萸10g

　　　　川芎15g　　　炙甘草5g　　蝉蜕10g　砂仁5g（后下）

　　巴戟天15g　　白茅根20g　　丹参15g　　泽泻10g

　　10剂，每天1剂，水煎服。

　　2014年5月26日三诊：双下肢水肿有所好转，面色萎黄，纳眠尚可，大小便正常。舌边尖红，苔薄白，脉弦细。查尿常规提示尿蛋白（+），尿潜血（++）。此时患者水肿明显缓解，转以阴虚为重，加用二至丸滋阴并辅以蒲黄化瘀。具体方药如下：

　　　　生地黄20g　　山茱萸15g　　山药15g　　　茯苓15g

　　　　泽泻15g　　　赤芍15g　　　黄芪25g　　　白术15g

　　　　枸杞子15g　　蒲黄10g　　　女贞子15g　　墨旱莲15g

　　10剂，每天1剂，水煎服。

　　2014年6月16日四诊：双下肢水肿明显减轻，腰酸，睡眠欠佳，易醒，多梦，纳尚可，大小便正常。舌红，苔薄黄，脉滑乏力。查尿常规提示尿蛋白（+），尿潜血（++）。

　　此时兼有气虚、阴虚、血瘀之象，以左归饮加减，配以化瘀通络之品，具体方药如下：

　　　　黄芪30g　　　茯苓25g　　　山药15g　　　蝉蜕10g

　　　　布渣叶15g　　巴戟天15g　　熟地黄25g　　山茱萸15g

　　　　全蝎3g　　　 蒲黄10g　　　益母草20g　　牛膝15g

　　10剂，每天1剂，水煎服。

　　2014年6月30日五诊：患者双下肢轻度凹陷性水肿，腰酸但不痛，面色萎黄，纳眠可，大小便正常，舌红，苔薄白，脉弦。具体方药如下：

　　　　黄芪30g　　　茯苓25g　　　山药15g　　　巴戟天15g

　　　　杜仲15g　　　桑寄生15g　　全蝎3g　　　 蒲黄15g

　　　　山茱萸15g　　芡实20g　　　水蛭3g　　　 砂仁5g（后下）

7剂，每天1剂，水煎服。

2014年7月14日六诊：患者双下肢水肿较前有所好转，但有散在瘀斑，面色萎黄，腰酸，纳眠可，大小便正常，舌红，苔薄黄，脉弦滑。查尿常规提示尿蛋白（＋）、尿潜血（＋），较前有所好转。继以补益脾肾为法，兼以活血。具体方药如下：

黄芪15g　　茯苓25g　　山药15g　　　白术15g

桑寄生15g　杜仲15g　　全蝎3g　　　蒲黄10g

山茱萸15g　芡实20g　　仙鹤草15g　　水蛭5g

7剂，每天1剂，水煎服。

继续服用六诊方加减1年，双下肢未见明显水肿，尿蛋白波动在（－）至（±）之间，已于2015年1月完全停用激素，随访至2015年9月未复发。

按：何世东教授认为本案属阴水，病机在于脾虚湿盛，治以健脾祛湿为主，脾气自能升降运行，则三焦气化水湿，水湿自消。首诊见患者尿常规提示尿蛋白及红细胞增多，从中医角度来看二者均属于人体内之精微物质，本应流注全身，不应流失。机体精微物质的化生与输布主要依赖脾的生理功能，古人认为"脾能运化水谷精微"及"脾主升清"；另外，患者临床上常出现乏力、神疲、身倦、大便溏泄等脾气虚的症状，由此佐证患者出现蛋白尿的病机与脾气亏虚、升清摄精无权密切相关，故予参苓白术散加减。在肾病综合征的治疗当中，糖皮质激素是首选药物，长期服用该药物致使患者病情后期以肾虚、阴虚为主，故加用二至丸或予左归丸加减方。脾肾不足，阴阳两亏，气不化水，治当以健脾祛湿、益气滋肾为法。总方以六味地黄丸化裁，并兼活血、补气、健脾。方中白术、茯苓益脾气以化湿；熟地黄、芡实、山药、山茱萸益肾填精；黄芪补气、利水、消肿。脾肾阳虚，不能运化水湿，水湿内停，郁久化热，热伤内阴，湿热蕴毒，加之长期应用激素类药物更易产生湿热邪毒。肾病迁延，病久入络，加之水湿客于经络，阻碍气机，日久血行不畅而成瘀血。湿热瘀互结，则水肿更重，应以全蝎、水蛭、蒲黄活血破血。脾土得健，阳气得复，则水湿有制而不肆行，其肿自能消退。

【案五】脾肾阳虚证。

莫某，男，12岁，2005年6月5日首诊。

主诉：全身浮肿7年余。

患者于1998年出现全身浮肿，在广州某医院肾内科住院，诊断为原发性肾病综合征，应用糖皮质素治疗，尿蛋白消失，当减药到每天10mg醋酸泼尼松时，尿蛋白（＋）至（＋＋），如是病程反复到现在，仍大量蛋白尿，全身浮肿，遂入院治疗。症见面色㿠白，形寒肢冷，全身浮肿，双下肢为甚，神疲，尿少，大便溏，胃纳尚可，舌质淡，苔白滑腻，脉沉以尺脉为甚。

中医诊断：水肿（脾肾阳虚证）。

西医诊断：肾病综合征。

辨治：以温补脾肾、利水消肿为法，以真武汤合五皮饮加减，具体方药如下：

  熟附子8g 白芍12g 白术15g 茯苓皮20g

  生姜3片 刺五加15g 大腹皮15g 黄芪15g

  陈皮4g

水煎服，每天1剂，并按体重每千克1mg的量服用醋酸泼尼松，每天1次。

2005年6月20日二诊：服用14剂，水肿消失，精神好，大便正常，胃纳大增，舌稍红，苔薄白，治疗改用养阴益气固肾法，具体方药如下：

熟地黄18g　　山茱萸12g　　山药15g　　牡丹皮8g

泽泻9g　　　　茯苓20g　　　黄芪20g　　益母草20g

2005年8月3日三诊：共服用40剂，尿蛋白消失，加用环磷酰胺50mg，每天2次，已服用45天。激素逐渐减量。仅见腰膝酸软，舌淡红，苔薄白，脉细，治以补肾益气为法。具体方药如下：

熟地黄20g　　山茱萸12g　　黄芪30g　　山药15g

茯苓12g　　　菟丝子12g　　泽泻9g　　　三七5g

沙苑子12g　　杜仲10g　　　芡实15g　　枸杞子10g

当激素用量减少，中药补肾阳益气药随之增加，经2年治疗，完全停用激素，尿蛋白一直为阴性，以补肾阳益气法善后，具体方药如下：

熟地黄15g　　鹿角胶8g　　　仙茅8g　　　巴戟天12g

杜仲10g　　　沙苑子12g　　枸杞子10g　　黄芪18g

白术12g　　　三七5g　　　　淫羊藿8g

服3个月后停药。此后患者痊愈，再无发作。

按：肾病综合征属中医"水肿"范畴，《黄帝内经》曰："三阴结，谓之水""诸湿肿满，皆属于脾""肾者，胃之关也，关门不利，故聚水而从其类也"，水肿"其本在肾，其制在脾"，可见水肿乃肺、脾、肾三脏相关之本虚标实之证。治法有"平治于权衡，去菀陈莝……开鬼门，洁净府"和"腰以下肿，当利小便，腰以上肿，当发汗乃愈"等论。本案患者年幼脾肾气弱，偶感风毒之邪，与使气化失司，水液泛滥溢于皮下，故证见颜面及双下肢浮肿，而真武汤是治疗脾肾阳虚、水气内停的主要方剂，方中以大辛大热的附子为君药，温肾助阳，以化气行水，兼暖脾土，以温水湿；臣以茯苓皮、白术健脾利湿，淡渗利水，使水气从小便而出；佐以生姜之温散，既助附子以温阳祛寒，又伍茯苓、白术以散水湿，方中用白芍，一则利小便以行水气，二则柔肝以止腹痛，三则敛阴以止筋脉挛急，诸药配伍，温脾肾利水湿，共奏温阳利水之功。由水液代谢异常导致的血脂异常，属于中医学"血瘀"范畴，血瘀与水肿互为因果，故要治疗水肿，必须活血化瘀，二诊中增加益母草以活血。另外，整个治疗过程中何世东教授为了配合激素的运用，在疾病的不同阶段各有侧重，使用大量激素时着重养阴益气，激素减量时注重补益肾气，停用激素后补益肾阳。中西医结合治疗难治性肾病综合征，可提高其完全缓解率、减少激素或免疫抑制剂副作用、降低复发率。

【案六】阴虚火旺证。

韩某，男，63岁，2012年9月28日首诊。

主诉：头面四肢浮肿3个月余。

患者于2012年6月因"头面四肢浮肿"到广州某医院就诊，诊断为肾病综合征，家属考虑其年纪大不同意行肾脏穿刺，遂给予醋酸泼尼松（60mg，每天1次）、盐酸贝那普利片（10mg，每天1次），3个月后浮肿消退，血压正常，尿蛋白（++），眠差明显，于2012年9月28日求诊中医，症见：面色潮红，口干口苦，入睡难，睡眠浅，易醒，胃纳佳，大便结，双下肢无浮肿，舌红，少苔，脉沉细数。

辅助检查：查尿常规提示尿蛋白（++），尿潜血（++）。

中医诊断：水肿（阴虚火旺证）。

西医诊断：肾病综合征。

辨治：患者使用足量激素治疗3个月后，出现口干口苦、眠差、大便结，考虑激素为纯阳之品伤阴分，以滋阴降火为治法，以知柏地黄丸为主方加减，拟方药如下：

生地黄20g　　山茱萸15g　　牡丹皮10g　　泽泻15g

山药20g　　茯苓15g　　黄柏10g　　知母10g

全蝎5g　　水蛭5g　　女贞子15g　　墨旱莲15g

7剂，水煎取，每天1剂。醋酸泼尼松减至每天55mg，早上顿服，盐酸贝那普利片10mg，每天1次。

2012年10月6日二诊：口干口苦好转，眠改善，舌脉如前，守首诊法2周并在10月14日将激素剂量改为每天50mg。

2012年10月21日三诊：查尿常规示尿蛋白（++），余正常。舌淡红，苔少，脉沉细。首诊方去黄柏、知母，加黄芪20g、丹参15g，14剂，每天1剂，水煎服。

2012年12月21日四诊：三诊方服至12月21日，查尿常规示尿蛋白（+）至（++），激素每2周减5mg，此时每天30mg，其他症状均不明显，舌淡红，苔薄白，脉沉细。中药方调整如下：

黄芪30g　　熟地黄15g　　山茱萸15g　　山药15g

茯苓15g　　白术15g　　全蝎5g　　水蛭5g

枸杞子15g　　泽泻15g　　芡实30g　　金樱子20g

2013年3月21日五诊：四诊方维持3个月，至2013年3月21日尿常规尿蛋白转阴，激素剂量改为每天25mg，舌淡红润，苔薄白，脉细。中药方如下：

黄芪30g　　熟地黄15g　　山茱萸15g　　枸杞子15g

山药15g　　全蝎5g　　水蛭5g　　金樱子30g

芡实30g　　蒲黄10g　　杜仲15g　　泽泻10g

2013年5月22日六诊：五诊方用至2013年5月22日，激素每半个月减2.5mg，此时开始每天服15mg，症状无变化，舌脉如前。中药方如下：

黄芪30g　　山茱萸15g　　枸杞子15g　　补骨脂15g

巴戟天15g　　金樱子30g　　芡实30g　　全蝎5g

水蛭5g　　杜仲15g　　山药15g

六诊方用2个月，激素剂量每半个月减2.5mg，至2013年7月22日激素剂量减至每天5mg。中药六诊方加益智仁10g，用药1个月后，激素已经停用，尿蛋白为阴性。中药六诊方加淫羊藿15g。服药1个月后，改为隔天1剂再服用2个月，查尿常规3次示尿蛋白为阴性，停药后随访1年未复发。

按：本例老年人患肾病综合征，对激素治疗不太敏感，早期应用激素治疗浮肿消失，但3个月后尿蛋白仍然未转阴，而且大量应用激素更容易伤津耗气，气伤则气机阻滞不通，三焦不利，水液代谢运化失常；阴伤则阴不制阳，阳热之气相对偏旺而生内热，因此治疗后患者的阴虚火旺之象明显，当时应用知柏地黄汤滋阴泻火，并慢慢减激素，当激素减少及滋阴降火之品用了一段时间后表现为气阴两虚，改用六味地黄汤加黄芪、白术等健脾之品。以后激素用量越少，越表现出气虚甚至阳虚之症。故用药时亦加用补气及补肾阳之品，甚至停用激素后以补肾阳及补脾气维持一段时间再停中药可收到良好效果。何世东教授以为，在应用激素治疗肾脏疾病时，应根据患者不同证型配伍滋阴降火、益气养阴或健脾补肾药物以减轻使用激素治疗时的副作用，从而提高中西医结合治疗肾病综合征的效果。

二十四、虚劳（慢性肾功能不全）

【案】脾肾气虚，湿浊内生证。

梁某，男，50岁，2014年5月23日首诊。

主诉：发现肌酐异常升高5年。

患者2010年发现肌酐升高，2014年于东莞东华医院住院治疗，诊断为"①慢性肾功能不全（CKD4期）；②慢性肾小球肾炎（？）；③上呼吸道感染"。近期出现疲乏、纳差，遂来诊，症见：疲乏，时有头晕，恶心，纳差，腰痛，解泡沫尿，舌暗红，苔黄厚腻，脉弦滑。既往否认高血压、糖尿病、冠心病等病史，否认肝炎、结核病史，否认肾结石病史。

辅助检查：查尿常规示尿比重≥1.030，pH6.0，尿蛋白（++），尿潜血（++）。查血常规示血红蛋白119g/L。查肾功能示肌酐475μmol/L，尿素氮15.32mmol/L。查双肾彩超示双肾测值小伴弥漫性病变，双肾囊肿。

中医诊断：虚劳（脾肾气虚，湿浊内生证）。

西医诊断：①慢性肾功能不全（CKD4期）；②慢性肾小球肾炎；③上呼吸道感染；④双肾囊肿。

辨治：中医辨证属脾肾气虚，湿浊内生。治法为健脾祛湿，清热排浊，方药如下：

　　半夏15g　茯苓30g　积雪草30g　薏苡仁30g

　　枳实10g　蒲公英20g　赤芍15g　桃仁15g

　　川芎15g　山茱萸15g

7剂，每天1剂，水煎服。

2014年6月6日二诊：服用上剂后，患者疲乏、腰酸减轻，无恶心、呕吐。复查肾功能示肌酐535μmol/L。舌瘦，苔黄厚腻，脉弦滑。治以补益脾肾、清热利尿为法，方药如下：

　　薏苡仁30g　积雪草30g　茯苓20g　白花蛇舌草30g

　　枳壳10g　山茱萸15g　大黄5g　石韦30g

地榆15g　　丹参15g　　补骨脂10g　枸杞子15g

夏枯草20g

7剂，每天1剂，水煎服。此后以二诊方加减坚持服用，肌酐水平保持稳定。

按：慢性肾功能不全是一个非常复杂、难治、预后比较差的疾病。不同医家辨证不同，不外将慢性肾功能不全分为本虚、标实2类，其中，本虚辨证分为脾肾气虚、脾肾阳虚、肝肾阴虚、阴阳两虚、气阴两虚5型；标实辨证分为水湿、湿浊、湿热、瘀血、风燥5型。此例患者以疲乏纳差为主要表现，符合脾肾气虚为本、湿浊为标的特点，故治疗以健脾祛湿排浊为法，方中薏苡仁、积雪草、茯苓健脾祛湿；山茱萸、补骨脂、枸杞子补益肾气；白花蛇舌草、夏枯草清热祛湿；积壳行气调节气机，入大黄，取其通腑泻浊之效，使毒素由肠道排除，从而起到延缓肾功能恶化的作用；丹参活血通络，地榆清热凉血，加用以上方药后，气血通畅，脾气健运，湿浊可去。

二十五、腰痛（IgA肾病）

【案一】脾肾两虚证。

何某，男性，33岁，2013年1月30日首诊。

主诉：腰酸痛2年余，再发加重2天。

患者于2010年7月因"腰痛"体检，查尿常规示尿潜血（+++），尿蛋白（+++），红细胞4~6/HP，白细胞5~7/HP。于2010年9月于外院入院查24h尿蛋白定量2 260mg；肌酐54.63μmol/L，尿素氮3.56mmol/L；血常规抗链球菌溶血素"O"、类风湿因子、免疫五项、自身免疫抗体、肝功能等未见异常；遂行肾穿提示局灶增生硬化型IgA肾病，开始服泼尼松、替米沙坦，2011年年底停激素，仍反复有腰痛、乏力等症状，平素口服金水宝胶囊每天3次，每次3片，症状未见缓解。2012年4月底晨起腰痛、泡沫尿明显，复查尿常规提示尿蛋白（++）至（+++），开始于外院服中药治疗（具体不详），2013年1月于康华医院住院治疗，效果欠佳，住院期间查24h尿蛋白定量1.879g。患者为求中药治疗，于2013年1月30日于本院就诊，症见：腰痛，乏力，泡沫尿，尿黄，无尿频急痛，口干，时咳，双眼视物模糊，胃纳可，大便每天1～2次，大便黏腻，睡眠可，舌红，苔薄黄腻，脉弦细。

辅助检查： 查尿常规示尿潜血（++），尿蛋白（++），颗粒管型1～3/HP。

中医诊断： 腰痛（脾肾两虚证）。

西医诊断： 局灶增生硬化型IgA肾病。

辨治： 以补肾健脾、活血祛瘀为法，拟方药如下：

龟板15g　桑寄生15g　山茱萸15g　女贞子15g

黄柏10g　枸杞子15g　泽泻15g　三七5g

茯苓20g　赤芍15g　山药15g　桃仁10g

茜草15g

10剂，每天1剂，水煎服。

2013年2月10日二诊： 仍有腰痛，诉近两天出现巅顶部头痛，眼周发黑，胃纳可，眠安，小便黄，仍有泡沫尿，无尿频、尿急、尿痛，无肉眼血尿，大便尚调。拟方药如下：

龟板15g　生地黄20g　山茱萸10g　黄柏10g

知母10g　山药15g　牛膝17g　墨旱莲15g

女贞子15g　丹参15g　茜草15g　赤芍15g

白花蛇舌草20g

7剂，每天1剂，水煎服。

2013年2月19日三诊： 腰痛较前改善，尿色较前变浅，偶有泡沫尿，自觉咽中有痰，无咳嗽。胃纳可，眠安，大便溏，每天2次。体格检查：血压135/90mmHg。舌尖红，苔薄黄，脉细。2013年2月19日于本院查尿常规示尿蛋白（+），颗粒管型1～3/HP。西医以盐酸贝那普利片（每次10mg，每天1次）控制血压，中医拟前方加减，具体方药如下：

生地黄20g	山茱萸15g	黄芪15g	赤芍10g
茯苓20g	山药20g	女贞子15g	枸杞子15g
茜草10g	蒲黄10g	甘草5g	白术15g

7剂，每天1剂，水煎服。

2013年2月26日四诊： 腰痛好转，偶有干咳。胃纳可，眠安，小便黄，大便偏烂。舌红，苔薄白，脉细。西医以盐酸贝那普利片（每次10mg，每天1次）控制血压，中医拟三诊方加减，具体方药如下：

生地黄25g	山茱萸15g	黄芪25g	丹参15g
茜草15g	山药15g	女贞子15g	枸杞子15g
蒲黄10g	茯苓20g	白术15g	白花蛇舌草30g

10剂，每天1剂，水煎服。

2013年3月7日五诊： 仍有腰痛，口干，尿热，偶有泡沫尿，胃纳可，大便调。舌红，苔黄，脉滑数。2013年3月1日复查尿常规示尿蛋白（±），守四诊方加桑寄生15g、杜仲15g，10剂，每天1剂，水煎服。

2013年3月18日六诊： 腰痛较前好转，尿热，仍有少许口干。胃纳可，眠安，舌红，苔黄，脉滑数。2013年3月15日查尿常规未见明显异常。拟五诊方加减，具体方药如下：

生地黄20g	山茱萸15g	大蓟15g	茯苓20g
白芍15g	甘草5g	仙鹤草20g	牡丹皮10g

山药15g　　龟板15g　　白茅根30g　　蒲黄10g

10剂，每天1剂，水煎服。

2013年3月28日七诊：腰痛阵发性出现，乏力稍改善，无头痛、头晕，胃纳可，眠安，小便黄，偶有泡沫尿，大便尚调，舌尖红，苔薄黄，脉细乏力。2013年3月28日复查尿常规示尿蛋白（－）。中医拟方药如下：

生地黄20g　山茱萸15g　黄芪15g　　　白芍20g

茯苓15g　　桑寄生15g　枸杞子15g　　蒲黄10g

甘草5g　　 女贞子15g　泽泻10g　　　牡丹皮10g

10剂，每天1剂，水煎服。

其后半年规律于本院门诊复诊，治以补肾健脾、活血化瘀为法，拟七诊方加减。诉腰痛逐渐消失，多次复查尿常规未见明显异常，2013年9月5日复查24h尿蛋白定量279mg后，调整为间断服中药调理，随访至今患者未见明显不适，定期化验尿常规，尿蛋白均为阴性。

按：本病属中医"腰痛"范畴。《七松岩集·腰痛》指出："然痛有虚实之分，所谓虚者，是两肾之精神气血虚也，凡言虚证，皆两肾自病耳。所谓实者，非肾家自实，是两腰经络血脉之中，为风寒湿之所侵，闪肭挫气之所碍，腰内空腔之中，为湿痰瘀血凝滞不通而为痛，当依据脉证辨悉而分治之。"本案中患者肾病日久，脾肾受损，精气亏虚，肾气不充，则腰府不得濡养；久病气虚，血行无力，瘀血内阻，故发为腰痛。治疗应以补肾健脾、活血祛瘀为主，故首诊方中以枸杞子、山药、龟板、女贞子滋阴补肾；山茱萸既养润肾阴，又温补肾阳，可平补阴阳；桑寄生补益肝肾，强壮筋骨；茯苓健脾祛湿，配山药补脾而助健运；泽泻宣泄肾浊，以助滋肾；三七、桃仁、赤芍、茜草活血化瘀，通络止痛。其后以大补阴丸为基础方加减治疗，多采用生地黄、山茱萸、女贞子、墨旱莲、枸杞子等，以补肾并治其病位之根本。另外，何世东教授见蛋白尿，喜用黄芪以升提脾肾之气，使水谷精微不得下注；若见腰痛症状者，善用杜仲、牛膝、桑寄生，补肾强筋骨之余考虑久病多瘀，添一两味活血化瘀之品，如丹参、三七、蒲黄、茜草等。若见血尿明显，有咽干、咽痛、口干等证候，为余热未清、热伤血络者，选用牡丹皮、泽泻、白茅根、仙鹤草等清热生津，宁络止血。何世东教授常根据不同病情，选用一法为主，酌辅他法治疗，灵活配伍，故而常可取得良效。

【案二】肾阴亏虚，肝郁气滞，瘀血内停证。

方某，女，42岁，2013年5月20日首诊。

主诉：腰痛伴镜下血尿2年。

患者2年前无诱因下出现腰痛，活动后加剧，无下肢放射痛，半年前出现乏力症状，遂到当地医院求诊，完善相关检查，查尿常规示尿蛋白（+++），尿潜血（+++），具体治疗不详。当时诊断：①系膜增生性IgA肾病；②乳腺增生。多次门诊复查尿常规示尿潜血阳性，且腰痛反复发作，遂来本院门诊寻求治疗。诉腰痛，活动时明显，休息后可缓解，乳房胀痛，腹部及两胁疼痛，忧思恼怒时加重，喜太息，无胸闷心悸、恶心呕吐等不适，纳眠可，二便调，舌质淡红，苔薄白，脉弦细，无力。心肺查体未见明显异常；腹部及两胁肋下有压痛，腰酸痛喜按，无下肢放射痛。

辅助检查：查尿常规示尿潜血（+++），尿蛋白（++）。

中医诊断：腰痛（肾阴亏虚，肝郁气滞，瘀血内停证）。

西医诊断：①系膜增生性IgA肾病；②乳腺增生。

辨治：本病证属肾阴不足，肾虚不能滋养肾府则腰痛；脾虚不能化湿，郁则化热，致使湿热壅滞，气虚无力运行血液则为瘀，瘀阻脉道则出血；乳房及两胁为肝经所主，肝气郁滞，气血不畅，不通则痛；肝木乘土则腹痛。治疗上以滋养肾阴，疏肝理气通络，活血化瘀止血，拟方如下：

柴胡10g　　香附10g　白芍20g　女贞子15g

牛膝15g　　续断15g　三七5g　　桑寄生15g

山茱萸15g　山药15g　枳壳10g　佛手15g

7剂，每天1剂，水煎煮至400mL，分早晚2次温服。

2013年5月27日二诊：诉仍腰痛，晨起眼睑浮肿，有咳嗽，乳房胀痛好转，腹痛及两胁疼痛减轻，纳差，夜间睡眠偶有潮热盗汗，二便调，舌质淡红，苔白，脉弦细。查尿常规示尿潜血（++）。考虑患者患病日久，肾阴不足，则不能濡养腰府则腰痛；脾土虚弱，则纳差；脾虚不能制水则眼睑浮肿；肝郁则木盛乘土，故仍有乳房、腹部及两胁疼痛；阴虚则内热，夜间卫阳入营，两阳相争则潮热盗汗；以滋阴补肾、清虚热、疏肝健脾利水为治法，兼以止咳，拟方如下：

茯苓10g　白术15g　薏苡仁30g　扁豆花15g

百部15g　白芍15g　山茱萸10g　北杏仁10g

山药15g　柴胡10g　地骨皮15g

7剂，每天1剂，水煎煮至400mL，分早晚2次温服。

2013年8月28日三诊：诉仍腰痛，晨起口苦口干，多痰，无咳嗽，心烦失眠，无乳房、腹部及两胁疼痛，纳一般，小便黄，大便可，舌暗红，苔薄，脉细。查尿常规示尿潜血（+++）。现患者证属阴虚火旺，心神失养，热伤血络，治疗以滋阴降火、清心安神、凉血止血为法，兼以化痰止咳，处方如下：

麦冬10g　白芍15g　生地黄15g　太子参15g

牡蛎30g　百合30g　茯苓15g　　大蓟15g

续断15g　枳壳10g　半夏10g　　甘草5g

10剂，每天1剂，分早晚2次温服。

依三诊方随证加减治疗2个月，患者腰痛及乏力症状明显改善，复查尿常规示尿潜血已转阴，大小便正常，又观察治疗3个月，未见反复，嘱患者平时注意情绪调节，限蛋白及低盐饮食。

按：本病属中医腰痛范畴。腰痛分外感腰痛与内伤腰痛：外感腰痛的主要病机为外邪痹阻经脉，气血运行不畅；内伤腰痛的主要病机为肾精气亏损，腰府失其濡养、温煦。《景岳全书·杂证谟·腰痛》言："腰痛之虚证十居八九，但察其既无表邪，又无湿热，而或以年衰，或以劳苦，或以酒色所伤，或七情忧郁所致者，则悉属真阴虚证。"本病首诊时腰痛，乳房胀痛，腹部及两胁疼痛，忧思恼怒时加重，喜太息，舌质淡红，苔薄白，脉弦细无力，为肾阴亏虚，肝郁气滞，瘀血内停，以滋养肾阴、疏肝理气通络、活血化瘀止血为治法。其后乳房、腹部及两胁疼痛减轻，病久肾阴亏虚，阴虚生内热；肾阴不足可累及肝阴，肝阴不足，肝阳偏亢，肝旺乘脾，脾不制水，故治以滋阴补肾，清虚热，疏肝健脾利水。其后乳房、腹部及两胁疼痛好转，心烦失眠，因肾阴亏虚，阴虚生内热，热伤血络；肾水不能上济于心，则心火上亢，以滋阴降火、清心安神、凉血止血为治法。何世东教授抓住病机变化，先滋养肾阴，疏肝理气通络，活血化瘀止血，后以滋阴补肾，清虚热，疏肝健脾利水，最后滋阴降火，清心安神，凉血止血，故病得向愈。

二十六、腰痛（急性肾盂肾炎）

【案】肝胆郁热证。

张某，女，24岁，2013年5月22日就诊。

主诉：左侧腰痛伴发热1天。

患者于5月21日无明显诱因下出现左侧腰痛，伴尿灼热感，无明显尿频、尿急、尿痛，无肉眼血尿及泡沫尿，随后出现发热，头晕、乏力，体温最高达38.2℃，遂至本院急诊科就诊，急诊医生予头孢西丁钠静滴抗感染治疗，患者症状无明显缓解。症见：神清，精神疲倦，左侧腰痛，恶寒发热，头痛头晕，不渴，乏力，小便有灼热感，无尿频、尿急、尿痛。睡眠、食欲差，大便正常。舌红苔黄，脉细无力。

辅助检查：查血常规示白细胞11.5×10^9/L，中性粒细胞百分比82.5%，血红蛋白97g/L，超敏C反应蛋白29.993mg/L。查尿常规示酮体（+），尿蛋白（±），尿潜血（±），白细胞（+++），镜检红细胞3～5个/HP，镜检白细胞满视野。查泌尿系B超示左肾轻度积液，左输尿管上段稍扩张，余未见异常。

中医诊断：腰痛（肝胆郁热证）。

西医诊断：①急性肾盂肾炎；②缺铁性贫血。

辨治：中医以疏肝利胆、清热解毒、利尿通淋为治法，具体方药如下：

柴胡10g　　葛根15g　　茯苓20g　甘草5g

薏苡仁30g　白茅根30g　滑石15g　白花蛇舌草30g

扁豆花15g　白芍20g

3剂，每天1剂，水煎服。

服药后患者热退，无头晕头痛，无尿灼热感。复查血常规示白细胞3.6×10^9/L，中性粒细胞百分比51.3%，血红蛋白91.6g/L。C反应蛋白15.821mg/L；查尿常规示白细胞（+），镜检白细胞14.39个/μL。

按：急性肾盂肾炎属中医"淋证""腰痛"范畴，其病因病机多属下焦湿热毒邪蕴滞，损伤脉络，膀胱气化失调所致。本案患者主要表现为腰痛，恶寒发热，头痛头晕，不渴，乏力，小便有灼热感，睡眠、食欲差。中医诊断为腰痛病，辨证为肝胆郁热。方中柴胡、白芍疏肝利胆、理气止痛，白茅根、白花蛇舌草、葛根清热解毒；茯苓、薏苡仁、扁豆花健脾化湿；滑石利尿通淋。全方共奏疏肝利胆、清热解毒、利尿通淋之功。

二十七、遗尿

【案一】阴虚内热，心肾不交证。

黄某，男，12岁，2013年5月22日首诊。

主诉：反复遗尿1年。

患儿近1年来反复出现遗尿，每晚1～2次，梦中尿出，寐不安宁，易哭易惊，夜间汗出较多。大便1～2天1次，易大便干结，纳可，舌红少苔，脉沉细。

中医诊断：遗尿（阴虚内热，心肾不交证）。

西医诊断：遗尿症。

辨治：阴虚内热，心肾不交。气分阴阳，肾气也涵有阴阳。肾阴虚滋养不及，虚火客于膀胱，致膀胱失约、开合不利而遗尿。水火相济，心肾相交。肾水不足，不能上济心阳，致心火偏亢，阳不入阴，则见寐不安宁，易哭易惊。夜间盗汗、大便干结、舌红少苔、脉沉细为阴虚内热之象。治疗上当以填精补阴、清热固遗为法，拟方如下：

牡蛎30g	山茱萸15g	白芍15g	浮小麦30g
石斛10g	熟地黄20g	知母10g	甘草5g
地骨皮15g	桑螵蛸5g	龟板15g	五指毛桃20g

10剂，水煎服，每天1剂。

2013年6月2日二诊：患儿睡眠时烦躁，翻来滚去，但无哭闹，无遗尿，大便每天1次，胃纳可，舌红少苔，脉沉细。首诊方加羚羊骨5g，继服7剂后病愈，随访至2015年9月未复发。

按：《诸病源候论·遗尿候》曰："遗尿者，此由膀胱有冷，不能约于水故也。"古今医家多认为小儿遗尿以膀胱虚寒、肺脾气虚、肝胆湿热等证多见，常用温肾驱寒、健脾益气、清热固摄之法治之。何世东教授认为小儿为"纯阳之体"，易寒易热，禀赋不足、嗜食辛香燥辣食品、情志不遂等，再加气候闷热，耗伤气阴，易导致小儿阴常不足。阴不制阳，水火不制，心肾不交，常引起小儿遗尿、盗汗、寐差等症状。临证不可拘泥于温补固涩法。本案患者病情缠绵，遗尿为主症，伴寐不安宁、盗汗、大便干结、舌红少苔为阴虚内热之象。方中龟板滋肾填精，其滋阴之力远胜草木类，熟地黄、知母、白芍滋肾阴兼清热，山茱萸、桑螵蛸补肾益精兼收敛止遗；辅以地骨皮清热除蒸，牡蛎、浮小麦收敛止汗；甘草调和诸药。上药合用，则阴虚得补，内热得除，水火相济，阴平阳秘，诸证缓解。

【案二】脾肾两虚，膀胱失约证。

张某，男，6岁，2013年2月4日首诊。

主诉：遗尿2年。

患儿近两年来反复出现遗尿，每晚2次，睡中遗尿，醒后方觉，小便黄而少，大便1～2天1次，时干时稀，胃纳差，眠欠佳，舌尖红，苔薄白，脉细。

中医诊断：遗尿（脾肾两虚，膀胱失约证）。

西医诊断：遗尿症。

辨治：小儿先天禀赋不足、后天失养，致脾肾两虚为病。肾气亏虚，不能温养膀胱，膀胱气化功能失调，闭藏失职；脾气虚弱，运化失司，水无所制，则见小便自遗。患者睡中遗尿、醒后方觉，纳差、大便不调是脾肾两虚之象。兼见小便短黄、眠欠佳为积热内扰之象。故治疗以益气健脾、补肾止遗为法，辅以清热消积，拟方如下：

   茯苓15g 鸡内金10g 白芍12g 厚朴5g（后下）

   山药15g 茵陈15g 独脚金10g 砂仁5g（后下）

   谷芽15g 桑螵蛸5g 太子参10g 胡黄连3g

15剂，水煎服，每天1剂。

2013年2月20日二诊：患儿胃纳稍改善，服药期间遗尿情况好转，每天1次，眠一般，舌尖红，苔薄白，脉细。首诊方去厚朴，加沉香3g（后下），继服15剂后间断出现遗尿，在上方基础上加减服药2个月，症状明显改善，若白天受惊吓或过度兴奋时出现遗尿，遂停药。

按：现代医学认为本病可能与患儿膀胱功能紊乱、抗利尿激素分泌异常、遗传等因素有关。而中医认为本病属于体内津液代谢异常范畴。尿液代谢正常与肾及膀胱的气化开合功能，肺气的宣发肃降、通调水道、制节功能，脾的运化、转输、升清、统摄功能，三焦的输送、协调功能密切相关。何世东教授认为，临床上小儿遗尿一证有虚有实，常以虚证为主，亦有虚实夹杂证，这是由其生理特点决定的。小儿为"稚阴稚阳"之体，肺、脾、肾常不足，往往容易出现下焦虚寒、气化失司；脾胃虚弱、饮食积滞，运化失调；肺气壅滞、宣降失调、水道不通。《脾胃论·脾胃盛衰论》谓"百病皆由脾胃衰而生也"，肺为水之上源，肾为水之下源，脾属中焦，为水液输布升降之枢纽，升清降浊，将浑浊之尿液下输膀胱，排出体外。

何世东教授尤擅从脾论治遗尿，认为脾为后天之本，脾健运则肺气、肾气等得以充养，升降有序，开阖有度，气化功能正常，遗尿自

止。治疗关键在于理清脏腑，调理阴阳。方中以茯苓、山药、太子参
益气健脾，鸡内金、桑螵蛸补肾缩尿固摄，厚朴、砂仁、胡黄连、独
脚金行气消积去滞。辅以茵陈清热祛湿，导热下行；白芍养血柔肝，
使得热清、气顺，津液得输。何世东教授常强调脾健不在补而贵在
运，临证调理脾胃并非一味补益，主张采用运脾法，该法在方中配伍
得到体现。

（李　强　邓丽娥）

第四节　肢体经络病证

一、痹病（幼年型关节炎）

【案】肝肾两虚，经络不通证。

夏某，男，9岁，2014年12月17日首诊。

主诉：反复全身多关节疼痛2年余，加重3个月。

患者2年前无明显诱因下出现多个肢体关节疼痛，骶髂关节疼痛较明显，过度活动时疼痛加重，休息、限制活动后可缓解，尚未影响日常学习生活，故未予诊治。3个月前患者肢体关节疼痛较前加重，全身多关节疼痛，无关节红肿，无晨僵，无关节活动障碍，无关节畸形，无口干，无头痛，无口腔溃疡，无头晕，无胸闷等，遂于当地医院完善风湿三项、免疫五项、自身免疫抗体、血沉、磁共振等相关检查，均未见明显异常，诊断为幼年型关节炎，予甲氨蝶呤、扶他林治疗，父母担忧免疫抑制药物、消炎止痛药物对其发育造成影响，慕名从上海来东莞求治。症见：精神一般，体型偏胖，多关节疼痛，骶髂关节、踝关节明显，无关节红肿，无晨僵，无关节活动障碍，无关节畸形，腰酸，下肢稍乏力，纳尚可，眠一般，大便先硬后软，小便正常。舌红瘦，苔薄白，脉弦细。

中医诊断：痹病（肝肾两虚，经络不通证）。

西医诊断：幼年型关节炎。

辨治：以培补肝肾、舒筋活络为法，予刺五加、杜仲、桑寄生、续断补肝肾、强腰膝，木瓜、鸡血藤、川芎、当归舒经通络止痛，白术、茯苓、黄芪益气养血，甘草调和诸药，拟方如下：

川芎15g　白术15g　　刺五加30g　　茯苓20g

木瓜15g　鸡血藤30g　杜仲15g　　　桑寄生15g

续断15g　黄芪15g　　当归15g　　　炙甘草5g

7剂，每天1剂，水煎服。继续服用甲氨蝶呤、扶他林。

2014年12月24日二诊：首诊方7剂过后，患者关节疼痛，沾冷水时明显，无肢体关节红肿，无关节活动障碍，腰酸，背部冷感，无发热，纳可，眠一般，梦多，口干，二便正常，舌尖红，苔薄白，脉沉细。辨证肝肾不足，寒湿凝滞。考虑首诊方温阳散寒、通络止痛效果不足，去当归，加入桂枝、独活、巴戟天加强温阳散寒、通络止痛功效。患者口干、多梦，加入白芍，一药多功——白芍既能缓急止痛、养血舒经，又能防诸药温燥太过。方药如下：

川芎15g　刺五加30g　木瓜15g　　鸡血藤30g

杜仲15g　桑寄生15g　薏苡仁30g　白芍10g

桂枝10g　独活10g　　巴戟天10g　狗脊15g

黄芪15g　炙甘草5g

10剂，每天1剂，水煎服。继续服用甲氨蝶呤、扶他林。

2015年1月5日三诊：二诊方10剂后，患者诉关节疼痛减轻，无关节活动障碍，无晨僵，腰酸减轻，纳可，眠改善，口干减轻，二便正常，舌尖红，苔薄白，脉沉细乏力。二诊方治疗有效，今以温阳散寒、通络止痛、补益肝肾为法，拟方如下：

黄芪20g　白术15g　　附子5g　　　茯苓20g

薏苡仁30g　巴戟天10g　枸杞子15g　补骨脂10g

桑寄生15g　太子参15g　桂枝10g　　刺五加20g

木瓜15g　炙甘草5g

15剂，每天1剂，水煎服。

2015年1月20日四诊：三诊方15剂过后，患者关节疼痛减轻，诉现以右腰臀部酸痛为主，冷感减轻，无关节活动障碍，口干，目干，胃纳可，眠一般，大便干，小便正常。舌瘦尖红，苔薄黄，脉沉细。此为阳虚寒凝减轻，现证属肝肾两虚，经脉失养，在三诊方的基础上减附子、枸杞子、补骨脂、太子参、桂枝、刺五加、木瓜等燥热之品，加续断15g、鸡血藤20g、熟地黄20g、山茱萸15g、黄精15g，以滋补肝肾、强经壮骨。

15剂，每天1剂，水煎服。嘱停服扶他林，甲氨蝶呤减量。

2015年2月16日五诊：四诊方15剂过后，患者诉腰臀部酸痛缓解，无口干，纳眠可，二便正常。舌尖红，苔白腻，脉沉细。现肝肾之虚得补，可培补后天脾土。以健脾祛湿、通络止痛为法，拟方如下：

五指毛桃30g	白术10g	薏苡仁30g	木瓜15g
川芎15g	白芍20g	防风20g	桑枝15g
丝瓜络15g	狗脊30g	甘草5g	

15剂，每天1剂，水煎服。

2015年3月25日六诊：五诊方加减15剂，将甲氨蝶呤停药，随后五诊方加减服用3个月，2015年9月随访得知患者关节疼痛缓解，自觉身体健壮。

按：本病当属中医"痹症"范畴，发病内在因素多为气血不足，肝肾亏损。《素问·评热病论》曰："邪之所凑，其气必虚。"外因多由于体虚劳倦、营卫失调，风寒湿三气杂至，合而为痹也，气血运行不通，因而产生痹痛。痹病日久，多至正气受损，气血耗伤，肝肾亏损，肢体失养加上络脉瘀阻，则肢体疼痛明显。首诊予滋补肝肾、活血通络，但关节疼痛缓解不明显。二诊细问病史，患者关节疼痛，沾冷水时明显，腰酸，背部有冷感，脉沉细。《素问·痹论》曰：

"凡痹之类，逢寒则急，逢热则纵。"说明痹症这一类疾病，遇寒则拘急，遇热则舒缓。寒热即阴阳，阳气不足则寒。患者阳虚寒凝明显，考虑前方温阳散寒，通络止痛功效不足，加入桂枝、独活、巴戟天以加强温阳散寒、通络止痛后，三诊时症状减轻。三诊继续温阳散寒，通络止痛，复以补益肝肾为法，方中加入附子、桂枝、巴戟天等辛温散寒之品。四诊后阳虚寒凝症状减轻，故去辛温燥烈之品，避免耗伤气血阴津，以滋补肝肾、健脾祛湿、通络止痛为主。经系统辨证论治，调整方药，患者肝肾得补，寒湿得除，故而取得良效。

二、痹病（重叠综合征）

【案】脾肾亏虚证。

王某，女性，41岁，2014年12月29日首诊。

主诉：多关节肿痛变形10余年。

患者10余年来反复多关节肿痛变形，累及双手腕、近端指间关节及肘、膝、踝等关节，伴关节畸形，伴口干眼干，查抗核抗体阳性，抗ds-DNA抗体（+），抗rRNP抗体（+），抗SS-A抗体（+），抗SS-B抗体（+），于外院诊断为类风湿关节炎、系统性红斑狼疮、继发性干燥综合征，予激素及免疫抑制剂治疗。来诊时症见：满月脸，腰痛，双手变形，暂无明显疼痛，稍口干，疲乏，时腹不适，皮肤干，大便软，难解，手脚怕冷，舌瘦红，苔薄白，脉细弱。

中医诊断：痹病（脾肾亏虚证）。

西医诊断：重叠综合征。

辨治：患者因关节肿痛变形伴血中多种自身抗体，而被诊断为重叠综合征，提示其体内免疫紊乱，中医学认为此与脾肾功能失调有关，治疗宜以补脾益肾、祛风化湿通络为法，处方如下：

防风15g　桂枝10g　石斛15g　　赤芍20g

独活15g　杜仲15g　巴戟天15g　狗脊30g

白术15g　甘草5g　　生地黄20g　知母15g

7剂，水煎服，每天1剂，早晚分温服。

2015年1月9日二诊：关节肿痛好转，但关节怕冷，胸背时痛，时有双下肢隐痛，腰痛，皮肤干燥、瘙痒，眠欠佳，多梦。舌瘦红，苔黄腻，脉沉弦细。此为阴阳皆有不足，宜补阴和阳，补肾益精，辅以活血通络，处方如下：

当归25g　　川芎15g　全蝎5g　　　蜈蚣2条

桑寄生15g　独活15g　杜仲15g　　桂枝10g

生地黄20g　龟板15g　巴戟天15g　茯苓20g

10剂，煎服法同前。

2015年1月26日三诊：关节稍肿，无明显疼痛，手脚冰凉好转，仍时有腰背痛，大便秘结，月经量少，纳可，睡眠较前好转，舌瘦红，苔黄腻，脉沉弦细乏力。患者胃纳、睡眠情况得以改善，说明正气有所恢复，继予补肾健脾，活血通络化裁，处方如下：

桂枝10g　　白芍20g　知母15g　当归15g

川芎15g　　全蝎3g　　防风15g　生地黄20g

巴戟天15g　黄芪15g　甘草5g　　白术15g

山茱萸15g

患者服用三诊方后精神好转，胃纳、睡眠良好，手足冰凉较前改善，可耐受风扇、空调，关节症状稳定，其后以三诊方制成丸剂作巩固治疗。

按：患者有多种可明确诊断的风湿疾病，如类风湿关节炎、系统性红斑狼疮、继发性干燥综合征，故诊断为重叠综合征。究其病因仍为肝、脾、肾内在功能失调，致阴阳失调，故治疗仍本着补脾益肾的原则，并加予活血化瘀、通络止痛，坚持服药可获良效。

三、大偻（强直性脊柱炎）

【案一】脾肾不足证。

吴某，男，31岁，2013年11月4日首诊。

主诉：腰背僵硬4年，双下肢乏力2周。

患者4年前因慢性腰痛、晨僵，于外院检查，诊断为强直性脊柱炎、高尿酸血症，间断服用止痛药。平素时有腰背部不适，足趾间关节疼痛。2周前久坐后觉双下肢乏力、酸软，休息后症状无减轻，遂来求诊。症见：精神一般，下肢无萎缩，左足第一跖趾关节稍肿胀，无发热。纳呆，二便调。既往有慢性胃炎病史。舌暗，苔薄白，脉弦细。查体：腰肌紧张（＋），棘突旁稍压痛，下肢皮肤痛温觉正常，肌力肌张力正常，髌腱、跟腱反射存在，病理反射未引出。直腿抬高试验及加强试验（－）。胃镜示慢性浅表性胃炎伴糜烂、十二指肠糜烂。

中医诊断：大偻（脾肾不足证）。

西医诊断：①强直性脊柱炎；②痛风性关节炎。

辨治：患者基础疾病为强直性脊柱炎，该病以督脉经络循行受累为主要表现，为肾督不足。来诊时双下肢乏力，纳呆，苔薄白，脉细，兼见脾气亏虚，组方用药应健脾补气，兼顾补肝肾，祛湿通络。处方如下：

| 太子参15g | 白术15g | 山药30g | 薏苡仁30g |
| 茯苓20g | 刺五加30g | 续断15g | 狗脊25g |

白芍15g　　瓦楞子15g　　炙甘草10g　　鸡血藤30g

7剂，水煎服，每天1剂。服后觉症状大减，遂再加服首诊方5剂。

2013年11月16日二诊： 肢体乏力好转，但左足第一跖趾关节疼痛较前明显。反酸、纳呆较前好转，小便黄，大便调，舌瘦红，苔薄黄。考虑痛风轻度发作，以清热祛湿、活血通络为主。处方如下：

防风15g　　薏苡仁30g　　黄柏10g　　牛膝15g

刺五加30g　　赤芍15g　　羚羊角15g　　鸡血藤30g

桑寄生30g　　狗脊30g　　丝瓜络25g　　鸭脚木皮10g

7剂，服用药物后乏力、关节疼痛不适感明显好转，嘱再服7剂巩固疗效，并注意清淡饮食。

按： 强直性脊柱炎在青年男性中多发，其受累部位与肾督经脉循行相应，中医大家焦树德将其命名为"大偻"，辨治过程强调补肾强督。本案患者首诊时纳差，疲乏，胃镜示慢性浅表性胃炎伴糜烂、十二指肠糜烂，辨为脾胃气虚为主，在健脾益气的基础上，兼顾补肝肾，中医谓脾胃为后天之本，中气健则肾气易足。二诊时见跖趾关节疼痛，为痛风发作，属湿热之邪，则宜转方予四妙加丝瓜络、鸭脚木皮、羚羊角清热通络，病邪始退。

【案二】肝肾亏损证。

许某，女，28岁，2014年10月29日首诊。

主诉： 腰部酸痛6年余，加重伴晨僵3周。

患者6年前在无明显诱因下出现腰部酸痛，遂至外院就诊，查腰椎正侧位X线示椎间小关节似稍模糊，双侧骶髂关节模糊，炎性脊柱病未排。人类白细胞抗原HLA-B27（+），抗链球菌溶血素"O"（-），类风湿因子无异常。曾到市内多家医院康复理疗科接受针灸、推拿治疗，效果一般，病情反复。近3周以来，腰部疼痛不适加重，伴晨僵，休息不能缓解，严重影响工作生活，遂就诊本院。症见：腰部酸痛，劳累后加重，休息不能缓解，以下腰部尤甚，有酸胀感，无下肢放射痛，晨僵，约20min才能缓解，弯腰稍受限。易患口腔溃疡、中耳炎。纳可，眠差，口干，月经量少，色暗，经期5天，舌尖红，苔薄黄，脉弦细数。查体：腰骶部压痛（＋），无叩击痛，前倾弯腰约120°，4字试验与骨盆分离试验阳性。

中医诊断： 大偻（肝肾亏损证）。

西医诊断： 强直性脊柱炎。

辨治： 患者腰痛，俯仰不能，为病经脉不利，月经量少、色暗见阴血不足，兼见口腔溃疡、中耳炎、眠差为阴虚内热之征，遂予大补阴丸汤方加减，兼顾补肝肾，安神宁心。具体方药如下：

<blockquote>

黄柏10g　　牛膝15g　　生地黄15g　　白术15g

夜交藤15g　龟板15g　　杜仲15g　　　千斤拔15g

牛大力20g　桑寄生25g　续断15g

</blockquote>

10剂，水煎服，每天1剂。

2014年12月1日二诊： 患者服用10剂后，诸症减轻，首诊方继服10剂。诉腰部酸痛好转，晨僵时间缩短，口腔溃疡好转，纳眠可，偶有口干，无口苦，月经量较前多，周期正常，二便调，舌瘦尖红，苔薄黄，脉弦细。具体方药如下：

<blockquote>

桑寄生30g　龟板15g　　知母10g　　熟地黄15g

枸杞子10g　川芎15g　　山茱萸10g　牛大力15g

千斤拔15g　狗脊30g　　刺五加20g　女贞子15g

</blockquote>

10剂，水煎服，每天1剂。

2015年1月15日三诊： 今患者来本院门诊，诉服用中药后，诸证减轻，工作、生活质量较前明显提高，继守二诊方10剂。

按：强直性脊柱炎属中医"大偻"范畴，多由于先天不足，后天失养，肝肾亏虚，阴阳气血失调，正气不固，风寒湿热诸邪趁虚入侵，直中伏脊之脉，其中肝肾亏虚是发病之关键。本病女性患病率略低于男性，但因经带胎产之故，女性临床肝肾不足表现更明显。此例患者腰痛、晨僵、口干、月经量少为肝肾不足之表现，同时阴虚火旺易致口腔溃疡、中耳炎与失眠。组方用大补阴丸，熟地黄、山茱萸滋阴补肾，龟板滋阴潜阳，黄柏苦寒降泄，知母滋阴泻火，桑寄生、狗脊、牛大力、千斤拔壮骨强腰，枸杞子、女贞子补肝肾阴虚，刺五加、夜交藤补气安神。全方重在滋阴补肾，兼顾祛风湿、强筋骨之效，补中有泄，行散而不滋腻，阴阳双补。

四、瓜藤缠（结节性红斑）

【案一】湿瘀阻络证。

朱某，女，51岁，2013年8月19日首诊。

主诉：四肢红斑反复发作1年余。

患者1年前出现四肢红斑，伴结节、疼痛，以双下肢明显，时伴关节疼痛，无面部红斑，无口腔溃疡，查胸片、PPT试验、风湿三项、抗核抗体、抗ENA系列抗体均为阴性，红细胞沉降率30mm/h。服用秋水仙碱等药后疗效不佳，遂来就诊。症见：患者皮肤结节、发红、疼痛，伴双下肢稍浮肿，纳眠可，舌红，苔白中剥，脉弦滑。查体：双小腿胫前有4处蚕豆大小的红色结节，伴明显压痛。

中医诊断：瓜藤缠（湿瘀阻络证）。

西医诊断：结节性红斑。

辨治：此为脏腑功能失调，阴虚血热，加之外感湿热、湿热瘀阻经络所致。治以清热利湿、凉血解毒、祛瘀通络为法，以犀角地黄汤为主方加减，方药如下：

> 薏苡仁30g　防风10g　牡丹皮10g　黄柏15g
>
> 川芎10g　生地黄20g　丹参15g　蒲黄10g
>
> 甘草5g　大蓟15g　赤芍15g　水牛角15g

7剂，水煎服，每天1剂，早晚分温服。

2014年1月27日二诊： 服首诊方后，下肢结节症状反复，时有双手关节疼痛，双踝关节胀痛，口干，脱发，舌红，苔薄白，脉弦滑。从舌脉象表现来看，仍以热邪内蕴为主，继予清热解毒、养阴凉血之法治疗，具体方药如下：

> 防风15g　杏仁15g　生地黄25g　甘草5g
>
> 何首乌15g　牡丹皮15g　鸡血藤30g　蒲黄10g
>
> 薏苡仁30g　川芎15g　水牛角15g　枸杞子15g
>
> 赤芍15g

10剂，水煎服，每天1剂，早晚分温服。

2014年2月17日三诊： 双下肢结节减少，时有头痛，恶寒，双手怕冷，关节无肿胀。舌暗红，边有瘀斑，苔薄黄腻，脉弦细。证属痰瘀互结，予行气活血化瘀之法治疗，具体方药如下：

> 柴胡10g　枳壳10g　川芎15g　佛手15g
>
> 赤芍15g　薏苡仁30g　当归10g　茯苓20g
>
> 红花5g　半夏15g　蒺藜15g　五指毛桃30g

7剂，水煎服，方法同前。另予桂枝30～50g泡手足关节。

2014年2月24日四诊： 双手遇冷后发红，脚底发痒，双下肢结节色暗，稍变软，右小腿仍有硬块，胃纳可，眠欠佳，大便正常，怕风怕冷。舌暗红，苔薄黄，脉弦细乏力。经前期治疗后，患者热象已减，脏腑不足之象显现，遂予健脾补虚（血虚）之法治疗，具体方药如下：

柴胡10g　川芎15g　　赤芍15g　　当归10g

红花5g　　五指毛桃30g　薏苡仁30g　甘草5g

白术15g　全蝎5g　　　枳壳15g　　丹参15g

半夏10g

7剂，水煎服，每天1剂，分早晚2次温服。

2014年3月3日五诊：双手遇冷后发红，左下肢硬块结节色暗，头痛缓解，时有气紧，关节疼痛减，大便偏烂。舌暗红，苔薄黄，脉弦细。患者诸症大减，但风湿药物久服可致胃肠气滞，故仍予健脾益气、通络之法治疗，具体方药如下：

柴胡10g　川芎15g　　赤芍15g　　当归10g

丹参15g　红花5g　　　白术15g　　半夏10g

郁金15g　薏苡仁30g　三七5g　　　五指毛桃30g

全蝎5g

7剂，水煎服，每天1剂，分早晚2次温服。

2014年3月13日六诊：关节痛好转，结节减少，局部仍有发硬，稍疼痛，舌淡嫩红，苔薄白，脉沉弦。诊治至此，患者关节疼痛减轻，但仍有脾胃不足之象，且土虚木侮，故治疗以补血养肝、虫类药走窜、搜风通络为法，具体方药如下：

川芎15g　白芍20g　茯苓15g　　水蛭3g

丹参15g　白术10g　薏苡仁30g　夜交藤20g

猪苓15g　全蝎3g　　桃仁10g　　甘草5g

7剂，水煎服，每天1剂，分早晚2次温服。

2014年3月23日七诊：诸症减轻，间有大便偏稀，无新发皮疹，胃纳恢复。具体方药如下：

防风15g　鸡血藤30g　白术15g　　薏苡仁30g

茯苓15g　炙甘草5g　五指毛桃30g　全蝎3g

川芎15g　三七5g　　当归15g　　太子参10g

按：此例结节性红斑，临证表现为患者皮肤结节、潮红、疼痛，伴双下肢稍浮肿，纳眠可，舌红，苔白中剥，脉弦滑。症状为阴虚血热所致皮肤改变，故治疗主要选用既能清热凉血解毒，又能活血化瘀、软坚散结的药物，如生地黄、赤芍、牡丹皮、丹参、当归等，配合祛湿通络。后期脏腑不足之象显露，因湿热之源责之脾胃，治内湿必先健脾，脾胃得健则清升浊降得以正常，遂以健脾益气为主巩固后天之本，则诸症可除。

【案二】湿热痰瘀互结证。

周某，女，20岁，2013年1月4日首诊。

主诉：反复双下肢结节红斑1年余。

患者1年余前无明显诱因下出现双下肢结节红斑5～7个，红色或暗淡红色结节分布两胫骨前，每个3～4cm大小，反复发作，此起彼伏，伴疼痛，硬结，曾经在广州某大医院行病理检查，诊断为结节性红斑综合征，应用西药（醋酸泼尼松）治疗半年，时好时坏，停药后全面复发，遂转而求诊中医。症见：双下肢见6个结节，色暗红，质硬，压痛明显，近2天伴低烧，口干苦，大便硬，尿黄，纳可，舌暗红，苔黄白厚腻，脉弦滑数有力。

中医诊断：瓜藤缠（湿热痰瘀互结证）。

西医诊断：结节性红斑。

辨治：因禀赋不足，感受湿浊之邪，郁而化热，致湿热内阻，下注肢节，治疗当以清热祛湿、化痰祛瘀为法。具体方药如下：

薏苡仁30g	黄柏15g	牛膝15g	白术10g
赤芍15g	牡丹皮15g	夏枯草30g	浙贝母15g
牡蛎30g	蒲公英15g	三七5g	穿山甲（已禁用）5g

7剂，水煎服，每天1剂，分早晚2次温服。

2013年1月14日二诊：述服前药后热退，疼痛减轻，余症同前，舌苔较前转薄，首诊方去白术、蒲公英，加路路通20g、鬼羽箭15g，7剂，煎服法同前。

2013年2月1日三诊：服前药后肿痛明显减轻，大便正常，苔转薄白黄腻，脉弦滑。仍守二诊方10剂。

2013年2月14日四诊：服药后结节无痛亦无红，斑块缩至0.5cm以下，舌淡红，苔薄白腻，脉弦细。邪去大半，治疗改用健脾祛湿、活血化痰法，方药如下：

薏苡仁30g	茯苓20g	草薢30g	半夏15g
川芎10g	赤芍15g	当归15g	鸡血藤30g
红花5g	夏枯草15g	浙贝母10g	路路通15g
陈皮5g			

10剂，煎服法同前。

患者于2015年6月带其母亲诊病时被问到其结节性红斑，其说后面10剂服完后症状消失。自己再复取10剂服后，两年多无复发。

按：结节性红斑，是真皮血管和脂膜存在炎性细胞浸润的结节性皮肤病，中医学归属于"瓜藤缠""湿毒流注"范畴。病因多为患者脏腑功能失调，阴虚血热或内有湿痰，加之外感湿热、外湿引动内湿，而致湿痰流注下肢，病机多为热毒炽盛，痰瘀阻络。此案应用激素初始症状好转，停药后复发。本案病机为湿热痰瘀互结阻络，故治疗上予清热凉血解毒、活血化瘀、软坚散结药为主，散结药可选用清热化痰散结的夏枯草配浙贝母，也可选用咸寒软坚散结的牡蛎配穿山甲（已禁用），本案患者用药一个半月后，症状两年多无发作，足可见中医治疗结节性红斑之疗效。

五、红蝴蝶疮（系统性红斑狼疮）

【案一】阴虚火旺证。

黄某，女，30岁，2012年12月28日首诊。

主诉：面部红斑2年。

患者2年前因面部红斑、关节痛，于外院检查，确诊为系统性红斑狼疮，予激素、免疫抑制剂（具体不详）治疗，关节痛减轻，但仍有面部红斑，遂来就诊。症见：颜面蝶形红斑，局部斑疹暗红，无明显瘙痒，无关节肌肉疼痛，伴心烦，口干咽燥，腰膝酸软，全身乏力，视物模糊，月经量少，色暗红。舌质红，苔少，脉细数。

中医诊断：红蝴蝶疮（阴虚火旺证）。

西医诊断：系统性红斑狼疮。

辨治：患者病程日久，毒热之邪劫烁肝肾之阴，以致肝肾阴虚，水不济火，虚火上炎，火热损伤血脉，迫血妄行。加之服用激素后，亦可使阳气亢奋，阳亢则阴耗，进一步耗伤肝肾之阴，故心烦，口干咽燥，腰膝酸软，全身乏力，视物模糊，为阴虚火旺之征。当以滋阴清热、凉血止血为治法，以犀角地黄汤为主方加减，具体方药如下：

生地黄25g　水牛角15g　赤芍15g　牡丹皮15g

麦冬10g　女贞子15g　枸杞子15g　紫草15g

甘草10g　大青叶15g　茜草15g　丹参15g

7剂，水煎服，每天1剂。

2013年1月28日二诊：患者仍有颜面红斑，以鼻尖较甚，色暗红，口干略减，仍视物模糊，小便色黄，大便偏硬，舌暗红，苔少，脉细数。服药无特殊不适，仍为肝肾阴虚之象。继续以养阴、凉血活血为法，以犀角地黄汤合六味地黄丸、二至丸加减，拟方如下：

  生地黄25g 水牛角20g 赤芍15g 紫草15g

  麦冬15g 墨旱莲15g 白鲜皮10g 女贞子15g

  牡丹皮10g 丹参15g 茜草15g 甘草5g

  泽泻15g

7剂，煎服法同前。

2013年2月4日三诊：服方半月，患者颜面红斑颜色转淡，仅鼻尖红斑较明显，诉已无明显口干欲饮，无乏力、腰酸、关节疼痛等不适，月经量较前增多，色暗红，有血块，无痛经，二便调，舌淡暗，苔薄白，脉细。此为体内阴液渐复，瘀滞之血热邪有出路之征象，表明病情好转，继续以二诊方为基础，佐以健脾之品，脾旺则津液化生有源，具体方药如下：

  水牛角20g 生地黄25g 赤芍15g 牡丹皮10g

  麦冬15g 墨旱莲15g 女贞子15g 紫草15g

  丹参15g 鸡血藤30g 甘草5g 茯苓15g

  山药15g 谷芽30g 泽泻15g

此后恪守三诊方，随证加减，每月坚持服药七八剂，巩固疗效，病情日渐好转。2013年11月起，患者颜面、鼻尖等已看不见红斑，无明显不适。随访2年，患者健康良好。

按：系统性红斑狼疮多见于育龄期女性，这与女性的生理特点有关。女性的月经来潮、胎孕、产育和授乳均以血为用，故有"女子以血为本"及"女子以肝为先天"之说。若平素未重视摄生调护，或产后百脉空虚，精血耗失，则最易伤阴耗血。肾阴为全身之元阴，肝藏血，肝肾同源，致阴亏血虚、阴虚火旺而发为系统性红斑狼疮。此外在治疗过程中，大剂量、长时间服用激素，亦可使阳气亢奋，阳亢则阴耗，肝肾之阴进一步被销烁亏耗，临证中多数患者出现阴虚火旺之证。因此，养阴清热、凉血止血治法常应用于系统性红斑狼疮的中医辨证施治中。此案患者以面部红斑为主要表现，兼见心烦，口干咽燥，腰膝酸软，乏力，视物模糊，月经量少。其为肝肾阴虚、肝阳偏亢之象，舌质红，苔少，脉细数，脉证相符。治疗以滋阴清热、凉血止血为法。六味地黄丸、二至丸为养阴名方，何世东教授在此方基础上加水牛角、赤芍、牡丹皮、紫草合犀角地黄汤，加强凉血解毒之效，可减轻免疫复合物的沉积，遂减少红斑症状。而使用清热凉血药时，注意顾护脾胃，其中白术为益气健脾常用药，久服可强身。

【案二】湿热内蕴，气机不畅证。

廖某，女，40岁，2013年1月9日首诊。

主诉：面部红斑、关节痛5月。

患者2012年8月无明显诱因下双脸颊开始出现盘状红斑，形态大小不一，继而鼻梁和颊部双颧出现呈蝶形分布的红斑，伴指间关节肿痛，胸闷不适，遂于当地医院住院治疗，查尿常规提示尿蛋白微量，补体C3、C4下降，ANA阳性，确诊为系统性红斑狼疮，用激素等药（具体不详）治疗3个月余，病情反复不定，遂来本院治疗。症见：轻度浮肿，面圆色苍，双颊及肩胛部蝶形红斑，未高出皮面，压之不褪色，手足背散在丘疹，色红如粟粒状，伴痛痒感，搔之易破损成溃疡，经久不愈，指间关节肿痛，怠倦乏力，胸闷心悸，咽干，少寐，大便溏滞不畅。舌暗红不华，苔薄黄腻，脉弦细。

辅助检查：ANA7.13↑，抗ds-DNA抗体1.39↑，抗rRNP抗体

（＋），抗Sm抗体（＋），抗SS-A抗体（＋）。查免疫五项示补体C3为0.67g/L↓，C4为0.70g/L↓，红细胞沉降率35mm/h。

中医诊断： 红蝴蝶疮（湿热内蕴，气机不畅证）。

西医诊断： 系统性红斑狼疮。

辨治： 此为郁热挟湿，湿热之邪蕴聚，气血不畅。治疗当疏理脾胃气机，兼凉血解毒，具体方药如下：

白术15g   茯苓20g   火炭母30g   藿香15g

葛根20g   甘草5g   黄连8g   山药15g

扁豆花15g   白薇15g   水牛角15g   赤芍15g

7剂，水煎服，每天1剂。

2013年2月25日二诊： 服方半月，患者浮肿消退，面部红斑颜色转淡，手足背仍有散在丘疹，指间关节无肿痛，伴口腔溃疡，吞咽时痛，口干口苦，小便色黄，大便较前顺畅。此为湿浊之邪渐消，但阴虚阳亢之本仍在，故见口腔溃疡。治疗当凉血活血，清气养阴，拟方如下：

女贞子15g   墨旱莲15g   鸡血藤30g   茯苓20g

山药15g   泽泻10g   丹参15g   三七5g

葛根10g   白芍20g   太子参15g   桑寄生15g

薏苡仁30g

7剂，煎服法同前。

2013年4月15日三诊： 复查ANA5.61↑，抗ds-DNA抗体＜0.9，抗rRNP抗体（＋），抗Sm抗体（＋），抗SS-A抗体（＋），补体C3为0.89g/L、C4为1.2g/L，较前上升，红细胞沉降率5mm/h。患者自诉症状明显好转，面部斑色转淡渐消，手足背丘疹消退，无关节疼痛，偶有腰酸、全身乏力，无口干口苦，无发热、口腔溃疡，纳眠可，二便调。舌淡暗，苔薄白，脉弦。此时患者处于疾病的缓解期，肝肾阴亏，改用滋肾益气之法以治其本，以六味地黄丸为主方，仍佐以活血之品，具体方药如下：

　　　　黄芪20g　　山茱萸15g　　山药15g　　枸杞子15g

　　　　熟地黄25g　　三七5g　　　丹参15g　　白术15g

　　　　菟丝子20g　　桑寄生20g　　茯苓20g　　五指毛桃30g

　　此后恪守三诊方，随证加减，每月坚持服药七八剂，病情好转。2014年1月起，抗ds-DNA抗体在正常范围内。

　　按：红蝴蝶疮以肝肾阴虚为主要病机，但患者在长期使用激素及免疫抑制剂后，可因药物阻碍脾胃运化升降，湿浊内生或湿蕴化热，表现为面部痤疮、口腔溃疡、口苦、脘闷、纳呆、舌苔黄腻或白腻。此时应用养阴滋柔之品易碍胃助湿，而燥湿太过又易伤阴，如何平衡两者需斟酌。何世东教授通常选取健脾、芳香、淡渗的药物，祛湿而不伤阴。此案治疗过程分两阶段：第一阶段患者表现以邪实为主，红斑，关节肿痛，伴怠倦乏力，大便溏滞不畅，苔薄黄腻，脉弦细，病机为湿热内蕴，气机不畅。故选用山药、白术、茯苓健脾祛湿，藿香芳香化湿、葛根解肌升阳，使湿浊祛则气机畅。第二阶段治疗以补益肝肾益气、调和阴阳为主，以减轻西药副作用。

　　【案三】肾阴亏虚，瘀热内蕴证。

　　李某，男，17岁，2014年2月17日首诊。

　　主诉：面部红斑、双下肢浮肿3年。

　　患者3年前无明显诱因下出现关节疼痛，尤以双膝、双肘关节为甚，无晨僵现象，伴颜面、双下肢浮肿，两颧部红斑，日晒后尤甚。曾至外院就诊，经进一步检查后，诊断为"系统性红斑狼疮并狼疮性肾炎"，予糖皮质激素（具体用药不详）、球蛋白治疗，症状改善后自行停药而致病情反复，再次予激素治疗，出现明显不适，为求中西医结合治疗遂来就诊。症见：满月脸，颜面部可见蝶形红斑隐现，无瘙痒，面部较多痤疮，头晕头痛，目赤，稍脱发，尿浊且尿色淡红，偶有尿频，尿急，无尿痛，腰酸乏力，双下肢浮肿，无关节疼痛。舌红，苔薄黄，脉沉弦滑数。发病以来，精神疲倦，纳眠尚可，大便尚正常。查体：两颧部可见淡红色红斑，四肢皮肤可见散在色素沉着。心肺未见明显异常。双肾区无叩击痛。双下肢轻度浮肿。

辅助检查：查尿常规示尿蛋白（＋），尿潜血（＋＋）。

中医诊断：红蝴蝶疮（肾阴亏虚，瘀热内蕴证）。

西医诊断：系统性红斑狼疮并狼疮性肾炎。

辨治：患者久病入络，在阴虚的基础上兼挟血瘀，故以六味地黄丸为基础方加减治疗，易补血养阴、填精益髓的君药熟地黄为清热凉血、益阴生津的生地黄，再酌情加凉血活血止血的大蓟、蒲黄、仙鹤草、赤芍之属。具体方药如下：

生地黄15g	山茱萸15g	山药15g	泽泻10g
牡丹皮15g	茯苓25g	仙鹤草15g	大蓟15g
赤芍15g	蒲黄10g	蝉蜕5g	白花蛇舌草30g
布渣叶15g			

7剂，每天1剂，水煎至400mL，分早晚2次温服。

2014年2月26日二诊：患者小便症状改善，诉易疲倦乏力，纳食一般，大便溏，每天1～2次。舌红，苔薄白腻，脉弦滑。复查尿常规未见明显异常。此为病久脾气不足，守首诊方减凉血活血止血之大蓟、赤芍及清热之蝉蜕、布渣叶，加健脾益气祛湿之黄柏15g，薏苡仁30g，白术10g。7剂，煎服法同前。

2014年3月26日三诊：患者稍有尿浊，时有头晕，时难入睡，胃纳尚可，大便正常。舌尖边红，苔白腻，脉濡数。依据患者症状变化，以六味地黄丸为基础方加减，加天麻、钩藤以平肝止眩。具体方药如下：

熟地黄20g　山茱萸15g　泽泻15g　茯苓20g

牡丹皮15　天麻15g　　钩藤15g　白芍25g

大蓟20g　　仙鹤草15g　三七5g　　丹参15g

7剂，每天1剂，水煎至400mL，分早晚2次温服。

药后随访，患者小便症状减轻，偶有疲乏，颜面部红斑变淡，偶有头晕，胃纳、睡眠尚可，大便正常，余无明显不适。本病病程长，稍有调摄不慎便易于反复，为使病情能得到缓解并长期保持稳定，嘱患者自我调节情志、避免紫外线照射、防寒保暖、劳逸结合、注意用药禁忌、饮食宜忌辛辣刺激之品。

按：在系统性红斑狼疮的漫长病程中，出现肾损害很常见，可作为病初发表现，也可在病程演变中出现，甚至在病情稳定后因感染、劳累而诱发，以蛋白尿、血尿为主要表现。在治疗慢性蛋白尿、血尿时，何世东教授除重视健脾补肾药外，尤善用活血化瘀之品及虫类药物，如茜草、蒲黄、水蛭等。本案患者证属肾阴亏虚，瘀热内蕴。治疗以滋阴补肾为根本，以六味地黄丸为基础方，辅以清热化瘀的药物，起固本培元，扶助正气，又安内攘外之功。

六、狐惑（白塞氏病）

【案】湿热内蕴证。

黄某，女，41岁，2013年1月28日首诊。

主诉：反复口腔、外阴溃疡3年。

患者3年前无明显诱因下出现口腔、外阴溃疡，于当地医院就诊，诊断为不完全性白塞氏病。2010年11月开始口服激素及环孢素A，2011年11月停用环孢素A，继续口服激素治疗至今。患者口腔及外阴溃疡反复，疼痛，口干，伴脱发，无视物模糊，无皮肤痤疮样改变，无关节疼痛，无光过敏反应，无腹痛、腹泻及黑便，纳眠尚可，二便调，舌红，苔黄，脉沉弦细。

中医诊断：狐惑（湿热内蕴证）。

西医诊断：不完全性白塞氏病。

辨治：患者素体脾胃不健，脾失运化，湿浊内生，湿蕴化为热毒，热伤舌络，则为口疮，湿热下注则为外阴溃疡。治以清热凉血、解毒化湿为法，以犀角地黄汤为主方加减，具体方药如下：

水牛角30g	生地黄30g	赤芍20g	白花蛇舌草30g
半枝莲30g	牡丹皮20g	蒲黄15g	丹参20g
紫杉叶15g	甘草10g	蒲公英30g	麦冬15g
青天葵20g			

7剂，水煎服，每天1剂。联合西药醋酸泼尼松（20mg，每天1次）、双氯芬酸钠肠溶片（75mg，每天1次）、法莫替丁片（20mg，每天1次）、羟氯喹（0.1g，每天2次）治疗。

2013年3月4日二诊：患者间断口腔溃疡，外阴仍时有溃疡，多梦，大便软，舌红，苔黄干，脉细数。服后症状略减，效不更方，继予清热凉血之法治疗，具体方药如下：

水牛角30g	生地黄25g	黄柏10g	牡丹皮10g
石斛15g	地骨皮15g	茯苓20g	白花蛇舌草30g
泽泻15g	白术10g	山药15g	甘草5g
麦冬10g	蒲公英15g		

7剂，煎服法同前。西药治疗予减量醋酸泼尼松服用，其他治疗同前。

2013年4月17日三诊： 患者会阴部溃疡好转，舌痛，无溃疡，多梦，舌红，苔薄黄腻，脉弦。症状好转，但舌脉象表现仍为热证，具体方药如下：

生地黄25克	玄参15克	麦冬15克	白花蛇舌草30克
赤芍20g	紫草20g	牡丹皮15g	紫杉叶15g
甘草5g	仙鹤草20g	白鲜皮15g	泽泻10g
半枝莲30g			

7剂，煎服法同前。醋酸泼尼松逐渐减量至10mg，每天1次，双氯芬酸钠肠溶片25mg，每天2次；法莫替丁片20mg，每天1次。

2013年7月17日四诊： 患者时作口腔溃疡，色红疼痛，咽干，易出汗，纳欠佳，大便正常。舌淡红，苔薄黄，脉细数。热象渐减，可予加强养阴之法治疗。具体方药如下：

白芍20g	石斛15g	紫杉叶10g	白花蛇舌草30g
玉竹15g	生地黄20g	甘草10g	夏枯草10g
麦冬15g	牡丹皮15g	白茅根30g	半枝莲20g
仙鹤草20g	龟板15g		

7剂，煎服法同前。西药治疗同前。

2013年8月14日五诊： 患者口腔溃疡未发，外阴有小溃疡，舌红，苔黄腻干，脉沉弦数。症状反复，仍为内热盛，治以养阴清热为法，具体方药如下：

寒水石20g	生地黄25g	蒲公英30g	白花蛇舌草30g
甘草5g	赤芍15g	水牛角15g	金银花15g
青天葵10g	紫杉叶10g	牡丹皮15g	紫草15g

7剂，煎服法同前。醋酸泼尼松减至5mg，每天1次，停用其他西药。

2013年9月23日六诊：患者会阴溃疡再发1周，大便前硬后软，纳可，眠差。舌红，苔薄白，脉细。具体方药如下：

生地黄25g　　玄参15g　　麦冬15g　　龟板15g

牡丹皮10g　　白芍15g　　紫杉叶15g　　全蝎10g

丹参15g　　黄柏10g　　地榆15g　　槐花15g

甘草5g

7剂，煎服法同前。辅以外治法：黄连30g、儿茶20g、冰片10g、水翁叶（花）30g，打粉，以油混合，外敷可收敛伤口。

2013年11月6日七诊：患者咽部发口腔溃疡，阴道溃疡已消失，大便初硬后软，舌尖红，苔薄黄，脉弦。具体方药如下：

生地黄25g　　紫杉叶15g　　白花蛇舌草40g　　大蓟15g

麦冬15g　　赤芍15g　　牡丹皮15g　　槐花15g

甘草5g　　大青叶10g　　山慈菇10g　　紫草15g

7剂，煎服法同前。配合外治法：儿茶50g、冰片50g、珍珠末6支，捣烂混匀，用橄榄油点涤溃疡处。

2014年2月26日八诊：已停用醋酸泼尼松。患者无溃疡发作，睡眠差，梦多，口干黏，纳可，大便先干后软，1天1次，舌红，苔薄黄干，脉弦滑细数有力。治以清热凉血、养阴润燥为法。具体方药如下：

甘草10g　　生地黄25g　　牡丹皮15g　　玄参15g

北沙参15g　　夜交藤30g　　大青叶10g　　白花蛇舌草30g

麦冬15g　　紫杉叶15g　　石斛15g　　赤芍15g

7剂，煎服法同前。

按：口腔溃疡为白塞氏病常见表现，其病情反复，溃疡深大，疼痛剧烈，中医辨证属热实证。按部位辨证：舌尖代表心肺，舌边、口腔两侧代表肝胆。此例患者经西药醋酸泼尼松、环孢素A等治疗，症状仍有反复，因担心西药副作用而转诊中医。几经诊治，均以清热解毒、凉血养阴通络为治疗主线，清热剂量之大、时间之长，该患者均无胃纳影响、腹痛腹泻之表现，表明对脾胃无影响，为《黄帝内经》所云"有故无殒，亦无殒也"是也。

七、肩凝症（肩周炎）

【案】风湿痹阻证。

余某，男，44岁，2014年11月3日首诊。

主诉：右肩痛半年余，加重伴肩部活动受限1周。

患者1周前无明显诱因情况下出现右侧肩部疼痛，疼痛以肩关节前方为主，并逐步出现肩部僵硬感和活动受限，晚上疼痛、僵硬感与活动受限加重，敷贴膏药后症状无明显好转。为求进一步治疗，遂来本院门诊就诊。症见：精神一般，右侧肩关节疼痛并活动受限，用力时明显，胃纳可，二便调。舌淡红，苔薄黄，脉弦细。查体：肩关节周围压痛，以肩前为主，外展约60°，前屈约60°。

中医诊断：肩凝症（风湿痹阻证）。

西医诊断：肩周炎。

辨治：患者年近中年，气血不足，风寒湿邪趁虚侵入，累及肩周多个部位的滑囊、肌腱和韧带，导致肩关节周围产生广泛的病变。本证虚实夹杂，应标本兼顾，补益气血同时祛风除湿通络。方予蠲痹汤加减化裁，具体方药如下：

防风10g	姜黄15g	川芎10g	甘草5g
羌活10g	延胡索15g	当归20g	黄芪20g

薏苡仁30g　赤芍20g　丝瓜络20g　桑枝10g

10剂，水煎服，每天1剂。并交代患者肩关节锻炼的相关方法以防止萎缩粘连。

2014年12月17日二诊：患者诉右肩关节痛好转，自觉活动范围加大少许，但活动右肩关节时胀痛，时有髋关节酸痛。纳可，眠一般，小便微黄，大便常规（-），唇红，舌淡红，苔薄黄腻，脉弦滑细。患者症状好转，方药仍以蠲痹汤为主方，列方如下：

白芍20g　防风10g　薏苡仁30g　刺五加30g

木瓜15g　黄芪30g　白术15g　红景天15g

茯苓30g　当归15g　川芎15g　炙甘草5g

巴戟天15g

10剂，水煎服，每天1剂。嘱患者加强肩关节的活动，亦可尝试康复理疗以缓解症状，加快康复。患者服药后自觉肩关节疼痛、僵硬感皆明显缓解，二诊方自服15剂。1个月后随访，患者诉经服用中药和康复理疗后，疼痛明显减轻，关节活动也接近正常。

按：肩关节周围炎属中医"痹病""骨痹""筋痹"范畴。多由年老体衰，肝肾不足，风寒湿乘袭，气血凝滞所致。治当以滋补肝肾、强筋壮骨为主，益气活血散寒为辅。蠲痹汤可补益肝肾、益气祛风、活血通络，从整体上调节机体功能。因病在上肢，故祛风湿之药选用防风、姜黄、羌活之品，风邪渐祛，则加强健脾补肾强壮，予黄芪、白术、红景天、刺五加之品。

八、项痹（颈椎病）

【**案**】气血亏虚证。

苏某，女，38岁，2012年11月21日首诊。

主诉：颈项部酸胀不适伴左上肢外侧麻木半年，加重3天。

患者平素有颈项部劳累酸胀不适，半年前因劳累出现左上肢外侧麻木，当时无明显放射痛，无头晕头痛，锻炼与敷贴膏药后症状稍缓解。近3天，麻木症状加重并不能缓解，为求进一步诊疗，遂来本院门诊就诊。症见：精神一般，面色稍淡白，颈项部酸胀不适明显，左上肢外侧至小指外侧麻木，无放射痛，时有疲乏感，纳差，眠一般，二便调。月经量中等，色淡。舌淡红，苔薄白，脉细。

中医诊断：痹病（气血亏虚证）。

西医诊断：颈椎病。

辨治：患者素体肝肾不足，肝主藏血，肾主作强，气虚则麻，血虚则木。血能载气，气血不足者，肢体失于滋养濡润则麻木不仁。故此证属气血不足之痹证，应以气血双补为法，方予八珍汤加减化裁。处方如下：

黄芪30g	党参15g	白术15g	炙甘草5g
当归15g	白芍15g	鸡内金10g	枸杞子15g
桂枝10g	川芎10g	砂仁5g（后下）	鸡血藤30g

7剂，水煎服，每天1剂。

2012年12月10日二诊：患者诉手麻木、疲乏好转，纳呆，眠欠佳，易醒，小便黄，大便稍干硬，2～3天1次，口不干。舌嫩红，苔薄黄，脉细无力。睡眠欠佳为心血不足的表现，纳呆、疲乏为脾气亏虚表现，以清热利湿、理气活血为治法，方予归脾汤加减化裁，处方如下：

黄芪20g	党参15g	茯苓20g	白术15g
炙甘草5g	远志10g	当归15g	白芍20g

川芎10g　　鸡血藤30g　　枳壳10g　　鸡内金15g

茵陈15g

7剂，煎服法同前。

2013年1月14日三诊：二诊方服用10剂后，患者诉颈项部酸胀感稍好转，手麻好转，偶有胃不适，气短乏力，纳可，便干，有血，眠欠佳，月经量中等，色淡，舌淡，苔薄黄，脉细。处方如下：

黄芪20g　　白术15g　　茯苓20g　　炙甘草5g

当归15g　　北杏仁15g　　远志10g　　夜交藤20g

柏子仁30g　　鸡内金15g　　枸杞子15g　　火麻仁20g

7剂，煎服法同前。

后患者再来门诊，诉手臂麻木感明显好转，纳眠皆可，月经量、颜色也较前正常。

按：颈椎病为现代社会常见病，为外感风寒湿热、或外伤、或体位不正（如长期低头工作）、或劳逸失度、或饮食失宜、或七情内伤所致，临床表现多为虚实夹杂。此例以颈项部酸胀不适、肢体麻木不仁为主要表现，病机为肝肾亏虚，气血不足，是病情反复的关键，故宜强筋健骨，补益气血，通络止痛。何世东教授常用鸡血藤治疗此病，认为其舒筋活络，补血行血，现代药理研究也表明其具有改善造血系统、调节免疫、抗肿瘤、抗病毒、抗氧化等多种药理作用。

九、皮痹（硬皮病）

【案】气血不足，血脉闭阻证。

黄某，女，55岁，2014年5月28日首诊。

主诉：双手肿胀、晨僵、紧绷半年。

患者半年前无明显诱因下出现双手指肿胀，皮肤发硬紧绷，难以捏起，握拳困难，屈伸不利，麻木晨僵，颜面绷紧，无吞咽困难，无胸闷气促，无发热，无口腔溃疡，无脱发，一直未予重视。2014年5月22日来本院门诊，查风湿组检示抗核抗体阳性，抗Scl-70抗体（+），红细胞沉降率33mm/h，查风湿三项未见异常。诊断为硬皮病。当时予泼尼松、复方丹参片、西咪替丁口服治疗。现双手手指肿胀发硬，伴晨僵，雷诺现象阳性，掌指关节、指尖关节偶有痛感，肤温稍高，有明显溃疡，无脱皮，眠差，纳差，二便调。舌淡暗，苔白腻，脉沉弦。

中医诊断：皮痹（气血不足，血脉闭阻证）。

西医诊断：硬皮病。

辨治：患者素体阳气虚弱，津血不足，抗病能力低下，感受风寒湿邪，凝结腠理，痹阻不通，导致津液失布，气血耗伤，肌腠失养，脉络瘀阻，出现皮肤变硬如皮革，萎缩，汗孔闭塞不通。治疗宜活血化瘀，予桃红四物汤加减，活血祛瘀兼顾健脾祛湿。方药组成如下：

川芎15g	茯苓15g	赤芍15g	白术10g
生地黄20g	牡丹皮10g	甘草5g	红花5g
薏苡仁30g	当归15g	桃仁10g	茜草10g

7剂，水煎服，每天1剂。嘱患者多休息，保持身心愉快。

2014年6月4日二诊：服药7剂后，患者皮肤状况较前好转，但仍厚，纳可，偶有心烦，舌暗，苔稍白腻，脉沉弦，结合舌象、脉象，加用丹参15g。取前人"一味丹参散，功同四物汤"之义，在增强活血之效同时安神除烦。

2014年6月18日三诊：患者关节痛稍好转，皮肤仍厚硬、肿胀、有麻木感，干燥，舌暗红，苔薄白，脉沉弦。守二诊方去白术、茯苓，加用全蝎5g，蜈蚣3条。全蝎、蜈蚣性善走窜，通达内外，有搜风止痛之效，加入方中，可增强祛风通络止痛的作用。

2014年8月8日四诊： 2014年6月18日至7月15日间，患者为寻求系统诊治，住入本院内二科。入院后行肺部高分辨CT示双下肺外围胸膜下见斑片状阴影，密度不均，边缘模糊，符合硬皮病肺部损害。右手中指皮肤活检示病变符合硬皮病。考虑硬皮病伴发肺间质病变，为控制肺部病变，于住院期间予甲强龙40mg静滴、环磷酰胺静滴，加强免疫调节、抗骨质疏松等治疗，中药继予桃红四物汤加减以活血养血。出院时，患者皮肤发硬、麻木、肿胀较前明显好转，屈伸灵便。为加强治疗效果，减轻激素副作用，继续于何世东医师门诊寻求中医治疗。患者皮肤转软，动剧气促，纳可，眠可，舌暗，苔白腻厚。至于患者肺部情况，在《素问·痹论》中就论述了痹与五脏的关系，"五脏皆有合，病久而不去者，内舍于其合也……皮痹不已，复感于邪，内舍于肺"。这与现代医学中硬皮病易发展成为系统性硬化的观点相符合，因此要注重补益肺脾，再予中药10剂，具体方药如下：

黄芪20g　桂枝10g　补骨脂15g　川芎15g

白芍15g　当归15g　淫羊藿15g　茯苓20g

白术15g　山茱萸15g　女贞子15g　熟附子10g

2014年8月22日五诊： 患者皮肤较前红润，变软，故守四诊方，加巴戟天15g。

2014年9月15日六诊： 患者皮肤软化，时觉胸翳，无口干口苦，二便调，舌淡，苔黄厚腻，脉沉弦。予中药5剂，具体方药如下：

桂枝15g　淫羊藿15g　半夏15g　补骨脂15g

三七5g　川芎15g　当归15g　炙水蛭10g

茯苓15g　枳实10g　巴戟天15g　赤芍15g

桃仁10g

2014年9月19日七诊：患者口不干，气息好转，脉沉弦细。守六诊方，加全蝎5条，10剂。

2014年10月10日八诊：患者皮软，仍厚，舌暗，苔黄厚，纳可，眠可，脉沉弦细。予中药10剂，具体方药如下：

桂枝15g	川芎15g	当归15g	全蝎5条
炙水蛭5g	黄芪20g	红景天15g	淫羊藿15g
薏苡仁30g	巴戟天15g	赤芍15g	桃仁15g
补骨脂15g	法半夏10g		

2014年10月31日九诊：患者皮肤紧绷感较前好转，精神好，纳可，不欲饮，二便调，动则气不顺，舌暗淡红，苔白腻，脉沉弦细。守八诊方去法半夏，加熟附子温经而散寒湿，10剂。

2014年11月28日十诊：患者激素面容，视蒙，舌暗淡红，苔白腻，脉沉弦细。予中药7剂，方药如下：

熟附子10g	桂枝15g	川芎15g	当归15g
全蝎5条	茯苓15g	补骨脂15g	黄芪15g
淫羊藿15g	赤芍10g	桃仁15g	炙水蛭5g

2014年12月4日十一诊：患者诉皮肤较软，少咳，仍视蒙，胸不闷，纳可，舌暗淡红，脉弦。予中药7剂，方药组成如下：

川芎15g	赤芍15g	当归15g	全蝎5g
补骨脂15g	淫羊藿15g	半夏15g	茯苓20g
桃仁10g	炙水蛭5g	三七5g	巴戟天15g
桂枝10g			

2014年12月11日十二诊：服十一诊方后患者双手温暖，遇冷时苍白变紫症状减轻，精神、胃纳可，舌暗淡红，苔薄，脉弦滑。病情好转，脾肾机能恢复，以补益气血、补脾益肾，活血养血通络为法巩固

治疗，方药如下：

黄芪15g	白术15g	白芍20g	桃仁10g
红花5g	当归15g	补骨脂10g	巴戟天15g
淫羊藿15g	桂枝10g	红景天15g	全蝎5g
女贞子15g	川芎15g		

7剂，每天1剂，水煎服。

患者此后坚持服中药。截至2015年8月，激素量减至每天10mg，皮肤紧绷感减轻，雷诺现象减轻，无明显咳嗽、咯痰、气促，复查肺部CT示双下肺外围胸膜下见斑片状阴影范围较前缩小，密度降低，肺部间质性病变较前好转。

按： 中医学认为本病属"痹病""皮痹""血痹""皮萎""肺痹"等范畴。本病病因复杂，机制不清，目前西医治疗尚无特效药，多采用糖皮质激素和免疫抑制剂，效果不显著且副作用多。中医辨证则以邪实为主，治疗以驱邪扶正为要务，并强调务必始终以虚为本，瘀毒为标，把活血脉贯穿治疗的始末。何世东医师选用桃红四物汤加减，桃仁、丹参活血祛瘀，川芎行气活血，祛风止痛，红花、赤芍活血，当归、生地黄补血生血，黄芪补肺益气，桂枝和营温经，熟附子温阳通脉，薏苡仁祛湿消肿，巴戟天、淫羊藿温阳补肾，全蝎、蜈蚣搜风通络，黄芪、白术、红景天补气行水，甘草调和药性。全方温、补、通、调、行、散并用，共奏活血祛瘀、补气养血之效。患者坚持服用，皮肤渐渐变软，雷诺现象明显好转。

十、天疱疮

【案】 热毒内蕴证。

万某某，女性，48岁，2014年7月23日首诊。

主诉： 反复口腔溃疡9个月。

患者9个月来反复出现口腔溃疡，伴疼痛，至外院就诊，病理报告示右颊病变符合天疱疮。躯干长疱疮，色暗红，初起时疼痛，来诊时已无明显疼痛，纳可，眠欠佳，难入睡，口苦，大便烂，每天1次，便后肛门灼热，舌暗红，苔黄腻，脉沉弦滑数。

中医诊断： 天疱疮（热毒内蕴证）。

西医诊断： 天疱疮。

辨治： 此病为肌肤热毒蕴结所致，治予清热解毒、活血祛瘀之法，方药如下：

  槐花15g 金银花15g 板蓝根15g 白花蛇舌草30g

  赤芍15g 丹参15g 全蝎5g   蝉蜕10g

  地榆15g 甘草10g 黄柏10g

10剂，水煎服，早晚各1剂。

2014年9月24日二诊： 患者躯干疱疮减轻，鼻部长疮，口干不苦，纳可，眠差早醒，大便每天1～2次，时胸闷。舌红，苔黄腻，脉弦滑细数。此为疱疹减轻之象，但仍有新发疱疹，宜加强清热之力，方药如下：

  生地黄25g 赤芍15g 竹叶15g 灯芯草1扎

  黄连8g   夜交藤20g 连翘15g 青天葵15g

  蒲公英20g 合欢皮20g 紫杉叶15g 白花蛇舌草30g

  薏苡仁30g

10剂，煎服法同前。

2014年10月27日三诊： 患者仍出现口腔溃疡，大便烂，每天3～4次，时腹胀，肠鸣音，牙痛，纳可，眠欠佳。舌紫暗，苔黄腻厚，脉弦滑数。口腔溃疡、牙痛为中上焦热，仍以清热凉血解毒为治法，方药如下：

紫草10g　　牡丹皮10g　　紫杉叶15g　　山慈菇10g

赤芍15g　　甘草5g　　　黄连5g　　　大青叶15g

蒲公英20g　夏枯草30g　　山海螺30g　　白花蛇舌草30g

葛根20g

7剂，煎服法同前。

2014年11月17日四诊：患者舌痛减轻，皮肤痒，纳可，眠欠佳，大便每天2次，时烂。舌红，苔黄腻，脉弦滑数。舌脉象仍以实证为主，再以清热解毒、凉血止痒治法，方药如下：

紫草15g　　大青叶15g　　紫杉叶10g　　薏苡仁30g

赤芍15g　　金银花15g　　山慈菇10g　　白花蛇舌草30g

藿香15g　　徐长卿15g　　甘草10g　　　山海螺30g

7剂，煎服法同前。

2014年12月8日五诊：患者舌溃疡好转，纳可，眠可，大便正常，咽干。舌暗红，苔黄腻，脉弦滑数。病情好转，予加用茯苓健脾，北沙参养阴，方药如下：

紫杉叶15g　山慈菇10g　　大青叶15g　　赤芍15g

天花粉15g　牡丹皮10g　　茯苓30g　　　白花蛇舌草30g

薏苡仁30g　北沙参20g　　蒲公英15g　　生地黄20g

甘草5g

7剂，煎服法同前。

患者服用五诊方后症状明显减轻，此后间发舌痛，溃疡减少，自服五诊方，症状可解。

按：寻常型天疱疮（PV）常累及全身皮肤和黏膜，是一种慢性自身免疫性疾病，重则可危及生命。75%～80%的寻常型天疱疮最早发于口腔病损，病情反复发作或迁延不愈，严重影响患者的生活质量。本例患者疱疹反复，伴大便烂，便后肛门灼热，舌暗红，苔黄腻，脉沉弦滑数。《黄帝内经》云："诸痛痒疮皆属于心"，舌为心之苗，故辨证为热毒内蕴所致，治疗以清热凉血解毒为主，后期注重健脾养阴、扶助正气。

十一、痛风（痛风性关节炎）

【案一】湿热阻络证。

刘某，女，68岁，2014年1月13日首诊。

主诉：左足第一跖趾关节疼痛2年，加重1周余。

患者2年前反复出现左足第一跖趾关节红肿热痛，于外院就诊，查X线示左足第一跖趾关节破坏，血尿酸580μmol/L，诊断为痛风性关节炎，间断服用止痛药及别嘌醇。1周前赴喜宴后次日起床觉双膝关节、左足第一跖趾关节疼痛，伴膝关节乏力、酸胀，遂来就诊。症见：双膝关节周围稍肿胀，压痛（+），皮肤稍红，肤温高；左足第一跖趾关节处稍肿胀，微发红，触之痛甚。口干口苦，大便硬。舌瘦红，苔薄黄，脉弦细。C反应蛋白35mg/L，血尿酸610μmol/L。

中医诊断：痛风（湿热阻络证）。

西医诊断：痛风性关节炎。

辨治：患者赴宴后急性痛风发作，关节红肿热，口干口苦，为湿热内阻之象，治以清热利湿、通络止痛为法，组方如下：

草薢20g　　白术15g　薏苡仁30g　黄柏10g

茯苓30g　　赤芍15g　防风15g　　忍冬藤20g

鸡血藤20g　甘草5g　　生地黄20g　穿山龙20g

石斛15g

7剂，水煎服，每天1剂。

2014年2月20日二诊：患者关节肿痛减轻，左足第一跖趾关节仍稍红肿，二便调，口干减，无口苦，舌红，苔黄腻，脉弦。湿热之证减轻，但热伤津液，可加石斛滋阴，丝瓜络清透关节之湿。组方如下：

草薢20g　　白术15g　薏苡仁30g　黄柏10g

茯苓30g　　赤芍15g　忍冬藤20g　生地黄20g

穿山龙20g　石斛15g　丝瓜络20g　甘草5g

7剂，水煎服，每天1剂。

1周后，患者来诊，诉诸症好转，再予7剂巩固疗效。

按：痛风性关节炎发作与饮食密切相关，急性发作时多见关节红肿热痛，屈伸不利，甚者身热，口苦，大便结，为湿热内阻所致，临床处方多以湿热利湿为法，辅以凉血活血通络。临床表现为下肢关节肿痛较多，为湿热下注，可予穿山龙、丝瓜络等加强清透关节之邪。

【案二】湿热阻络，痰瘀互结证。

詹某，女，69岁，2012年11月22日首诊。

主诉：左足踝关节红肿疼痛3天。

患者3天前无明显诱因下出现左足踝关节红肿疼痛，夜间较甚，局部皮肤暗红，局部肤温升高，压痛明显，活动受限，伴四肢乏力，口干口苦，无关节畸形，无发热，纳眠差，小便量多，大便溏，舌暗红，苔白厚腻，脉沉弦。急查尿酸620.8μmol/L。

中医诊断：痛风（湿热阻络，痰瘀互结证）。

西医诊断：痛风性关节炎。

辨治：此证属于痛风的急性发作期，缘患者平素嗜食肥甘厚味，聚湿生痰，痰浊留滞血中，不得泄利，日久愈滞愈甚，与瘀互结，湿热痰瘀痹阻关节经络，故发为关节红肿疼痛。治以清热解毒、化瘀泻浊、通络止痛为法，具体方药如下：

薏苡仁30g　独活15g　白术15g　防风15g

赤芍15g　桑枝30g　黄柏10g　刺五加15g

苍术15g　忍冬藤20g　丹参15g　三七5g

7剂，水煎服，每天1剂，早晚分服。

2012年12月3日二诊： 患者服方7剂，左足踝关节红肿疼痛稍减轻，局部肤温较高，压痛（＋），活动受限，伴口干口苦，胃纳一般，二便正常，舌红，苔黄腻，脉沉弦。此乃痛风的急性期未缓解，痰瘀仍结聚于关节，不通则痛。遂在首诊方的基础上，佐以丝瓜络、秦艽、牛膝等通络止痛之品。具体方药如下：

薏苡仁30g　白术15g　防风15g　赤芍15g

苍术10g　黄柏15g　丝瓜络20g　桑枝10g

牛膝15g　秦艽10g　丹参15g　甘草5g

7剂，水煎服，每天1剂，早晚分服。

2012年12月20日三诊： 患者已服二诊方15剂，左足踝关节红肿消退，无疼痛，局部肤温正常，压痛（－），局部皮肤色素沉着，纳眠可，二便正常，舌暗淡，苔薄白，脉弦。复查尿酸386.6μmol/L。此乃痛风的急性期已过，转为疾病的缓解期，为巩固疗效，此后恪守二诊方，随证加减，每月坚持服药七八剂，病情日渐好转。2013年6月电话随访，患者表示痛风未见复发。

按： 痛风是由嘌呤代谢紊乱或尿酸排泄减少所引起的一组异质性疾病，女性进入绝经期后发病率与男性相当，其病因病机多为饮食不节或肝、脾、肾功能失调，肝失疏泄、肾失气化、脾失健运，皆造成体内水湿积聚，浊毒内蕴，流于关节，阻于筋脉，发为痛风，受累脏腑以脾肾为甚。目前，中医治疗痛风以分期论证为主，急性期以清热利湿解毒为主，以减轻湿热瘀毒对机体的损害，并开启前后二阴，促进毒邪排出，邪去正安；缓解期以健脾祛湿、补益肝肾为法。此案患者为急性发作，故以清热解毒、化瘀泄浊、通络止痛为法治之，热毒祛，气血安，通则不痛。

【案三】脾肾不足，痰瘀阻络证。

张某，男，78岁，2013年7月24日首诊。

主诉：双足踝关节时作肿痛15年余。

患者近15年余反复出现双足踝关节红肿热痛，起初1年发作2～3次，其后间隔时间渐缩短，近1年呈慢性疼痛，无明显间歇，伴头晕、口渴，腰酸痛，大便量少，纳差，胃脘不适。舌红瘦，苔薄黄，脉弦。查体：右足外踝痛风石形成，双踝关节稍肿胀，肤色暗红，局部压痛。

中医诊断：痛风（脾肾不足，痰瘀阻络证）。

西医诊断：慢性痛风性关节炎。

辨治：痛风患者，病久脾胃运化功能失健，痰湿内阻，痰浊上扰清阳。予健脾祛湿、化痰止眩之法，处方如下：

白术15g	茯苓20g	天麻10g	蒺藜15g
忍冬藤20g	石斛15g	刺五加20g	赤芍15g
薏苡仁30g	草薢20g	白茅根30g	甘草5g

7剂，水煎服，每天1剂。

2013年7月31日二诊：患者头晕略减，右足外踝痛风石，关节时痛，但程度较前减轻，面色萎黄，口渴饮不多，舌瘦淡红，苔薄白，脉弦细。湿浊之邪略减，予加强补益脾胃之功，处方如下：

白术15g　　黄芪30g　　五指毛桃30g　　天麻15

薏苡仁30g　草薢20g　白芍15g　　　甘草5g

防风15g　　当归10g　太子参15g　　柴胡10g

7剂，煎服法同前。

2013年8月5日三诊： 患者关节痛减轻，间发头晕，病久，痰湿阻络瘀结较深，须缓治其本，调理脾肾以恢复运化水湿功能。方药如下：

白术15g　黄芪30g　　天麻30g　　五指毛桃30g

半夏15g　炙甘草5g　当归15g　　白芍15g

党参10g　柴胡10g　茯苓15g　　红景天15g

7剂，水煎服，每天1剂。

患者服上方约15剂后，头晕基本消失，关节肿痛减轻，恢复日常生活。

按： 中医药治疗痛风具有一定的临床优势，特别是针对痛风间歇期及慢性期，辨证多认为该病本虚标实，本虚责之脾肾，标实为痰、浊、瘀等病理产物凝滞关节，损伤肝肾。故治疗须健脾化痰泄浊、益肾化瘀通痹。本案患者以痰浊阻络、上扰清阳为主要表现，故治以健脾祛湿、化痰止眩为法，痰浊减后，予补益脾肾之品以治本，尤重补脾药的应用，如黄芪、白术、五指毛桃、党参之属。

【案四】 湿热阻络证。

郑某，男，22岁，2014年8月13日首诊。

主诉： 右足第一跖趾关节红肿痛2周。

患者平素喜饮啤酒，2年前发现血尿酸升高，右足趾撞伤时伴疼痛，未治疗，仍间服饮酒。2周前运动后，右足第一跖趾关节出现红肿热痛，于外院服抗炎镇痛药治疗，服药则症状减轻，停药后症状反复，遂来就诊。症见：右足第一跖趾关节暗红、肿胀、微热，纳可，眠欠佳，难入睡，口干口苦，大便正常。舌边尖红，苔黄腻，脉弦滑细。

中医诊断：痛风（湿热阻络证）。

西医诊断：急性痛风性关节炎。

辨治：患者平素饮食不节，恣食酒、食湿热之物，久则湿热内蕴。撞伤后局部气血不畅，则湿热阻滞加重，遂至痛风发作。治以清热祛湿、活血祛瘀为法。处方如下：

忍冬藤20g	牛膝15g	黄柏10g	白术10g
薏苡仁30g	茯苓20g	鬼羽箭15g	鸭脚木皮15g
赤芍15g	牡丹皮10g	丹参15g	甘草5g

7剂，水煎服，每天1剂，早晚分服。

2014年9月10日二诊：患者服前药后症状明显好转，现足趾稍红肿，纳可，眠可，大便正常。舌红，苔薄黄，脉细数。处方如下：

秦艽10g	忍冬藤15g	牛膝15g	黄柏10g
苍术10g	薏苡仁30g	鸭脚木皮15g	赤芍15g
丹参10g	牡丹皮10g	独活15g	丝瓜络30g
甘草5g			

7剂，水煎服，每天1剂，早晚分服。

服二诊方7剂后，患者关节红肿已消退，嘱控制饮食，戒酒，忌食海鲜，平素予薏苡仁、茯苓、赤小豆等品煲水调理。

按：此例为典型痛风性关节炎急性发作，辨证属湿热阻络，治疗上以四妙丸为基础方，加祛湿通络、清热解毒、凉血之品。岭南草药鸭脚木皮性温、味甘，具有祛风湿、活血消肿功效，与丝瓜络、苍术、黄柏等配合治疗湿热下注之痛风，效果极佳。

十二、尪痹（类风湿关节炎）

【案一】寒湿痹阻证。

唐某，男，52岁，2014年7月28日首诊。

主诉：全身多关节肿痛1年。

患者1年前无明显诱因下出现全身多关节肿痛，曾至当地医院就诊，经相关检查后，诊断为"类风湿关节炎"，予药物治疗（具体不详）。症状时轻时重，持续一年，近日遇阴雨天关节疼痛加重，遂至本院寻求中医治疗。症见：全身多关节疼痛，以腕关节、掌指关节、膝关节为主，疼痛呈持续性、对称性，伴肿胀，关节时僵硬，双膝行走困难。近期逢阴雨天周身关节疼痛重着，时有发热感，自觉全身乏力，胃纳、睡眠尚可，二便正常。舌瘦红，苔黄腻，脉沉滑。查体：神志清楚，表情痛苦，心肺未见明显异常。双侧腕关节、掌指关节梭形肿胀，肤温稍高，关节压痛明显，双侧膝关节肿胀，屈伸受限。

中医诊断：尪痹（寒湿痹阻证）。

西医诊断：类风湿关节炎。

辨治：患者因感受寒湿之邪，邪气闭阻关节筋脉，经络不通，而出现疼痛、肿胀、肢体活动欠利。外界之寒湿与体内之寒湿相合，闭阻更甚，故阴雨天症状加重，并见关节僵硬、疼痛、重着。治以除湿通络、祛风散寒为法，具体方药如下：

薏苡仁30g	防风15g	桂枝10g	当归15g
木瓜15g	独活15g	刺五加30g	熟附子10g（先煎）
白术15g	忍冬藤15g	鸡血藤30g	茯苓20g

7剂，每天1剂，水煎至400mL，分早晚2次温服。

2014年8月6日二诊：患者诉关节疼痛减轻，肿胀消退，僵硬减轻，双膝关节活动不利。胃纳、睡眠可，二便正常，舌瘦红，苔黄腻，脉沉滑。续以首诊方为基础，加大桂枝用量以温阳散寒、化气利湿，加白术、黄芪健脾祛湿，具体方药如下：

桂枝15g	防风15g	薏苡仁30g	当归15g
木瓜15g	刺五加30g	白术25g	熟附子10g（先煎）
鸡血藤30g	茯苓20g	全蝎5g	白芍15g
黄芪30g			

10剂，煎服法同前。

2014年8月17日三诊：患者关节疼痛较前明显减轻，关节肿胀不明显，关节活动好转，精神、胃纳、睡眠尚可，大小便未见明显异常。患者现情况较稳定，继续服二诊方7剂，调整药物用量，嘱患者平素应保暖防寒、防潮，避免居住于潮湿阴冷之地，注意生活调摄，加强体育锻炼，病情变化时应及时就诊治疗。

按：类风湿关节炎属于痹病范畴，因其导致关节破坏，近代中医名家焦树德将其命名为"尪痹"。其发生与体质因素、气候条件、生活环境及饮食等有密切关系。正虚卫外不固是尪痹发生的内在基础，感受外邪是痹症发生的外在条件。本病例即为感受风寒湿邪，闭阻经络，影响气血运行，导致筋骨、关节、肌肉等处发生疼痛、麻木、屈伸不利、僵硬、肿大、变形等症状，证以寒湿困阻为主，治疗以除湿通络、祛风散寒为法，方中薏苡仁健脾渗湿除痹，桂枝温经散寒除湿，熟附子散寒除湿止痛，防风、独活祛风胜湿，白术、茯苓健脾祛湿，当归养血活血通脉，刺五加益气健脾，再酌情加木瓜及忍冬藤、鸡血藤等藤蔓类药物通经活络、舒筋止痛。全方以祛邪为主，兼顾补正，寒湿祛则正气安，抓住病机根本，且不忘其内在基础，故能奏效。

【案二】阳气亏虚，湿阻关节证。

赖某，女，35岁，2013年4月10日首诊。

主诉：反复多关节肿痛10余年。

患者罹患类风湿关节炎10余年，指、趾、腕、踝等多关节疼痛，下雨天疼痛明显，晨起手足屈伸不利，活动后稍好。5年前患肢关节开始出现畸形。近期关节肿痛加重，微红而发热，口干口苦，纳差，嗜睡，小便正常，大便溏，每天2～3次。舌淡，苔黄腻，脉沉细。

辅助检查：红细胞沉降率65mm/h，类风湿因子558IU/mL。

中医诊断：尪痹（阳气亏虚，湿阻关节证）。

西医诊断：类风湿关节炎。

辨治：此病病程较长，患者阳气亏虚，不能运化水湿，湿邪流注经络，留滞关节，使气血痹阻，不通而痛。用桂枝汤合防风汤加减，配合运用熟附子、巴戟天、淫羊藿、狗脊温阳补肾，鸡血藤、当归活血通络止痛，具体方药如下：

桂枝15g	白芍20g	巴戟天15g	熟附子10g（先煎）
鸡血藤30g	淫羊藿15g	枸杞子15g	白术30g
黄芪30g	狗脊30g	刺五加30g	防风15g
当归15g			

10剂，每天1剂，水煎服。

2013年5月8日二诊：患者诸关节疼痛减轻，红肿症状消退，复查类风湿因子由558IU/mL下降至327.3IU/mL，关节晨僵仍明显，需2h才能缓解，舌淡，苔黄腻，脉沉。此为晨起人体阳气不足，加之患者病久气血不足，不能温煦关节经络，寒气凝涩，致气血凝滞不通而关节屈伸不利。继续以补肾温阳、祛风通络为法，在首诊方的基础上加减，具体方药如下：

防风15g　　桂枝15g　　　淫羊藿15g　　熟附子10g（先煎）

巴戟天15g　　刺五加30g　　白术20g　　　狗脊30g

鸡血藤20g　　何首乌15g　　细辛3g　　　　炙甘草3g

白芍20g　　　黄芪30g

10剂，煎服法同前。

2013年7月3日三诊：患者服二诊方后关节疼痛、肿胀减轻，晨僵时间缩短。近期天气酷热，台风挟雨，暑湿交蒸，患者关节又红肿疼痛，肩、膝关节拘挛不舒，头重体倦，口苦，纳差，腹隐痛，大便溏。舌红，苔黄腻，脉弦滑。此为气血亏虚之体，不能驾驭邪气，湿邪阻滞经络，留注关节，故痹痛反复。治宜祛湿痛络，温阳止痛。以二诊方为基础加薏苡仁淡渗利湿，苍术祛风除湿，前胡疏散风邪，桑枝清热通络，全蝎搜风通络。具体方药如下：

防风15g　　白术30g　　桂枝15g　　熟附子15g（先煎）

白芍15g　　当归10g　　独活20g　　前胡15g

淫羊藿15g　苍术15g　　全蝎5g　　薏苡仁30g

桑枝30g

10剂，煎服法同前。

2013年9月9日四诊：患者关节较前活动灵活，无发热红肿，纳眠可，二便调。舌红，苔微黄，脉弦。复查类风湿因子225IU/mL。考虑其病情虽渐好转，但病程较长，仍时有反复，予补肝肾、健脾气、祛风通络之品善后调理，以巩固病情。具体方药如下：

桂枝15g　　桑寄生15g　白术20g　　防风15g

当归15g　　薏苡仁30g　独活15g　　巴戟天15g

刺五加20g　白芍15g　　鸡血藤30g　淫羊藿15g

10剂，煎服法同前。

此后，患者以四诊方随证加减，关节症状趋于稳定。

按：本案患者尪痹日久，不仅关节畸形，且形体渐消，气血不足，正虚无力祛邪，则湿邪不去，痹阻关节，为正虚邪实、邪恋不去之证。关节肿痛、发热为病情活动期（急性期），此时宜加用温阳祛寒、除湿止痛之药，如桂枝、熟附子、细辛、防风、苍术之品。关节肿痛减轻时顾护正气，宜长期予补脾益肾之药巩固，如桑寄生、巴戟天、鸡血藤、白术、淫羊藿之类，缓图治本。

【案三】肝肾不足，湿阻关节证。

谢某，女，52岁，2014年4月9日首诊。

主诉：双手近侧指间关节疼痛20年，加重伴肿胀4个月余。

患者20年前因多关节肿痛，于当地医院就诊，诊断为类风湿关节炎，每天服用醋酸泼尼松5mg。4个月前，患者双手近侧指间关节疼痛加重，伴有肿胀，服用药物不能缓解，为寻求中医药治疗，遂今日求诊本院门诊。症见：双手近侧指间关节疼痛肿胀并乏力，入夜更甚，微红，压痛（+），无畸形。时有头痛，以前额为主，偶有腰痛。纳可，餐后易腹胀，眠差，难入睡，早醒。舌嫩红，苔干薄黄，脉弦细。既往有慢性胃炎史。

辅助检查：类风湿因子（+），抗链球菌溶血素"O"（-）。

中医诊断：尪痹（肝肾不足，湿阻关节证）。

西医诊断：类风湿关节炎。

辨治：患者年过四十，肝肾不足，风湿之邪蕴久伤及阴分，肝肾之阴不足，而见失眠，难入睡，舌红，苔干，脉细。正虚不足，气血不畅，风湿之邪则更难祛除，则痹阻日久，治法以补肝脾肾、益气养血、祛风除湿通络为主。以独活寄生汤为主方加减，具体方药如下：

桑寄生20g　牛膝15g　　白术15g　薏苡仁30g

黄芪20g　　　全蝎5g　　　防风15g　　蜈蚣2条

鸡血藤30g　　何首乌15g　　白芍20g　　三七5g

丹参15g

7剂，水煎服，每天1剂。

2014年4月23日二诊：患者关节痛好转，少咳，纳眠差。舌瘦红，苔薄，脉弦细。加续断、狗脊、穿山龙补肝肾，祛风通络，具体方药如下：

防风15g　　　白术15g　　　薏苡仁20g　　黄芪20g

土鳖虫10g　　蜈蚣3条　　　杜仲15g　　　白芍15g

鸡血藤30g　　刺五加30g　　川芎15g　　　穿山龙20g

续断15g　　　狗脊30g

7剂，煎服法同前。

2014年5月5日三诊：患者诉近期出现飞蚊症、视物模糊的情况，口干，大便每天2次，质烂。舌红，苔薄白，脉弦细。此为肝、脾、肾皆虚，予加强补肝肾，健脾固本，具体方药如下：

白术15g　　　黄芪20g　　　巴戟天15g　　刺五加30g

枸杞子15g　　鸡血藤30g　　杜仲25g　　　桑寄生20g

全蝎5g　　　蜈蚣3条　　　薏苡仁30g　　何首乌15g

川芎15g

7剂，水煎服，每天1剂。

2014年6月9日四诊：三诊方间断服用1月，患者飞蚊症、视物模糊的情况好转，偶有关节疼痛，无关节肿胀，易口干，腰酸痛，纳可，睡眠好转，大便成形，每天2次，小便稍黄。舌淡红，苔薄黄，脉细数。病邪渐祛，治以健脾补肾固本为主，拟方如下：

黄芪25g　　　茯苓25g　　　白术15g　　　炙甘草5g

太子参15g　狗脊30g　　川芎15g　鸡血藤30g

薏苡仁30g　夜交藤20g　全蝎5g　　刺五加30g

防风15g　　桂枝10g

服四诊方10余剂，患者纳眠正常，关节肿痛大减。遂嘱患者平素1周间服四诊方3~4次，以巩固疗效。

按： 何世东教授认为尪痹的发生总由肝、脾、肾失调所致，正气不足、免疫功能紊乱为其发生的根本原因，因此，强调扶助正气，调节肝脾肾是防治类风湿关节炎的重要原则。何世东教授认为，扶正培本法不论患者病程之长短皆可运用，但视患者体质阴阳偏盛，分为脾肾亏虚与肝肾阴虚两型。本案中患者首诊时关节疼痛微红，眠差，舌嫩红，苔干薄黄，脉弦细，体质以肝肾之阴不足为主，故用药中补肾之品不宜温燥，待其阴虚之体纠正后，始可耐受温补，予补脾益肾之品治疗：巴戟天、杜仲、狗脊、桂枝补肾温阳通络，鸡血藤、川芎养血通络，黄芪、白术益气健脾。体质强健，病仍向愈。

【案四】 气虚外感，湿邪阻络证。

肖某，女，31岁，2013年3月10日首诊。

主诉： 双手指间关节疼痛肿胀6年，咳嗽1周。

患者6年前因双手指间关节疼痛肿胀于外院接受检查治疗，诊断为类风湿关节炎，间断服用抗风湿西药。上周不慎受凉后出现恶风低热，咳嗽，痰多、质白稀，咽干，双手指间关节疼痛较前加重，屈伸稍不利，稍肿胀，晨僵，双肩关节沉重疼痛。查体：双手指间关节压痛（+），双肩活动度良好，局部压痛（+），未见关节畸形。胃纳一般，二便调。舌瘦红，苔白腻，脉浮滑。

中医诊断： ①尪痹（气虚外感，湿邪阻络证）；②感冒。

西医诊断： ①类风湿关节炎；②上呼吸道感染。

辨治：患者痹症日久，体虚不足，卫外失职，易受风邪，外风与内风相合，湿阻更甚，则关节疼痛加重。治以益气祛风、解表散寒、通络止痛为法，方药组成如下：

　　　麻黄3g　　薏苡仁30g　黄芪15g　　甘草5g

　　　白术15g　　穿山龙30g　桑枝30g　　赤芍15g

　　　防风10g　　地骨皮15g　鸡血藤20g　五指毛桃30g

7剂，水煎服，每天1剂。

2013年3月20日二诊：患者恶风发热已除，咳嗽咳痰减少，肩关节疼痛好转，仍有双手指间关节肿痛，且偶有发热感。诉鼻干易衄血，咽痛。舌瘦红，脉细。患者表证已解，但邪入里化热伤阴，而致鼻干出血、咽痛、舌瘦红，皆为阴液不足表现，故予生地黄、知母、白芍养阴，具体方药如下：

　　　防风10g　　五指毛桃30g　白术15g　　薏苡仁30g

　　　地骨皮15g　黄芪20g　　　知母10g　　生地黄20g

　　　白芍15g　　甘草5g　　　　刺五加20g　鸡血藤30g

7剂，煎服法同前。

2013年4月17日三诊：患者无鼻干咽痛，时自觉发热，但量体温正常，关节疼痛程度与持续时间较前明显减少。舌瘦暗红，苔薄黄。脉弦细。结合脉象，考虑气阴两虚兼有血瘀之证。具体方药如下：

　　　生地黄25g　白芍20g　　鸡血藤30g　桑寄生20g

　　　防风15g　　白术15g　　桑枝30g　　地骨皮15g

　　　穿山龙30g　甘草15g　　枸杞子15g　太子参15g

服用10剂后，患者各项症状皆明显减轻。嘱患者回家后可通过食疗调整体质，不适时随诊。

按：本案患者尪痹日久，身体羸弱，易感风寒，外感之风寒与内在之风湿之邪相合，故痹痛明显。治疗时宜注重以黄芪益气固表，予麻黄、防风之属温散表邪。表邪祛除后，阴液又伤，则宜益气养阴润燥，阴液复，气血和则风湿之邪自除。

【案五】气血两虚，瘀阻经络证。

周某，女，50岁，2014年3月5日首诊。

主诉：手指关节痛4年余。

患者4年前逐渐出现手指关节疼痛，晨僵，小腿外侧有麻木感，外院诊断为类风湿关节炎并干燥综合征。平素易感头部麻木，易疲乏，活动后心慌，眠欠佳，易烦躁，难入睡，胃纳一般，无腹胀，二便调。查体：拇指、食指、中指近端指间关节稍肿胀，压痛（＋），舌瘦、淡暗，舌苔薄白腻，脉细。

中医诊断：尫痹（气血两虚，瘀阻经络证）。

西医诊断：①类风湿关节炎；②干燥综合征。

辨治：患者脾虚不健运，气血亏虚则乏力心慌，气虚不运，血虚不濡则瘀阻经络，以致关节肿痛。久病伤阴，阴不潜阳，故难眠。可补气健脾，养血安神，祛瘀通络，具体方药如下：

五指毛桃30g	白术20g	茯苓20g	山药15g
太子参15g	当归15g	丹参10g	百合20g
刺五加30g	夜交藤30g	蜈蚣2条	炙甘草5g
鸡血藤30g			

7剂，水煎服，每天1剂。

2014年8月25日二诊：患者诉首诊后间断服用首诊方药，手指关节疼痛较前好转，但晚上遇冷疼痛加重，肿胀压痛减轻，今仍有疲乏，时有心慌，气短，自汗，纳眠差，口干，偶有下肢皮下瘀点，二便调。舌淡红，苔干根腻，脉细。此为服药后症状减轻，但遇冷加重，为气虚及阳、阳气不足之证，方药予加强健脾补肾，养血安神，通络止痛。具体方药如下：

党参15g　　茯苓25g　　白芍20g　　五味子8g

黄芪20g　　生地黄25g　合欢皮15g　全蝎5g

巴戟天15g　杜仲15g　　白术15g　　川芎15g

7剂。1周后复诊，患者诉诸症减，守二诊方巩固服用10余剂。

按： 中医学认为脾胃是后天之本，气血生化之源，肝主筋藏血，肾主骨生髓，肝肾同源，共养筋骨，故筋骨、筋脉、肌肉疾病与肝、脾、肾相关。从现代医学的观点来看，脾肾与人体的免疫机能是密切相关的。何世东教授认为治疗类风湿关节炎，宜抓住肝、脾、肾亏虚这个根本内因，纠正类风湿关节炎内在的体质偏差，结合祛除风寒湿热病邪，将对类风湿关节炎病情控制起到良好的作用。他提倡以扶正为主，祛邪为辅，扶脾肾之阳（气），扶肝肾之阴（血）。此老年患者，罹患风湿日久，渐伤脾胃，脾虚气血生化乏源，血不养心，则心脾两虚，表现为心悸、气短、自汗、纳差、皮下瘀点，治宜健脾益气，养血安神，在补脾基础上酌情加补肾强筋、通络止痛药物，则可正安邪消。

【案六】 气血不足，风湿阻络证。

陈某，女性，36岁，2013年6月19日首诊。

主诉： 全身关节肿痛4年余，加重2月余。

患者2009年6月无明显诱因情况下出现全身关节疼痛，以腕关节、膝关节为甚，时重时轻。曾于2011年8月到外院查ANA（－），抗环瓜氨酸肽抗体（－），抗链球菌溶血素"O"、类风湿因子、C反应蛋白（＋）。近2月关节肿痛加重，以掌指关节、腕关节、膝关节疼痛为主，伴肿胀，局部怕风，酸软，晨僵，双下肢屈伸不利，神疲肢倦，失眠健忘，四肢欠温，咽干，咽中有异物感，胃纳可，舌嫩淡红，苔薄黄，脉细。

中医诊断：尪痹（气血不足，风湿阻络证）。

西医诊断：类风湿关节炎。

辨治：患者神倦肢冷为脾气阳虚之象，关节疼痛、局部怕风、酸软，为气血不足，不荣而痛，局部经络不畅。治以健脾补气、养血活血、祛湿通络为法。组方如下：

防风15g	党参15g	五指毛桃30g	木瓜15g
白术20g	半夏15g	茯苓20g	鸡血藤30g
薏苡仁30g	当归15g	炙甘草5g	刺五加30g
陈皮5g			

7剂，水煎服，每天1剂，早晚分服。

2013年7月10日二诊：患者关节疼痛略减，肿胀消，近期外感后咳嗽，乏力，痰色白，质稀，眠可，面黄，舌嫩红，苔薄黄，脉细乏力。此为虚人外感，正气不足当以祛邪，故以首诊方为基础加用麻黄汤祛风解表，化痰通络。组方如下：

麻黄3g	杏仁15g	茯苓20g	紫苏子15g
白芍20g	羚羊角15g	桂枝10g	白术15g
百部15g	鸡血藤30g	炙甘草5g	五指毛桃30g
当归10g			

7剂，水煎服，每天1剂，早晚分服。

2013年8月14日三诊：服二诊方5剂后，患者外感已除，关节疼痛肿胀较前略减，眠差，多梦，面黄，纳可，二便调。以下方加减调理，具体方药如下：

防风15g	白术15g	茯苓20g	鸡血藤30g

桑寄生20g　　生地黄20g　　当归15g　　　黄芪20g

刺五加30g　　白芍15g　　　穿山龙15g　　薏苡仁30g

炙甘草5g

7剂，水煎服，每天1剂，早晚分服。

患者间断服用三诊方2个月余，电话随访，症状稳定。

按： 类风湿关节炎患者多为女性，产后多见，可见其受经带胎产的影响，气血不充，易罹患此病。首诊时患者表现为脾气不足，血虚不荣，治以益气养血通络为法，二诊时表现为虚人外感，邪恋难去，遂以麻黄汤解表温散，并加止咳化痰之品，邪去则正安，后期以补气健脾、补肾强筋善后。

【案七】 脾肾两虚，湿热阻络证。

黎某，女性，28岁，2013年4月5日首诊。

主诉： 反复关节肿痛1年余。

患者1年前人流手术后约1个月出现双膝关节肿痛，渐至双腕、掌指、近端指间关节，踝关节肿胀疼痛，游走不定，晨起指间关节僵硬。外院查风湿三项示类风湿因子80IU/mL，C反应蛋白78mg/L，血细胞沉降率68mm/h。多方治疗效果差，髋关节肿、热，部分变形，疲乏，行走无力，握力下降，口干苦，尿黄，舌淡胖，苔薄黄腻，脉沉濡。

中医诊断： 尪痹（脾肾两虚，湿热阻络证）。

西医诊断： 类风湿关节炎。

辨治： 以健脾补肾、清热祛湿通络为治法。具体方药如下：

防风15g　　　白术10g　　　山茱萸15g　　女贞子15g

淫羊藿15g　　薏苡仁30g　　防己15g　　　白芍20g

黄芪20g　　　鸡血藤30g　　地骨皮20g　　何首乌20g

三七粉5g（冲服）

7剂，每天1剂，水煎服。

2013年4月20日二诊：患者服药2周后关节肿痛减，无灼热，舌苔白腻，治以温阳祛风散寒、养血通络为法。具体方药如下：

防风30g	何首乌20g	知母15g		淫羊藿20g
桂枝30g	白花蛇2条	熟附子10g（先煎）		土鳖虫15g
刺五加30g	威灵仙20g			

7剂，煎服法同前。

经二诊方加减治疗2个月，患者诸症大减，继续按上法治疗，病情稳定，随访至今无发作。

按：《黄帝内经》所云："荣者，水谷之精气也，……卫者，水谷之悍气也，……逆其气则病，从其气则愈，不与风寒湿气合，故不为痹。"即指出营卫不和，气血不畅，与风寒湿气相合而为痹。本案从起病来看，患者人流手术后，营卫之气受损，久病又伤正气，脏腑虚损，易感风寒湿外邪，内外合邪而为病，其发病之关键为正气虚损。治疗上重在扶正培本，佐以祛邪、补肾、补脾、养血温阳贯彻始终，扶正培本法在疾病缓解及维持稳定方面均有重要作用。

十三、腰痛（腰肌劳损）

【案】肾虚，肝气不疏证。

梁某，女，44岁，2012年11月19日首诊。

主诉：腰痛5年，加重3天。

患者5年前曾因搬重物而致腰部急性疼痛，当时无行走不便，无下肢放射痛，经卧床休息、贴服膏药后好转，其后常有腰部隐痛。患者平素在流水线上坐位工作，持续时间长，每天约11h。3天前，工作时突觉腰部疼痛，坐位尤甚，经卧床休息不能缓解，为求中医系统治疗，遂来本院门诊。症见：腰痛，精神可，下午以及半夜口干，手足怕冷，脱发，皮痒，时胸闷。饭后腹胀腹痛，大便3天1次，舌边红，苔薄黄，脉沉弦细。查体：L3—L5棘突旁压痛（+），右边为甚，无叩击痛，4字试验（-），直腿抬高试验（-），前弯腰约80°。

中医诊断：腰痛（肾虚，肝气不疏证）。

西医诊断：腰肌劳损。

辨治：肾虚则腰府不利，久坐伤筋则有腰痛。肝脾不疏则气机阻遏，《伤寒论》曰："少阴病，四逆。"四逆者，乃手足不温。血虚则皮痒、脱发，脉沉细。故患者证型应为脾肾两虚，肝脾不疏。方予四逆散加六味地黄丸汤方加减。方药组成如下：

柴胡15g	白芍20g	枳壳15g	甘草5g
半夏15g	女贞子15g	墨旱莲15g	巴戟天15g
熟地黄20g	山茱萸15g	山药15g	当归15g
玄参15g	白术15g		

7剂，水煎服，每天1剂。

2013年1月3日二诊：患者腰痛情况服药后好转，停药则如前，半夜口干，伴有胃胀，餐后明显，双膝疼痛，脱发，眠一般，舌暗，边有齿印，苔薄白，脉弦。何世东教授认为补肾不宜太滋腻，宜兼顾行气。具体方药如下：

半夏15g	枳壳10g	茯苓20g	当归15g
川芎15g	知母10g	酸枣仁15g	桑寄生20g
狗脊30g	杜仲15g	延胡索15g	牛膝15g

7剂，水煎服，每天1剂。1个月后随访，患者腰痛好转，无胃胀不适，无午后口干，无皮痒，嘱患者避免长期保持坐姿，多运动，定时

饮食，可每天用热毛巾或者炒盐热敷患处以温经通络。

按：腰痛多责之肾，多予补肾强筋之品。在辨证用药时，尚需结合患者体质、兼证。此案患者年近中年，肾易不足，肝易不疏，脾易虚湿，来诊时手足怕冷，胸闷，饭后腹胀腹痛，大便3天1次，脉沉弦细为肝脾不疏表现，故补肝肾、强筋骨的同时，予四逆散疏肝解郁，始可气机顺畅，补而不腻。

十四、腰痛（腰椎间盘突出症）

【案一】湿热下注，风湿阻络证。

钟某，男，63岁，2013年9月11日首诊。

主诉：腰部酸痛伴右下肢后缘疼痛无力2年余。

患者2年前无明显诱因情况下出现腰部酸痛，伴下肢右后缘疼痛无力，接受当地某医院推拿治疗后好转（具体不详）。之后腰腿疼痛、无力症状反复出现，为求中医系统治疗，今日遂来本院门诊就诊。症见：精神良好，面色暗，易出汗，双足为甚，腰部酸痛，右下肢后缘疼痛，偶有无力感，夜间疼痛明显，眠差，时口干，时腹痛，小便黄，大便偏烂，每天2次。舌暗红，苔黄腻，脉弦紧。患者既往有乙肝小三阳、胆结石、高血压病史。查体：双侧4字试验（-）、双侧直腿抬高、加强试验（-）。

中医诊断：腰痛（湿热下注，风湿阻络证）。

西医诊断：腰椎间盘突出症。

辨治：患者年过四十，肝肾易虚，筋骨不利，加之长居岭南湿热之地，湿热聚于下焦而成痿痹、腹痛。湿热阻滞气机，津液不能上承则有口干，气机不畅而有面色暗、便烂，易出汗则有气虚。结合兼证、舌脉，故可诊断为腰腿痛，证型属湿热下注，兼有风湿之邪痹阻经络。治法为清热燥湿，祛风通络。《医方考》有云："苍术妙于燥湿，黄柏妙于去热。"可予四妙散汤方加祛风通络药。方药组成如下：

薏苡仁30g　　牛膝15g　　苍术10g　　黄柏10g

独活15g　　防风15g　　鸡血藤30g　　延胡索15g

赤芍15g　　刺五加30g　　萆薢30g　　甘草5g

鸭脚木皮15g

7剂，水煎服，每天1剂。

2013年9月18日二诊：患者腰腿疼痛减轻，下肢乏力感、出汗明显减轻，口干、腹痛、面色晦暗略好转，大便每天1次，质成形。2013年9月17日于本院查X线片示L3—L5椎体骨质增生，颈椎退行性变。舌淡红，苔白腻，脉弦滑。参考舌脉象，何世东医师认为，患者湿热之象退去，现风湿之邪明显，治法则应改为祛风湿，补肝肾，健脾祛湿。方药如下：

独活15g　　防风15g　　鸡血藤30g　　刺五加30g

延胡索15g　　赤芍15g　　薏苡仁30g　　白术15g

茯苓20g　　牛膝15g　　川芎15g　　甘草5g

桑寄生20g

7剂，水煎服，每天1剂。二诊方已服7剂，患者腰痛大减，遂改为隔天1剂，再服7剂后病愈。

按：腰腿痛为老年人常见疾病，临床表现对应西医学的腰椎间盘突出、膝骨关节炎等。其病因与年过四十，肝肾亏虚，筋脉不利有关，但临床上表现除疼痛外，尚有乏力、沉重感，为湿性重着、下注所致，故辨治上除补益肝肾外，尚需清利湿浊。本案先以四妙散利湿清热，湿去大半则予独活寄生汤补肝肾、祛风通络。

【案二】肝肾不足，湿浊痹阻证。

罗某，男，41岁，2014年9月29日首诊。

主诉：腰痛2年。

患者从事司机职业十几年，长期久坐，腰部偶有酸胀感。2年前一次蹲下起立动作后出现腰部疼痛，当时痛不可忍，无下肢放射痛，无行走不便，经卧床休息、接受按摩理疗与服用止痛药后症状好转。但劳累后仍反复出现腰部不适，为寻求中医治疗，遂来本院门诊求治。症见：精神一般，身体稍向患侧弯曲，右侧腰背部疼痛，久坐、久站后疼痛明显，纳可，眠一般，偶有夜尿，大便调。舌淡，有裂纹，苔薄白，根黄，脉沉弦滑细数。查体：L3—L5棘突旁压痛（+），无叩击痛，4字试验（-），右侧直腿抬高试验（+），加强试验（-）。查腰椎CT示L3—L4椎间盘轻度膨出，硬膜囊轻度受压。

中医诊断：腰痛（肝肾不足，湿浊痹阻证）。

西医诊断：腰椎间盘突出症。

辨治：患者肝肾不足，久坐伤筋，加之身处湿热之地，腰部易受风湿邪气入侵而致筋脉不利。治以补肝肾、强筋骨、祛风湿为法。方药如下：

龟板15g	茯苓20g	山茱萸15g	山药15g
炙甘草10g	狗脊30g	巴戟天15g	鸡血藤30g
刺五加30g	延胡索15g	杜仲15g	续断15g

10剂，水煎服，每天1剂。

2014年10月13日二诊：患者仍有腰痛，左下肢偶有胀感，平卧时明显，胃纳可，眠欠佳，大便每天2～3次，尿黄。舌尖红嫩，有裂纹，苔白腻，脉弦滑数。腰痛未愈，提示风湿阻滞经络，可用独活寄生汤加减，以独活、桑寄生、防风祛风湿、强筋骨，而对于便秘、尿黄，则予夏枯草、黄柏清中下焦之热。方药如下：

独活10g　　桑寄生15g　　狗脊25g　　　延胡索15g

刺五加30g　防风15g　　　夏枯草30g　黄柏15g

白芍15g　　茯苓20g　　　甘草5g

7剂，煎服法同前。

2014年10月20日三诊：患者腰痛减轻，四肢时作酸痛，口干不苦，纳眠可，夜尿每晚1次，大便烂，每天1次。舌淡红，苔剥薄黄，脉沉弦细。四肢酸痛仍为风邪阻络之证，故加川芎与防风共同祛风通络，方药如下：

杜仲15g　　狗脊30g　　薏苡仁30g　川芎15g

桑寄生30g　白芍20g　　独活10g　　枳实15g

白术15g　　当归15g　　刺五加30g　防风15g

7剂，煎服法同前。

1周后复诊，患者症状皆有好转，嘱患者三诊方再服1周。1个月后随访，患者诉腰痛、纳眠、二便等情况良好，生活质量有较大提高。

按：患者为职业司机，长期为腰痛所困扰。腰痛之症多责之肾，因"腰为肾之府"，督脉并于脊里，肾附其两旁，故腰痛与肾的关系最为密切，临床上辨证分型多为寒湿、瘀血、肾虚。独活寄生汤出自唐代著名医药学家孙思邈的《备急千金要方》，原为治疗"……肾气虚弱，卧冷湿之地当风而得腰背冷痛，或为偏枯冷痹缓弱疼痛，或腰痛挛脚重痹"而设，主要用于治疗风寒湿痹、腰膝冷痛、屈伸不利等症状。何世东教授在治疗腰膝疼痛患者时，喜用此方，方中独活、桑寄生、杜仲为治下身风湿、筋骨不利者，根据寒湿、瘀血、肾虚的轻重不同而使用祛寒湿的苍术、白术、附子，活血化瘀的当归、川芎、鸡血藤，肾虚者可用山茱萸、熟地黄、杜仲、狗脊、续断等药。

【案三】 肝肾不足证。

程某，女，39岁，2014年10月29日首诊。

主诉： 腰骶部痛2年余。

患者2年前因腰痛于外院检查发现L5/S1椎间盘纤维环轻度膨出，治疗期间间断予针灸推拿和电疗，并服用药物（具体不详）。腰酸痛不适缓解不明显，为求中医治疗，遂来本院门诊就诊。症见：精神尚可，形体瘦弱，腰骶部疼痛，无下肢放射痛，无活动受限，双膝内侧痛，偶有头顶及颞侧胀痛，易疲劳乏力，易怒，纳可，口不干，眠差，梦多，小便黄，大便可。舌瘦尖红，苔薄黄，脉细弦滑。查体：腰部肌肉稍紧张，生理曲度变直，4字试验（－），双侧直腿抬高试验（＋），加强试验（－）。

中医诊断： 腰痛（肝肾不足证）。

西医诊断： 腰椎间盘突出症。

辨治： 患者形体瘦弱，为筋骨不强之体，由肝肾不足所致。但同时见头顶及颞侧胀痛，眠差，梦多，易怒，舌瘦尖红，苔黄，脉弦细，乃表阴虚阳亢，肝阳上浮之热象，应以补肝肾、强筋骨、滋阴清热为法。具体方药如下：

防风15g	女贞子15g	石决明30g	蒺藜15g
白芍20g	薏苡仁30g	蜈蚣2条	牛膝15g
全蝎3g	龟板15g	生地黄15g	川芎15g

7剂，水煎服，每天1剂，早晚分服。

2014年11月5日二诊： 患者精神一般，面色稍红，诉前日久坐后颈、肩、腰部疼痛不适，膝酸软及内侧胀痛，时有头痛、头麻，以头顶和颞侧为主，仍疲倦乏力，睡眠好转，梦少，胃纳可，二便正常。舌尖红，苔薄黄，脉沉弦细。肝阴有热之象好转，而风邪留恋，故加入祛风通络之天麻，补血活血之鸡血藤、熟地黄等药，具体方药如下：

龟板15g　熟地黄25g　知母10g　　川芎15g

蒺藜15g　刺五加30g　鸡血藤30g　天麻10g

白术10g　蜈蚣2条　　防风15g　　牛膝15g

7剂，煎服法同前。

2014年11月12日三诊：患者诉头痛、头麻症状好转明显，颈、肩、腰痛减缓，纳眠皆可。为巩固疗效，加天山雪莲1包、宽筋藤15g以舒筋通络。1周后，患者前来门诊，精神良好，诉全身较前明显轻松，嘱患者回家可通过食疗来调理身体，加强体质。

按：本案患者腰痛兼有阴虚阳亢表现，予调阴和阳，滋阴潜阳，并予蜈蚣、全蝎搜风通络，调整体质，心烦、多梦、易怒、头痛、头麻等症状减轻，腰痛亦好转，可见"阴平阳秘，精气乃治"之重要。

十五、痈疽（系统性红斑狼疮并多发脓肿）

【案一】脾肾亏虚证。

祝某，女，1990年首诊。

主诉：全身多处脓肿疼痛2个月。

患者于1983年在广州某大医院住院，诊断为系统性红斑狼疮并肾病综合征，应用激素治疗2个月后并发多发性脓肿，血细菌培养多次为阴性，应用大量抗生素治疗3周未见效。症见：发热，疲乏，纳差，失眠，口苦口干，欲饮，大便烂，尿黄，全身多处脓肿疼痛灼热。

中医诊断：痈疽（脾肾亏虚证）。

西医诊断：①系统性红斑狼疮；②肾病综合征；③皮肤软组织

感染。

辨治：当时给予托里消毒散加味，患者1周后热退，纳佳，精神好，脓肿明显缩小。2周后如常人。以八珍汤服3个月善后。

1990年二诊：患者因停用激素2个月，昏迷在冲凉房再次就诊。诊断为系统性红斑狼疮复发并狼疮性心肌炎、肾病综合征，再次应用激素冲击加环磷酰胺。服中药生脉散加丹参、三七、黄芪，1周后病情稳定，以生脉散合温胆汤加三七、丹参善后3个月。

2003年年底三诊：患者又因停服激素1个月后复发，再于外院住院治疗。再应用激素加环磷酰胺治疗，尿蛋白很快消失，但腹泻频繁发作，每天10余次，体重明显下降，诊断为霉菌性肠炎。又再求诊中医，停用环磷酰胺，加小量氟康唑口服，中药应用理中汤加赤石脂、禹余粮，重用黄芪、砂仁，1周后症状缓解，以人参养荣汤加三七、补骨脂善后3个月，体重恢复如前，至今未发作。

按：本案因禀赋不足，脾肾气虚，气滞血瘀而致病，本乃脾肾气虚，标乃气滞血瘀兼热夹痰。西药治标效果好，但使脾肾更虚，阴阳难以平衡，应用中西药标本兼治，取得佳效。现代医学认为补脾、补肾之中药，可增强免疫功能，或改善免疫紊乱状态。祛瘀通络、清热除湿之品可清除抗原抗体复合物，减少复发的可能性。

【案二】正气不足，热毒内蕴。

陈某，女，45岁，2010年7月16日首诊。

主诉：四肢、背部多处肿块疼痛1月余。

患者罹患系统性红斑狼疮及狼疮性肾炎、肾病综合征多年，长期应用激素及环磷酰胺控制病情，因长期服用激素，出现右侧股骨头坏死2年。目前狼疮病情处于稳定期，每日口服醋酸泼尼松（10mg，每天1次）维持。1个月前患者四肢、背部皮肤软组织出现多处肿块，伴疼痛，曾应用青霉素2周，效果欠佳，遂来就诊。症见：四肢、颈背部有5处肿块，大小约3cm×4cm，稍红微热，疼痛，面色萎黄，疲乏，跛行，胃纳欠佳，大便稀烂，每天2次。舌淡胖，苔白腻，脉细弦。

中医诊断：痈疽（正气不足，热毒内蕴）。

西医诊断：①系统性红斑狼疮-狼疮性肾炎；②肾病综合征；③右股骨头坏死；④皮肤软组织感染。

辨治：患者狼疮病久，且长期应用激素及环磷酰胺，药毒伤及脾肾，损害气血。正虚不足，疮疡形成后久不破溃消散，治宜益气养血托毒、清热化痰散结，处方如下：

黄芪30g	当归15g	陈皮5g	白术15g
蒲公英25g	薏苡仁30g	党参15g	穿山甲（已禁用）5g
炙甘草6g	浙贝母10g	白芷10g	皂角刺10g
天花粉12g			

7剂，水煎服，每天1剂，分早晚温服。

2010年8月20日二诊：患者服首诊方后精神好转，纳转佳，大便正常，多个肿块不红，缩小，不痛，遂续服首诊方10剂。来诊时肿块大小为1cm×2cm，首诊方去皂角刺加茯苓20g，服用17剂后，肿块全部消除。为巩固治疗，改用益气养血、补肾活血通络法调理，方药如下：

黄芪20g	白术15g	熟地黄20g	当归15g
杜仲15g	山茱萸15g	薏苡仁30g	川芎10g
益母草15g	赤芍15g	鸡血藤30g	枸杞子15g
淫羊藿15g			

二诊方间断服用半年，患者体质明显提高，狼疮病情亦处于稳定状态。跛行也有所好转，能胜任一般家务事。

按：痈疽之形成多为热毒侵袭皮肤所致，体虚之人脾肾、气血亏虚，痰湿内生，此时外感后外邪与痰湿相合而致痈疮发作。西医治疗痈疮一般先应用抗生素，如果控制不住，或患者就诊时已经很严重则给予手术治疗。多数患者在治疗后会痊愈，但少数患者则可能因为免疫力低下等，治疗后痈疮在其他部位再起，有时甚至同时发起几个。由于体虚无力抗邪，故抗菌失效。此时改用中医扶正托毒外出之法，并联合攻邪治疗。在补托过程中，尤其强调黄芪、白术等补脾药的运用。收效后继用补先天、健后天之法，身体免疫功能始可恢复。

（彭剑虹　钟伟森）

第五节　肿瘤病证

一、膀胱癌（膀胱癌膀胱切除术后）

【案】脾肾亏虚，热毒内蕴证。

李某，男，44岁，2009年10月29日首诊。

主诉：膀胱癌膀胱切除术后半年余。

2008年9月患者因"发现肉眼血尿1周"于某院就诊，检查发现膀胱恶性肿瘤，于2008年9月26日在某省级医院行膀胱部分切除术，术后病理诊断为"膀胱浸润性尿路上皮癌，T1期"。出院后于当地某医院门诊行膀胱灌注化疗，化疗药物为A群链球菌针（具体剂量不详），此后一直无血尿。2009年4月患者无明显诱因下再次出现血尿，于外院复查膀胱镜提示"膀胱右侧及后壁有约1cm菜花样肿物"，活检病理提示"乳头状尿路上皮癌，低级别"，遂行径尿道膀胱肿瘤电切术，术后行法玛新膀胱灌注。2009年8月复查发现左肾坏死及膀胱癌复发，遂分别于2009年8月29日及9月9日在外院行后腹腔镜下左肾切除术及腹腔镜下膀胱癌根治、盆腔淋巴结清扫、盲升结肠可控膀胱术，术后病理提示（膀胱）低级别非浸润性乳头状尿路上皮癌，淋巴结未见癌转移。由于多次复发和手术，外院对其预后不抱乐观态度，建议其寻求中医药治疗，患者闻知何世东教授医术精湛，遂到本院门诊就诊。症见：精神疲倦，时腰痛，夜尿每晚4～5次，易腹泻，纳眠可，舌暗，苔白，脉沉弦有力。

中医诊断：膀胱癌（脾肾亏虚，热毒内蕴证）。

西医诊断：①膀胱癌膀胱切除术后；②左肾切除术后。

辨治：患者舌暗，脉沉弦有力，邪伏体内，恐疾病复发，应注意祛邪，清热解毒，利尿通淋。然本案膀胱癌患者多次手术及复发，腰酸，易腹泻，脾肾之虚不得不兼顾，应兼顾健脾温肾，温暖下元固其本。具体方药如下：

半枝莲30g	紫杉叶15g	薏苡仁60g	蒲公英20g
海金沙15g	赤芍15g	白花蛇舌草30g	琥珀10g
女贞子15g	半边莲20g	茯苓25g	山药15g
益智仁10g	乌药12g		

14剂，每天一剂，水煎至400mL，早晚分服。

2009年11月20日二诊：服药后患者精神好转，夜尿减少至每晚2～3次，腰酸减轻，纳眠可，大便调。舌暗淡，苔白，脉沉弦有力。效不更方，继服首诊方7剂。

2009年11月27日三诊：患者现精神可，夜尿每晚3次，白天尿量正常，排尿通畅，纳眠可，大便调，舌淡暗，苔白，脉沉弦有力，较前稍好转。患者病程较长，舌质暗淡，久病必瘀，故予三七、琥珀、赤芍以活血通淋，瘀甚者以全蝎剔邪通络，具体方药如下：

半枝莲40g	紫杉叶15g	薏苡仁60g	车前子15g
海金沙15g	赤芍15g	白花蛇舌草30g	琥珀10g
全蝎4g	半边莲20g	茯苓30g	山药15g
益智仁10g	三七5g		

7剂，每天1剂，水煎至400mL，早晚分服。

2009年12月4日四诊：患者服药后排尿顺畅，夜尿每晚2～3次，色淡黄，三诊方去车前子，加女贞子15g。7剂，水煎取，每天1剂。

2009年12月11日五诊：患者服药后排尿通畅，夜尿仍每晚2～3次，复查肾功能示肌酐152.3μmol/L，四诊方去琥珀、赤芍，加山茱萸

15g、鸡血藤30g。7剂，水煎取，温服，每天1剂。

服药后患者精神可，夜尿减至每晚1～2次，排尿通畅，无其他明显不适，2009年11月至2010年8月，患者一直于本院门诊就诊，守五诊方随证加减，效果尚佳。2012年5月患者回到工作岗位上，生活如常人。随后患者舌转淡胖，脉沉弦有力转为脉缓，考虑患者病程久，邪实已去大半，故降低祛邪力度，减少清热解毒药物的使用，加大补益脾肾力度，且补益脾肾之中更注重脾胃后天之本，喜用黄芪、党参、白术、茯苓、山药等健脾益气。随诊至2015年9月，患者精神可，排尿顺畅，纳眠可，大便调，无特殊不适，复查肾功能一直在正常范围内。

按：膀胱癌起源于膀胱上皮组织和间质组织，是泌尿系统最常见的一种恶性肿瘤。西医主要有手术及膀胱灌注化疗两大常用的治疗方法，但膀胱内灌注化疗效果不佳，故膀胱癌复发率高。中医在预防膀胱癌复发的治疗中有较大的优势，尤其是本案患者左肾已切除，肾功能减退，西医用药更为局限。中医学无膀胱癌之病名，但由其临床表现可从属中医学中的"尿血""血淋"等疾病，《素问·气厥论》有言："胞移热于膀胱，则癃，溺血。"既往医家在膀胱癌的治疗上多从"热"论治，何世东教授在多年的临床实践中发现，膀胱癌的发病多为脾肾亏虚，毒邪内侵，气化失常，热毒久蕴化瘀，故临床治疗上在清热解毒、利尿通淋之外应不忘脾肾亏虚之本。本案患者首诊时虽邪实内伏，但其已行3次手术及术后膀胱灌注化疗，正虚并存，故何世东教授在清热解毒、利尿通淋过程中不忘温肾健脾，用药时何世东教授喜用益智仁、乌药温肾散寒，益智仁性兼收涩，可缩尿止遗，两者皆可治疗小便频数。薏苡仁甘淡性微凉，入脾肾二经，大量的薏苡仁健脾利尿通淋同时不伤正气。热毒久蕴成瘀，需佐以活血化瘀之品，何世东教授喜用有通淋利尿功效之琥珀，兼清热凉血之赤芍，兼止血之三七，瘀甚者非虫类药物所不可达，故瘀结甚者选用全蝎等剔邪通络，可见其潜方用药之微妙之处。

二、鼻咽癌（鼻咽癌放疗后）

【案】阴虚痰热证。

谢某，男，63岁，2010年10月8日首诊。

主诉：口干多饮半年余。

患者原患鼻窦炎，未予重视。2010年3月上旬，患者鼻涕稍带血丝10天后，时感耳鸣，行CT检查提示左侧鼻咽占位性病变。鼻咽腔镜活检提示未分化型非角化性癌Ⅳ期。2010年4月5日始在中山肿瘤医院行诱导化疗一程后开始放疗，结束后复查鼻咽癌，病情稳定，但出现明显口干、口渴，饮水后口干缓解不明显，双侧耳鸣，2010年10月8日为进一步诊治来本院求诊。症见：精神一般，口干，多饮，稍觉乏力，口干，晨起鼻塞流涕，听力下降，耳鸣，胃纳一般，睡眠欠佳，梦多，大便稍干，小便黄，舌红有裂纹，苔薄黄干，脉细弦数。查体：颈部皮肤黯黑，余皮肤黏膜未见黄染、皮疹和出血点，浅表淋巴结未触及肿大。双耳听力未见异常。嗅觉存在。

中医诊断：鼻咽癌（阴虚痰热证）。

西医诊断：鼻咽癌放疗后。

辨治：治疗以养阴生津、清热散结为主。具体方药如下：

夏枯草30g	北沙参20g	百合30g	石斛15g
葛根25g	赤芍12g	薏苡仁30g	罗汉果1/2个
甘草5g	麦冬12g	茯苓15g	白花蛇舌草30g
白茅根30g			

7剂，水煎服，每天1剂，水煎至1 000mL分2次温服，嘱患者服药期间忌辛热、煎炸食物，宜调畅情志。

2011年4月15日二诊：患者自诉口干症状改善不明显，仍觉听力下降，睡眠稍改善，大便偏干，舌红干，苔薄黄，脉弦细，首诊方去葛根、赤芍，加浙贝母15g、生地黄15g、玄参15g，14剂，每天1剂，水煎服。

患者服药半月后自诉口渴症状明显改善，耳鸣减轻，胃纳增加，大便由干硬转软，每天1次，小便可。以后复诊遣方随证加减，随访4年余患者无明显不适感。

按：患者放疗、化疗后出现听力下降，口干口苦，眠差，梦多等症状，考虑为"火热毒邪"作用于机体导致热毒过盛，郁而化火，多损伤肺阴，而致阴虚津亏。治疗以清热养阴，化痰散结为主，以沙参麦冬汤加减配合治疗，方中北沙参、麦冬、石斛既能养肺胃之阴，又能清肺胃之热，百合既清热养阴润肺又养心安神，夏枯草清热消肿散结，葛根与罗汉果主生津，薏苡仁合茯苓健脾，白花蛇舌草、白茅根清热生津。因口干改善不明显，二诊加生地黄养肾阴以固根本，滋肾水以救肺燥，兼清热凉血；玄参清虚火而解毒，启肾水上朝于咽喉；浙贝母加强散结之力。

三、鼻渊（鼻咽癌）

【案】阴虚火旺证。

陈某，女，54岁，2013年2月3日首诊。

主诉：鼻咽癌放疗后4个月余。

患者于2012年9月无意中发现左侧颈部包块，且包块逐渐增大，在中国人民解放军军区总医院诊断为"鼻咽癌"，鼻咽镜活检病理结果示未分化型非角化性癌，T3N2M0Ⅲ期。9月25日行诱导化疗一程（DP），10月1日开始放疗，采用PET/CT定位及适形调强技术，处方剂量：PGTVnxDt 72GY/32F，PGTVnk-1Dt 70Gy/32F，PTV1Dt 60Gy/32F，PTV2Dt 62Gy/32F，脑干、晶体等正常组织剂量在可接受范围内，同期单药奈达铂化疗2程。放疗、化疗后复查鼻咽部及颈部MRI评价疗效为鼻咽部CR，颈部淋巴结PR。治疗后鼻咽癌病情稳定，但出现明显口干口渴，饮水后口干缓解不明显，偶有鼻出血，双侧耳鸣，为求进一步诊治来本院就诊，症见：精神一般，口干渴，稍觉乏力，偶有鼻出血，双侧耳鸣，纳差，寐尚可，大便干，小便调，舌质红，苔薄偏燥，脉细数。查体：颈部皮肤黯黑，余皮肤黏膜未见黄染、皮疹和出血点，浅表淋巴结未触及肿大。双耳听力未见异常。嗅觉存在。

中医诊断：鼻渊（阴虚火旺证）。

西医诊断：鼻咽癌放疗后。

辨治：治疗以养阴生津、清热散结为主。方药如下：

北沙参15g	麦冬15g	夏枯草30g	蒲公英15g
白花蛇舌草30g	山海螺30g	浙贝母15g	白茅根30g
甘草5g	赤芍15g	仙鹤草30g	墨旱莲15g

7剂，每天1剂，水煎至400mL，分2次温服。

2013年2月10日二诊：服药后患者自诉口干症状较前有所改善，无鼻出血，余同前。二诊方药去白茅根、仙鹤草、赤芍，加用生地黄15g、玄参15g、石斛15g，14剂，每天1剂，水煎至400mL，分2次温服。

2013年2月25日三诊：患者服药半月后自诉口渴症状明显改善，耳鸣减轻，胃纳增加，大便由干硬转软，每天1次，小便可。以后复诊遣方随证加减，随访至今肿瘤未复发，患者亦无明显不适，可正常生活。

按：鼻咽癌是原发于鼻咽黏膜被覆上皮的恶性肿瘤，临床症状多以鼻塞、涕血、耳鸣、头痛为主，其发病率在我国广东省较高，属于中医"鼻渊""控脑砂""失荣"等范畴，目前最有效的治疗手段为放射治疗，但放疗后多数患者出现顽固性口干、鼻咽部干燥等一系列腺体损坏的表现，大大降低了患者的生活质量。放射治疗的辐射属于中医中的"热毒""火邪"，其消癥散结同时耗伤人体津液，故放疗后患者多出现阴虚的临床表现，如口干、咽干等，此时可施养阴生津法以纠治。本案方中北沙参、麦冬、生地黄、石斛益气养阴，滋阴之药易碍胃，故何世东教授在用药时尤其关注患者胃纳情况，若胃纳不佳可佐以砂仁等行气药物，墨旱莲味甘酸性寒，甘酸养阴而寒能清热，夏枯草、白花蛇舌草、山海螺、蒲公英、浙贝母清热解毒、散结消肿，仙鹤草、白茅根清热止血生津，赤芍清热凉血。何世东教授弃用黄芩、黄连、栀子等苦寒之药，退而使用白花蛇舌草、夏枯草等甘寒药物，祛邪不伤正，且研究表明，山海螺、蒲公英、仙鹤草、白花蛇舌草、夏枯草等药物有一定的抗肿瘤作用，全方共奏养阴生津、清热散结之效。

四、肠癌

【案一】脾虚湿聚，痰瘀内阻证。

卢某，男，79岁，2014年2月17日首诊。

主诉：大便次数增多1个月。

患者于5年前无明显诱因下出现大便变细，每天大便6余次，伴有里急后重，大便质硬，偶伴有血丝，无明显疼痛。2010年就诊于当地医院，行结肠镜检查并取组织活检示结肠癌。排除手术禁忌证后送手术室行"结肠肿物切除术"，术后未化疗。近1个月大便次数每天增多2~3次，每次量少，质稀，无脓血便，时有腹痛，胃纳欠佳，眠一般，疲倦乏力，面色苍白，怕冷，无发热恶寒，无恶心呕吐。舌淡红，苔薄黄，脉滑。2013年9月于外院行左睾丸非霍奇金淋巴瘤切除术。

中医诊断：肠癌（脾虚湿聚，痰瘀内阻证）。

西医诊断：①肠癌术后；②淋巴瘤。

辨治：治疗以健脾祛湿、化痰散结、活血化瘀为主。方药如下：

山慈菇10g	黄药子5g	夏枯草30g	三七5g
云茯苓30g	白术15g	薏苡仁30g	海藻20g
荔枝核20g	炒山甲5g	赤芍15g	山海螺30g
猪苓15g			

7剂，水煎至400mL，每天1剂，早晚分服。

2014年3月3日二诊：服药后，患者大便质地稀烂症状较前稍缓解，但大便次数仍同前，其余症状基本同前。舌淡红，苔薄黄，脉滑。患者大便次数仍较多，怕冷，予干姜、补骨脂温补脾肾，灵芝扶助正气，以御外邪，黄芪、白术、猪苓、薏苡仁、砂仁益气健脾、渗湿止泻。方药如下：

猕猴桃根30g	牡蛎30g	薏苡仁30g	白术15g
猪苓15g	灵芝15g	黄芪20g	补骨脂10g
干姜10g	砂仁5g	三七5g	

7剂，水煎至400mL，每天1剂，早晚分服。

2014年4月16日三诊：患者服药后大便次数较前减少，每天1~2次，每次量偏少，轻度稀烂，乏力，疲倦，纳眠可。舌暗红，苔薄黄，脉弦滑。患者舌暗红，痰瘀郁结成块，宜活血化痰散结，方中予蜈蚣、全蝎、三七搜风剔邪，通络化瘀。方药如下：

白术15g	茯苓20g	夏枯草20g	牡蛎30g
三七5g	薏苡仁30g	白芥子10g	黄芪15g
炙甘草5g	猕猴桃根30g	法半夏10g	胆南星10g
全蝎3g	蜈蚣2条		

7剂，水煎至400mL，每天1剂，早晚分服。

2014年5月5日四诊：患者精神明显好转，大便质地稀烂症状较前稍缓解，胃纳可，舌红，苔薄黄，脉弦滑。效不更方，继续口服三诊方。

2014年7月7日五诊：患者大便质地正常，每天约1～2次，精神饱满，纳眠可，浅表淋巴结未触及肿大，舌红，苔薄黄，脉弦滑。以后患者每月由其儿子带至门诊复诊，遣方随证加减，生存至今，生活基本自理。

按：肠癌属中医"癥瘕""积聚""肠积""肠覃"等范畴。《灵枢·水胀》记载："肠覃何如？岐伯曰：寒气客于肠外，与卫气相搏，气不得荣，因有所系，癖而内着，恶气乃起，瘜肉乃生。"说明此病与外邪入侵、营卫失调有关。隋代巢元方《诸病源候论》载有："积聚痼结者，是五脏六腑之气已积聚于内，重因饮食不节，寒温不调，邪气重沓，牢痼盘结者也。若久即成癥。"何世东教授认为，肿瘤"邪正相持"阶段，中医药治疗应遵循"扶正祛邪，随证治之"的原则，在顾护正气的基础上，积极发挥中医药的攻补兼施作用。组方常由三部分组成：①健脾是基础，吴昆《医方考》言："脾胃者，土也。土为万物之母，诸脏腑百骸受气于脾胃而后能强。若脾胃一亏，则众体皆无以受气，日见羸弱矣。"健脾药常用白术、茯苓、山药、薏苡仁等；健脾须以助运消导和胃为先，故常佐以麦芽、砂仁、神曲等保护胃气。②配合抗肿瘤药，常选用经动物实验证实有抗癌功效的药物，如藤梨根、蛇六谷、白英、白花蛇舌草、蛇莓、半枝莲、红藤等清热解毒类药物；亦常用石见穿、莪术等活血化瘀，山慈菇、夏枯草等软坚散结。以上诸药多为甘寒之药，有一定的抗肿瘤及预防肿瘤复发作用，然皆性偏寒易败胃，加之患者体虚，宜适时适量应用。③对症治疗，肠癌患者易出现大便不调、腹胀腹痛、水肿、纳呆食少、肛门下坠等症状，治疗可随证加减。

【案二】气血亏虚证。

陈某，男，68岁，2014年8月22日首诊。

主诉：乙状结肠癌术后1月余。

患者于2014年7月因肠梗阻入院，行剖腹探查术发现乙状结肠癌，遂行乙状结肠根治术及横结肠造瘘术，术后病理提示结肠中分化腺癌，溃疡型（pT3N2M0）。术后排除化疗禁忌证，于2014年8月22日开始行化疗（方案：奥沙利铂+卡培他滨），同时请何世东教授会诊指导中药治疗。症见：疲倦乏力，稍腹胀，右侧造瘘口正常排便排气，无明显腹痛，胃纳欠佳，稍头晕，眠差，早醒，无口干舌燥，舌质暗红，苔薄黄，脉弦细。查血常规未见明显异常。

中医诊断：肠癌（气血亏虚证）。

西医诊断：①乙状结肠癌术后；②横结肠造瘘术后。

辨治：患者刚结束手术，手术耗伤气血，气血亏虚明显，辨证应予补益气血之治，但此案为肠癌患者，行横结肠造瘘术，"六腑以通为用"，故何世东教授在补益气血的同时注意行气运脾。且术后术口易出现吻合口炎症，故予以白花蛇舌草、槐花清热解毒凉血。患者刚开始化疗，予女贞子、鸡血藤以促进骨髓增长，防止骨髓抑制。具体方药如下：

> 黄芪25g　　白术15g　　山药15g　　白芍15g
>
> 茯苓15g　　炙甘草5g　　槐花15g　　砂仁10g
>
> 鸡血藤30g　女贞子15g　白花蛇舌草30g

7剂，每天1剂，水煎至400mL，分早晚2次于饭后温服。

2014年9月26日二诊：患者昨日化疗后诉上腹部稍不适，造瘘口排气排便，大便偏稀烂，时有肠鸣，无头晕头痛，无恶心呕吐，纳可，眠差，舌淡红，苔薄白，脉缓。查血常规示中性粒细胞1.65×10^9/L，中性粒细胞百分比41.2%，红细胞3.31×10^{12}/L，血红蛋白107.1g/L。患者腹部不适，大便稀烂，肠鸣，舌淡红，脉缓。考虑为化疗药物夺人之阳气，腹中寒气凝聚，首诊方去清热解毒凉血之白花蛇舌草、槐花，加干姜温中散寒，余以健脾益气为主，方药如下：

> 熟党参15g　白术15g　茯苓15g　　炙甘草10g
>
> 山药15g　　白芍15g　鸡血藤25g　薏苡仁30g
>
> 夜交藤15g　砂仁5g　　干姜6g　　　黄芪15g

7剂，每天1剂，水煎成400mL，分早晚2次于饭后温服。

2014年10月24日三诊：患者今日开始第三程化疗，诉偶有腹胀、肠鸣，无腹痛，造瘘口排气排便，大便仍较稀烂，无恶心呕吐，无头晕头痛，纳眠可，舌暗红，苔薄白，脉迟。查血常规示白细胞4.3×10^9/L，中性粒细胞百分比53.8%，红细胞3.18×10^{12}/L，血红蛋白105.4g/L。患者现进行第三程化疗，仍有腹胀、肠鸣，大便稀烂，脉迟。何世东教授考虑为多程化疗损伤人体正气，此阶段正虚而邪不实，故以扶正为主，在健脾基础上加大量干姜以散脏腑寒气，法半夏辛温，燥湿健脾。同时，予以鸡血藤、红景天、枸杞子、三七活血补血益气，增强骨髓新陈代谢，防止血液毒性。具体方药如下：

熟党参15g	干姜10g	白术15g	炙甘草5g
茯苓20g	砂仁5g	黄芪30g	三七片5g
红景天6g	法半夏12g	鸡血藤30g	枸杞子15g

7剂，每天1剂，水煎至400mL，分早晚2次于饭后温服。

2014年11月28日四诊： 患者2日前开始第四程XELOX方案化疗，现精神稍疲倦，造瘘口正常排气排便，大便质中，无腹胀腹痛，纳可，眠可，舌淡暗，苔薄白，脉缓。查血常规示中性粒细胞百分比34.1%，红细胞3.02×10^{12}/L，血红蛋白106.9g/L。患者舌质淡暗，脉缓，病程久，则加虫类药物搜风通络剔邪，兼顾先天之本，以巴戟天、补骨脂温肾助阳，具体方药如下：

熟党参15g	山药15g	白术15g	巴戟天15g
茯苓15g	炙甘草5g	薏苡仁30g	鸡血藤30g
砂仁5g	枸杞子15g	黄芪20g	补骨脂10g
猪苓15g	全蝎3g		

7剂，每天1剂，水煎至400mL，分早晚2次于饭后温服。

2014年12月26日五诊： 患者当日行第五程化疗，面部稍浮肿，造瘘口排气排便，大便质中，无腹胀腹痛，纳眠可，舌嫩红，苔薄白，脉缓。查血常规示中性粒细胞百分比41.7%，红细胞3.21×10^{12}/L，血红蛋白117.3g/L。患者面部稍浮肿，予以薏苡仁、泽泻健脾利湿，余同前，具体方药如下：

黄芪30g	白术15g	茯苓30g	薏苡仁30g
砂仁5g	陈皮5g	山药15g	泽泻15g
灵芝15g	女贞子15g	鸡血藤30g	补骨脂15g

7剂，每天1剂，水煎至400mL，分早晚2次于饭后温服。

患者于5程后结束化疗，于门诊中医药治疗，遵五诊方随证加减，

2015年4月14日行横结肠造瘘口关闭术，手术顺利，术后排便正常。随访至2015年9月中旬，患者体力好，体重增加10kg。

按：肠癌是常见的消化道肿瘤，在我国发病率逐年升高。研究发现，大肠癌的发病与环境、生活习惯、饮食方式密切相关。目前，手术及化疗仍然是西医的主要治疗方法。本病属于中医"肠癌"范畴，病理属性总属本虚标实。肠癌初期多邪盛明显，以血瘀、痰结为主，中晚期由于癌瘤耗伤人体气血津液，损伤脏腑功能，气血不足，故多以气血两虚、阴阳两虚等病机转变。但本案患者首诊时为术后，气血亏损明显，故以健脾补气，补益后天之本为主。后患者行5程化疗，由于化疗药物为大毒之药，损伤人体正气，患者临床症状表现以脾胃虚寒为主，邪实症状不明显，故治疗仍以健脾益气为主，体现了何世东教授在临床上理法方药一致的严谨性。同时，何世东教授在患者化疗期间注意防止骨髓抑制，喜用鸡血藤、女贞子、补骨脂等活血补肾，改善骨髓代谢，体现了"既病防变"的中医理念，本案患者化疗5程未见明显的骨髓抑制与何世东教授的遣方用药密切相关。

【案三】脾虚气弱、痰瘀互结证。

莫某，女，51岁，2007年9月10日首诊。

主诉：结肠癌切除术后2个月余。

患者于2007年7月因"便血"行纤维肠镜，活检病理提示结肠癌，遂行结肠癌切除术，术后化疗（具体不详），化疗结束后求诊中医。症见：神疲，纳差，面色苍白暗淡，乏力，大便数天1次，软且量少，易出汗，眠可，舌淡红，苔白腻，脉细滑。

中医诊断：大肠癌（脾虚气弱、痰瘀互结证）。

西医诊断：结肠癌。

辨治：治疗以益气健脾、祛瘀化痰为法。方药如下：

黄芪25g	白术20g	茯苓20g	法半夏15g
薏苡仁30g	三七5g	陈皮5g	五指毛桃30g
灵芝15g	干姜10g	鸡血藤30g	太子参15g

7剂，每天1剂，水煎至400mL，早晚分服。

2007年9月17日二诊：患者服药后精神好转，纳转好，大便正常，乏力改善，舌淡红，苔白薄，脉细。效不更方，首诊方继服1个月，嘱患者每天早上煮薏苡仁50g连渣服作早餐，每天服用灵芝孢子粉3次。

2007年10月25日三诊：患者服用二诊方后体力及精神大好，纳佳，大便硬。舌淡红，苔白，脉细弦。正气有所恢复，拟方宜健脾益气，清肠活血化痰。具体方药如下：

黄芪20g	白术15g	薏苡仁30g	甘草5g
赤芍15g	地榆15g	全蝎5g	法半夏15g
陈皮5g	茯苓20g	鸡血藤30g	白花蛇舌草20g

15剂，每天1剂，水煎至400mL，早晚分服。

患者按三诊方服药2个月，以后2天服1剂，用三七5g、海马1对、新开河参10g炖瘦肉食用，每半个月1次，薏苡仁及灵芝孢子粉服法同前。每月复诊，半年后复查肠镜及肿瘤指标均正常，随访至今，患者生活可自理。

按：患者术后及化疗后正气大伤，机体大虚，故早期需要以扶持正气为主，尤其以顾护脾胃为重，正气渐恢复后扶正不忘祛邪，预防疾病复发，同时结合食疗。何世东教授在治疗疾病的同时注重患者饮食的调理，并形成具有一定特色的饮食疗法。薏苡仁粥的主要材料是中药薏苡仁，药理及临床证明薏苡仁提取物具有较好的抗肿瘤作用，且中药学中薏苡仁具有健脾化湿、消肿排脓功效，进食薏苡仁粥在健脾的同时抗肿瘤，扶正抑瘤，适用于各种肿瘤患者。

五、恶性淋巴瘤

【案一】脾肾亏虚，痰瘀内阻证。

陈某，女，43岁，2012年9月23日首诊。

主诉：右下颌淋巴瘤切除术后5个月余。

患者于2012年3月20日因"发现右颌下无痛性肿物20天余"就诊于东莞市人民医院。行颌面部MRI示：①颌下区右侧异常信号灶，双侧扁桃体稍增大，右侧扁桃体坏死，考虑恶性肉芽肿，待排淋巴瘤。②双侧颌下区，双侧颈深部多发小淋巴结。骨髓涂片示骨髓增生减低，涂片骨髓和外周血成熟淋巴细胞分别占57.5%和18.5%，形态未见明显异常。排除手术禁忌证后于2012年3月26日送手术室在局部麻醉下行右下颌肿物切除术+活检术。术后病理及免疫组化提示非霍奇金淋巴瘤（伯基特淋巴瘤）。2012年4月20日至8月19日继续在该医院肿瘤科化疗。第二程R-IVAC化疗后，颌下区右侧仍可触及结节，质硬，活动度可。现患者纳差，口干，无明显恶心呕吐，眠可，二便调，舌嫩红，苔少，脉沉细数。

辅助检查：查血常规示白细胞2×10^9/L，红细胞沉降率48mm/h。

中医诊断：恶性淋巴瘤（脾肾亏虚，痰瘀内阻证）。

西医诊断：伯基特淋巴瘤。

辨治：治疗以健脾补肾，化痰散结为主。方药如下：

夏枯草30g	赤芍15g	猕猴桃根60g	生牡蛎15g
紫衫叶15g	昆布15g	半枝莲30g	浙贝母15g
全蝎10g	蜈蚣3条	白芥子15	薏苡仁30g
猫爪草30g	莪术10g	胆南星10g	穿山甲（已禁用）5g

7剂，水煎至400mL，早晚分服，每天1剂。

2012年10月1日二诊：服药后患者颌下区右侧的结节明显变小，精神及胃纳较前明显好转，但仍然眠欠佳，易醒，难入眠，大便每天2次，舌淡红，苔干薄黄，脉沉细数。效不更方，继续口服首诊方。

2012年11月19日三诊：服用首诊方后患者颈部未触及明显结节肿物，皮肤未见明显红肿破溃，但仍然眠欠佳，易醒，难入眠，胃纳基本恢复正常，稍口干，二便调。现患者仍然以脾肾亏虚为主，故治疗以补益脾肾为主，但仍不忘以甘淡之药化痰散结。方药如下：

夏枯草30g	浙贝母15g	猕猴桃根60g	赤芍15g
桃仁10g	莪术10g	猫爪草25g	天花粉15g
穿山甲（已禁用）5g		牡蛎30g	夜交藤30g
紫衫叶15g	蜈蚣2条	全蝎5g	青昆布15g
白芥子15g	胆南星15g	半枝莲30g	薏苡仁30g
法半夏10g	茯苓30g	陈皮5g	

7剂，水煎至400mL，每天1剂，早晚分服。

2012年12月19日四诊：患者颈部仍未触及明显结节肿物，皮肤未见明显红肿破溃，停止化疗，纳眠可，二便调，舌淡暗红，苔薄黄，脉细。复查血常规提示白细胞3.8×10^9/L，血红蛋白93.2g/L。效不更方，继续口服三诊方。

2013年1月21日五诊：患者于颈部触及一结节肿物，行颈部B超示双侧颈部多发增大性淋巴结8mm×4mm至20mm×6mm。皮肤未见明显红肿破溃，未见明显压痛。精神明显好转，胃纳可，二便调。舌淡暗红，苔薄黄，脉细。患者痰热郁结成块，疾病有复发之嫌，宜用清热化痰散结之药，且患者舌淡暗，考虑兼有瘀象，予以蜈蚣、全蝎搜风剔邪，通络化瘀。方药如下：

夏枯草30g	赤芍15g	猕猴桃根60g	牡蛎30g

蜈蚣2条	胆南星15g	百合30g	罗汉果1/2个
浙贝母15g	桃仁10g	枣仁15g	全蝎5g
半枝莲30g	茯苓30g	紫衫叶15g	猫爪草25g
莪术10g	夜交藤30g	薏苡仁30g	合欢皮30g
穿山甲（已禁用）5g			

7剂，水煎至400mL，每天1剂，早晚分服。

继续服用五诊方加减至今，其间患者偶可触及颌下淋巴结肿大，多次查血常规未见明显异常。患者精神佳，纳眠可，二便调，未诉特殊不适，坚持上班，生活如常人。

按：恶性淋巴瘤早期多表现为进行性增大的肿块，皮色小变，多无自觉症状，属中医"石疽""失荣""痰核""恶核"等范畴。《医宗金鉴》所述石疽为"生于颈项两旁，形如桃李，皮色如常，坚硬如石……初小渐大，难消难溃，既溃难敛，疲顽之证也"。何世东教授认为淋巴瘤的发病与"痰"密切相关。故在治疗上，应着眼于温补脾肾、滋阴降火，辅以软坚散结，使脾肾之阳得到恢复，肝肾之阴得以填补，脾运健运，肾之气化有力，湿浊化、火能降，则痰核散之。何世东教授认为对于术后或化疗后缓解的患者，现代医学并无良好的预防复发的方案，而中医药在此方面有着明显的优势。此时，应根据患者的具体情况，辨病与辨证结合，以虚为主者予扶正，以痰为主者予化痰，以瘀为主者予祛瘀，若证见虚实夹杂，则分清主次，依法治之即可，不必多加赘述，但临证之时有两点需注意：①患者病情虽已缓解，但经多次化疗攻伐，不但正气受损极大，导致气阴亏耗，五脏俱伤，同时体内还残留化疗所致的热毒之邪，表现为正气亏虚，热毒炽盛之象，且不易恢复，治疗时应始终兼顾扶正祛邪。②在收拾残局的同时，不忘预防原发病，应酌情应用对恶性淋巴瘤有良好防治效果的中药，如夏枯草、猫爪草、白花蛇舌草、喜树果、生牡蛎、浙贝母、天花粉等，若患者体质较好，尚可加用黄药子以增强预防效果。

【案二】脾肾亏虚，痰瘀内阻证。

姚某，女，41岁，2014年6月5日首诊。

主诉：左侧腹股沟淋巴瘤切除术后2周。

患者2014年4月因"发现左上腹包块2周"至本院就诊，行上腹部CT示巨脾，受其挤压，腹腔及腹膜后其他脏器观察不清；胆囊多发结石；腹腔积液。骨髓涂片示骨髓增生活跃，涂片骨髓和外周血成熟淋巴细胞分别占44.5%和58%，比例偏高，形态未见明显异常。排除手术禁忌证后于2014年5月20日送手术室在局部麻醉下行左侧腹股沟淋巴结活检术。术后病理及免疫组化示非霍奇金淋巴瘤，考虑滤泡性淋巴瘤1～2级可能。但T细胞标记阳性细胞较多，建议进行IgH与TCR基因重排检测进一步诊断。结合症状、体征及检查结果，考虑为滤泡性淋巴瘤，于2015年6月4日行CHOP方案化疗。化疗后患者纳差，口干，无明显恶心呕吐，眠可，二便调，舌淡嫩胖，苔薄黄，脉大浮滑，重按乏力。

辅助检查：查血常规示白细胞2.5×10^9/L，血红蛋白87g/L。

中医诊断：恶性淋巴瘤（脾肾亏虚，痰瘀内阻证）。

西医诊断：滤泡性淋巴瘤。

辨治：治疗以健脾补肾、化痰散结为主，方药如下：

薏苡仁30g	白术15g	茯苓30g	山药15g
黄芪15g	灵芝15g	鸡血藤30g	女贞子15g
夏枯草30g	山慈菇10g	牡蛎30g	猪苓15g
巴戟天10g	昆布15g		

3剂，水煎至400mL，每天1剂，早晚分服。

二诊：服药后患者精神尚可，胃纳较前稍改善，余同前，舌淡嫩

何世东学术精华与临床应用　第四章　验案采菁

胖，苔薄黄，脉大浮滑，重按乏力。复查血常规示白细胞3.7×10^9/L。效不更方，首诊方继续口服3剂。

三诊：服用上药后患者自觉腹部肿块缩小，胃纳基本恢复正常，稍口干，眠可，二便调。患者自行停药至第二程化疗结束。第二程化疗结束后患者精神疲倦，稍咳嗽，纳差，闻食物则恶心，眠可，舌淡红，脉弦，按之乏力。查体：全身浅表淋巴结较前明显缩小，腹部肿块较前明显缩小，脾脏较前缩小。复查血常规示白细胞2.1×10^9/L，血红蛋白93.2g/L。考虑到患者刚结束化疗，且有骨髓抑制，辨证以脾肾亏虚为主，故治疗以补益脾肾为主，但仍不忘以甘淡之药化痰散结。方药如下：

黄芪30g	白术15g	茯苓20g	女贞子15g
薏苡仁30g	夏枯草30g	山海螺30g	山慈菇10g
青昆布15g	海藻15g	浙贝母15g	生牡蛎15g

7剂，水煎至400mL，每天1剂，早晚分服。

四诊：服药后患者精神较前好转，胃纳可，咳嗽好转，无腹胀不适。复查血常规提示白细胞3.8×10^9/L，血红蛋白93.2g/L。患者自觉症状好转，停用中药至第四程化疗结束。患者化疗后精神较前疲倦，四肢末端少许麻木，大便不畅，未扪及腹部包块，纳稍减，眠可，小便调。舌淡暗红，苔薄，脉细。患者化疗后仍以脾肾亏虚为主，出现四肢末端麻木、舌淡暗症状，考虑兼有瘀象，予以蜈蚣、全蝎搜风剔邪，通络化瘀。方药如下：

黄芪30g	白术15g	薏苡仁30g	法半夏10g
夏枯草30g	全蝎3g	蜈蚣2条	猫爪草30g
茯苓30g	红景天6g		

7剂，水煎至400mL。每天1剂，早晚分服。

服药后患者自觉腹部包块消失，精神好转，四肢麻木感基本减退，纳眠一般，二便调。查体：腹部未扪及明显包块，全身浅表淋巴结明显缩小。复查血常规示白细胞3.7×10^9/L，血红蛋白95.5g/L。

患者化疗8程后结束治疗，每程化疗结束后均出现骨髓抑制，何世东教授每次均在补益脾肾、化痰散结的基础上稍作加减，疗效明显。化疗结束后患者每周至门诊求医，现生活质量可。

按：恶性淋巴瘤是我国常见的恶性肿瘤，临床常以局部淋巴结肿大及全身消瘦衰弱为特征，属于中医的"石疽""恶核""失荣""痰核"等范畴。西医治疗一般以放疗、化疗为主。何世东教授在多年的临床实践中积累经验，认为恶性淋巴瘤多病程漫长，加之放疗、化疗等治疗措施的介入，常见虚实夹杂的综合证候，临床辨证应紧紧抓住"全身为虚、痰瘀为实"这一主要病机。在正虚中，何世东教授重视脾胃后天之本，多以茯苓、山药、白术、黄芪等健脾益气之品顾护脾胃，"有胃气则生，无胃气则死"，只有脾得健运，胃得调理，水谷精华才得以生而濡养全身，进而提高机体正气，达到扶正抑瘤之效。同时，在扶正顾本的基础上，何世东教授结合患者不同的治疗阶段及症状，兼以化痰散结。本案患者处于化疗阶段，化疗药物属于大毒之物，严重损害人体正气，故化疗阶段的化痰散结药物不宜采用峻猛攻伐之药，退而选用夏枯草、猫爪草之类甘淡平和之药。久病必瘀，本案患者在化疗至第四程时见舌淡暗、四肢麻木等瘀象，故加蜈蚣、全蝎等"攻""破"之药，皆因对于治疗顽痰与瘀血凝滞者，非攻坚破积的虫类药物不能取效。另外，骨髓抑制是放疗、化疗最常见的不良反应。脾统血，化生精微气血；肾主骨，藏精生髓化血。故补益脾肾对于生精化血起到至关重要的作用。何世东教授在临床上多以四君子汤加减补益脾胃，方中巴戟天、女贞子等温肾填精，鸡血藤补血养血，可促进骨髓的造血功能。

六、肺癌

【案一】气阴两虚证。

林某，女，79岁，2014年2月12日首诊。

主诉：反复咳嗽咳痰伴右侧胸部疼痛2年。

患者于2012年2月无明显诱因下反复出现咳嗽，咳少许白痰，呈阵发性，咳甚时出现气促，伴右侧胸胁部疼痛等症状，2013年3月在东莞市某医院住院，诊断为"右侧胸壁转移性腺癌（T4N1M1Ⅳ期）"，行手术治疗，术后症状仍反复发作。2013年11月到某省级医院行PET-CT检查提示右肺周围型肺癌，右肺及右侧胸膜多发转移灶，升结肠内见结节状高代谢病灶。患者拒绝放疗、化疗，于外院门诊对症治疗，症状反复。患者自觉近1周症状较前加重，右侧胸部疼痛明显，呈持续性发作，遂于2014年2月6日因右侧胸部疼痛明显加重1周来本院住院，入院时NRS评分9分，予以芬太尼透皮贴剂、塞来昔布止痛，镇痛效果不明显，痛甚不能进食，影响睡眠，故请何世东教授会诊治疗。症见：右侧胸胁部和右耳旁疼痛，呈持续性发作，伴胃痛、胃胀、恶心呕吐，纳差，全身乏力，舌头疼痛，无头晕头痛，纳眠差，二便偏少。舌红，苔剥，脉沉弦。查体：口腔上腭和舌部有部分白色菌斑。右肺呼吸音弱。患者既往有高血压病史。

中医诊断：肺癌（气阴两虚证）。

西医诊断：①右肺周围型肺癌并广泛转移（腺癌，T4N1M1Ⅳ期）；②高血压病（2级，极高危）。

辨治：治疗以滋阴清热、行气活血通络为主，组方如下：

法半夏15g　紫苏梗15g　竹茹30g　　三七10g

延胡索15g　枳实15g　　全蝎5g　　蜈蚣3条

茯苓30g　　猫爪草30g　　夏枯草30g　　白花蛇舌草30g

紫杉叶10g　　西洋参10g

7剂，每天1剂，水煎至400mL，分早晚2次温服。

2014年2月19日二诊： 患者服药后右侧胸部疼痛较前稍缓解，可进食粥，疼痛仍影响睡眠，全身乏力，恶心；舌红，苔白，脉弦。在首诊方基础上，加赤芍、桃仁、五灵脂、石见穿加强活血祛瘀止痛之效，加薏苡仁健脾祛湿，组方如下：

夏枯草30g　　半枝莲30g　　猕猴桃根30g　　延胡索15g

蜈蚣3条　　　全蝎6g　　　紫杉叶15g　　　三七10g

煅牡蛎30g　　猫爪草30g　　赤芍15g　　　　桃仁15g

五灵脂15g　　薏苡仁30g　　石见穿30g

3剂，每天1剂，水煎至400mL，分早晚2次温服。患者服药后症状有所缓解，二诊方随证加减，继续服用2个月。

2014年5月9日三诊： 患者胸痛较前缓解，近日感到恶心呕吐，无胸闷、心悸，无头晕头痛，胃纳减少，眠一般，小便可，大便不畅。舌红，少苔，脉弦滑数。患者出现胃肠道反应，考虑为服用吗啡类止痛药的副作用，患者要求停用吗啡类止痛药，故暂停服用止痛药物。方药中加用温胆汤理气和中，用法半夏、枳壳行气燥湿，用鸡内金和胃健脾，茯苓健脾利水渗湿，大黄通便，山慈菇、石上柏、白花蛇舌草清热解毒，暂去虫类药物，恐其攻破之力败脾胃。组方如下：

法半夏15g　　枳壳10g　　　鸡内金30g　　　茯苓20g

紫苏梗10g　　猕猴桃根30g　夏枯草30g　　　薏苡仁30g

山慈菇30g　　延胡索15g　　石上柏20g　　　白花蛇舌草30g

紫杉叶15g　　大黄6g　　　　赤芍15g

7剂，水煎服，每天1剂，分早晚2次温服。

2014年5月23日四诊：患者恶心呕吐缓解，纳差，仍有右胸胁痛，消瘦，神疲，大便数日未解，舌红，少苔，脉结。中医辨治以健脾开胃、祛痰散结为法。组方如下：

> 西洋参5g（炖）　　北沙参20g　　三七10g　　茯苓30g
>
> 稻芽40g　　　　　　夏枯草30g　　山药20g　　薏苡仁50g
>
> 白花蛇舌草40g　　　川贝母10g　　赤芍15g　　猕猴桃根40g
>
> 绞股蓝15g　　　　　沙棘果30g

7剂，每天1剂，水煎至400mL，分早晚2次温服。

2014年7月27日五诊：患者仍诉右胸胁痛，夜间尤甚，痛甚欲呕，眠差，无胸闷心悸，无头晕头痛，胃纳一般，大便秘结，舌红少苔，脉沉细有力。中医治疗以清热解毒、活血祛瘀止痛为法，组方如下：

> 山慈菇12g　　夏枯草30g　　猕猴桃根50g　　全蝎6g
>
> 蜈蚣3条　　　赤芍15g　　　桃仁15g　　　　薏苡仁30g
>
> 石见穿30g　　延胡索20g　　浙贝母15g　　　瓜蒌皮15g
>
> 大黄15g　　　醋莪术15g　　五灵脂15g　　　蒲黄10g

7剂，每天1剂，水煎至400mL，分早晚2次温服。

服药后患者疼痛较前缓解，纳眠好转，精神可，以后复诊遣方随证加减。2015年1月12日患者出现消化道出血致出血性休克而死亡。

按：癌痛是肿瘤患者的常见并发症，被视为第五生命体征。西医治疗一般以"三阶梯止痛原则"为指导，合理运用止痛药物止痛。但使用止痛药物易出现恶心呕吐、便秘、头晕等不良反应，尤其常见消化道反应，严重影响患者的生活质量，影响止痛药物的正常使用。本案患者年老体弱，疼痛反复，阿片类药物引起的消化道反应较明显。中医对"痛证"的论述非常丰富，以"不通"及"不荣"为多。何世东教授在癌痛治疗过程中尤其重视这两点，故治疗原则以活血化瘀散結及扶正为主。治疗期间根据正虚邪实的程度合理调整扶正祛邪的力度。本案患者本虚标实，急则治其标，缓则治其本，故急性疼痛时以活血化瘀、行气止痛为主，疼痛稍缓解时则注重健脾扶正。何世东教授经过多年的临床用药，对于瘀结甚者喜用行走攻窜之虫类药物，如全蝎、水蛭、蜈蚣等，取其味多辛咸，辛能入络散结，咸能入血软坚，其灵动迅速，非植物药所能比拟，活血化瘀之余能攻坚破积，直捣病痛之处。但运用虫类药物时应注意其攻破力强，部分有小毒，容易损伤脾胃，应注意使用剂量及疗程，依据"邪去而不伤正，效捷而不猛悍"的原则。中医认为"不通则痛"，治疗多从活血化瘀、行气止痛。《血证论》曰："瘀血在经络脏腑之间，被气火煎熬，则为干血……盖既系干血，便与气化隔绝，非寻常行血之品所能治也，故用诸虫啮血之物，以消蚀干血。"故何世东教授用全蝎、蜈蚣消肿散结、熄风止痛，用半夏、枳壳行气宽中止痛，赤芍、桃仁活血祛瘀止痛，后期患者服用阿片类药物产生胃肠道不良反应，故加用洋参、沙参、茯苓、山药等健脾和胃、益气生津。纵观整个治疗过程，何世东教授用了软坚散结、活血行气的中草药来达到止痛的目的，在扶正的同时加大祛邪力度，务求改善患者生活水平，使患者带瘤生存。

【案二】肺肾两虚，痰瘀互结证。

曾某，男，54岁，1987年2月首诊。

主诉：右侧胸痛1周。

患者于1985年3月因咳嗽诊断为"原发性肺癌"，遂于广州某医院行手术切除术，术后行化疗4程。1987年2月出现右侧胸痛，胸片提示右侧第一肋骨肿瘤转移，合并病理性骨折。患者拒绝放疗、化疗，求诊中医。症见：精神疲倦，恶寒，形瘦脱发，面色暗晦，胸痛，胸闷，动则气喘，间有咳嗽，痰白黏少而难出，大便数日1次，口不渴，纳差，睡眠差，舌暗淡红，苔白腻厚，脉弦滑无力。

中医诊断： 肺癌（肺肾两虚，痰瘀互结证）。

西医诊断： 原发性肺癌骨转移（Ⅳ期）。

辨治： 患者证属肺肾亏虚，痰瘀互阻，治疗以补肾纳气、宣肺化痰、祛瘀散结为主。方药如下：

处方一：

海马（现已禁用）10g　三七5g　人参10g

以上3味另炖。

处方二：

川贝母15g	紫苏子12g	法半夏15g	茯苓10g
全瓜蒌12g	款冬花12g	杜仲15g	山茱萸12g
蛤蚧1对	薏苡仁10g	桃仁15g	五灵脂12g
蒲黄12g	七叶一枝花15g		

每天1剂，水煎至400mL，早晚分服。每周复诊1次，此后在治疗原则不变情况下随证加减。

患者服药半年后气喘消失，无咳嗽咳痰，精神焕发，头发乌润，胃纳佳，间有胸痛，舌红润，苔薄白，脉弦细。复查肿瘤稳定。考虑肿瘤稳定，症状好转，首诊方去蛤蚧、紫苏子、款冬花、七叶一枝花，减小清热解毒化痰力度，加巴戟天18g、白术12g、北沙参20g，巴戟天、白术补肾健脾，顾护先后天之本，久病伤气阴，故予以北沙参补气滋阴，每天1剂，并随证加减。

半年后，患者可以上班、爬山、旅游。1995年冬天患者因着凉后出现肺部感染，随后出现肺功能衰竭而死亡。

按： 由于肺癌患者就诊时70%～80%已属晚期，因此肺癌的预后较差。本案患者就诊时为肺癌晚期，精神疲倦，动则气促，何世东教授认为此为肺失宣降、肾不纳气之表现，故治疗应以补肾纳气、宣降肺气为主。补肾之药中何世东教授喜用海马（现已禁用）、蛤蚧，海马性温，补肾助阳的同时可消癥散结，蛤蚧入肺经、肾经，补肺气而益精血，纳气定喘，山茱萸、杜仲加强补肾纳气功效，紫苏子、全瓜蒌理气而宣降肺气，人参大补元气，一纳一降一补，标本兼治，事半功倍。脾为生痰之源，故配合茯苓、法半夏、薏苡仁以健脾化痰。七叶一枝花清热解毒，化痰抗肿瘤，川贝母、款冬花化痰降气平喘。患者胸痛，且痛处固定，考虑不通则通，则予以三七、桃仁、失笑散活血化瘀，通络止痛。诸药配合达到纳肾气，降肺气，益气化痰，活血化瘀，清热解毒之功。

【案三】毒热壅肺证。

郑某，女，70岁，2012年12月21日首诊。

主诉：乏力伴双下肢麻木20天。

患者于2011年9月体检查胸片示右上肺肿物，2011年9月22日查胸部CT示右上肺肿物，大小20mm×23mm。2011年10月10日在广东省人民医院行右侧锁骨上淋巴结切取活检病理提示腺癌，EGFR基因21号外显子L858R突变。查PET-CT提示右肺肿物，大小2.4cm×2.2cm×3.0cm，SUVmax7.2，双肺弥漫性小结节，纵隔及右侧肺门多发肿大淋巴结及多发骨质破坏。查头颅MR提示颅内、枕骨多发病灶。结合病史，符合多发转移瘤。2011年10—12月口服盐酸厄洛替尼片治疗，治疗期间出现全身皮疹，疲倦乏力，后患者自行停药。就诊前20余天患者出现胸部以下及双下肢麻痹感，乏力，无法行走，无胸闷，无发热恶寒，无咳嗽咯痰，遂到本院住院治疗，同时请何世东教授会诊。症见：精神疲倦，双下肢麻痹乏力，活动受限，双侧胁肋部疼痛，右侧为主，无气促，无发热恶寒，无咳嗽咯痰，无胸闷心悸，无腹胀腹痛，无恶心呕吐，无头晕头痛，偶有尿频尿急，无血尿，无尿痛，小便量可，大便2～3天1次，质中，无黑便。舌红，苔剥，脉牢。查体：全身皮肤、黏膜较苍白，无黄染及出血点，全身浅表淋巴结未触及肿大。鼻根部及右侧额头处均可扪及一肿块，直径约2cm，质硬，与周围组织粘连，活动度差，轻压痛。双肺呼吸音弱，未闻及湿啰音。双下肢感觉存在，肌力0级，肌张力正常，双下肢轻度浮肿。

中医诊断：肺积（毒热壅肺证）。

西医诊断：右中肺周围型腺癌并左肺、脑、骨转移（T4N3M1Ⅳ期）。

辨治：治疗以清热解毒为主，方药如下：

夏枯草30g	半枝莲30g	猕猴桃根60g	延胡索30g
赤芍15g	全蝎5g	三七10g	薏苡仁50g
五指毛桃30g	五灵脂15g	甘草5g	猫爪草30g
紫杉叶15g	法半夏15g	茯苓30g	薏苡仁30g

7剂，每天1剂，水煎至400mL，分2次温服。

2012年12月28日二诊：服药后患者胸胁部疼痛稍缓解，精神较前改善，余症状基本同前。考虑患者病程较长，但舌红、脉牢、邪毒内伏，故治疗上加大清热解毒力度，且同时顾护后天之脾胃，使攻邪不伤正，邪去正不伤。方药如下：

山海螺30g	猫爪草30g	白术15g	延胡索20g
白花蛇舌草30g	山药15g	五指毛桃30g	赤芍15g
夜交藤20g	猕猴桃根30g	北沙参20g	三七5g
羚羊角片15g			

7剂，每天1剂，水煎至400mL，分2次温服。

服药后患者精神渐渐好转，且疼痛缓解明显，纳眠可，以后每周复诊遣方随证加减，患者精神明显好转，疼痛症状改善，2014年4月患者出现肺部及泌尿系感染，病情加重，自动出院后未至门诊就诊。

按：肺癌是起源于支气管黏膜或肺泡细胞的恶性肿瘤。据统计，未接受治疗的非小细胞肺癌患者的中位生存期仅4～5个月，1年生存率为10%。中医认为肺癌的发生与正气亏虚和邪毒入侵密切相关。脾为生痰之源，肺为贮痰之本，脾失健运，痰浊内生，肺失宣降，痰凝气滞，痰气交结，渐成肿块。故治疗多从脾肺入手。然何世东教授认为，本案患者虽然临床表现以疲倦乏力等虚证为主，但舌红、苔少、脉牢皆为实证，病机总在毒热壅肺和正伤邪恋之间，是以临证用药，始终谨守病机，以清热解毒为主，健脾益气为辅，善用甘寒药物取代苦寒之品，喜用山海螺、猫爪草、猕猴桃根、紫杉叶等抗肿瘤中药，清热解毒同时不忘顾护脾胃后天之本，不以久病虚损而忌用寒凉为拘，而又深合中医辨证论治之道。

七、肝癌

【案一】脾虚水泛，气滞血瘀证。

卫某，男，76岁，2014年10月15日首诊。

主诉：发现肝癌7年，双下肢浮肿半个月。

患者于7年前因周身乏力、体重减轻、腹水等症状至医院系统检查，诊断为原发性肝癌，行肝癌射频消融术，术后肿块有所减小，后动态监测指标，病情稳定，于前年复查发现肿块较前增大，遂再行肝癌射频消融术，后监测指标稳定。但患者近半个月前出现双下肢浮肿，按之凹陷不易恢复，疲倦乏力，腹部胀满，辅助检查提示血白蛋白27.8g/L，谷草转氨酶46IU/L，血小板72×10⁹/L，甲胎蛋白13.3ng/mL。

查彩超提示肝内多发占位，门静脉癌栓形成，中度腹水，脾大（具体不详）。症见：双下肢浮肿，按之不易恢复，腹部胀满，疲倦乏力，纳一般，小便黄少，大便溏烂，舌红，苔薄黄腻，脉弦滑乏力。

中医诊断：肝癌（脾虚水泛，气滞血瘀证）。

西医诊断：原发性肝癌。

辨治：患者久困肝病，肿块郁结肝脏，以致气滞血瘀，肝癌射频消融术后更伤中气，脾失健运，水湿内停，水湿泛于下肢肌肤，则双下肢浮肿，水湿停于腹中则腹大胀满，水湿困脾可见疲倦乏力、纳一般、便溏，脉象弦滑乏力为脾气亏虚之征象，舌红、苔薄黄腻兼有湿热之征，结合肝脏喜条达、恶抑郁的特性，以益气健脾、理气活血为治法，拟方如下：

黄芪25g	白术15g	刺五加30g	五指毛桃30g
泽泻15g	薏苡仁30g	茯苓30g	陈皮5g
大腹皮15g	莪术15g	三七5g	丹参15g
茵陈30g	半枝莲20g	炙甘草5g	

5剂，水煎服，每天1剂。

方中以黄芪、白术、五指毛桃、刺五加补气健脾；茯苓、薏苡仁、泽泻健脾渗湿；陈皮、大腹皮理气消胀；三七、丹参、莪术活血化瘀；茵陈清热利湿，半枝莲利湿解毒，炙甘草调和诸药。全方共奏健脾益气、利湿消肿、活血化瘀之功，并补而不碍滞，攻而不峻猛。

2014年10月20日二诊：服药5剂后，患者诉双下肢浮肿，腹胀、疲倦乏力减轻，大便每天2次，偏溏烂，眠差，不易入睡，睡后易醒，舌瘦红，苔薄黄，脉弦滑。患者阴虚有热之征象较前明显，在首诊方中去五指毛桃、莪术、陈皮、半枝莲，加夜交藤、百合养阴安神，白花蛇舌草、山慈菇、黄药子清热解毒散结，益智仁补益脾肾阳气，既防活血解毒之药伤阳，又体现阳中求阴，方药如下：

<table>
<tr><td>黄芪25g</td><td>白术15g</td><td>刺五加30g</td><td>茯苓30g</td></tr>
<tr><td>薏苡仁30g</td><td>大腹皮15g</td><td>丹参15g</td><td>三七5g</td></tr>
<tr><td>茵陈30g</td><td>山慈菇10g</td><td>黄药子5g</td><td>白花蛇舌草30g</td></tr>
<tr><td>夜交藤30g</td><td>百合20g</td><td>益智仁10g</td><td>炙甘草5g</td></tr>
</table>

7剂，水煎服，每天1剂。

2014年10月27日三诊：服药7剂后，患者仍有双下肢浮肿、腹胀，眠可，大便每天1～2次，口干口苦，舌红，苔黄腻，脉沉弦滑数。患者脾气渐复，眠转好，而肝胆湿热征象明显，故在二诊方中减去夜交藤、百合，经验性将白花蛇舌草、黄药子改为猕猴桃根、夏枯草、七叶一枝花，加强清热解毒抗癌之效。方药如下：

<table>
<tr><td>黄芪20g</td><td>白术15g</td><td>刺五加30g</td><td>陈皮5g</td></tr>
<tr><td>茯苓皮30g</td><td>大腹皮25g</td><td>薏苡仁30g</td><td>茵陈30g</td></tr>
<tr><td>莪术15g</td><td>三棱15g</td><td>丹参15g</td><td>猕猴桃根30g</td></tr>
<tr><td>山慈菇15g</td><td>三七5g</td><td>夏枯草30g</td><td>七叶一枝花15g</td></tr>
</table>

此后随诊以三诊方加减，随访患者病情稳定。

按：何世东教授认为肝为刚脏，主疏泄，喜条达，恶抑郁。当素体正虚，肝脏功能失调，邪毒乘虚而入，内蕴中焦，伏于营血，久则化癌生变。或因七情所伤，肝气郁结，郁滞瘀阻，经络受阻；或因饮食不节伤脾，脾虚湿困，湿毒蕴结，瘀阻经络；或因生活不节伤肾，肝肾阴虚，正虚邪盛，阻塞经络，日久渐成癌瘤。治宜健脾利湿，舒肝滋肾，消癥散结。肝病日久必伤脾气，治疗此例患者须抓住脾气亏虚、气滞血瘀的病机，治以健脾益气、利湿消肿、活血化瘀之法，攻补兼施，辨证施治。针对癌肿患者，经验性选择解毒散结的中药，如半枝莲、山慈菇、猕猴桃根、七叶一枝花、白花蛇舌草、黄药子，现代药理研究表明半枝莲具有抑制肝癌细胞作用，白花蛇舌草、黄药子具有抗肿瘤作用，可用于治疗多种消化道肿瘤，癌肿初期或经治疗后病情仍反复者，以脉滑有力或脉弦紧有力为据，可大胆用此类败癌中药攻邪。而正虚者用之则适可而止，切勿滥用以致正气更虚，可配伍健脾益气扶正之药加减用之。

【案二】脾肾两亏，水湿瘀结证。

朱某，男，61岁，2013年10月21日首诊。

主诉：发现肝癌1年，手术治疗1个月。

患者于10余年前确诊乙肝大三阳，曾服拉米夫定片抗病毒治疗2年，转乙肝小三阳后停药，其后一直未予系统治疗及监测。2013年7月中旬于东莞市某人民医院查B超示肝癌，AFP大于4 000ng/mL。2013年7月底至9月底于中山大学附属第三医院肿瘤科行介入治疗（选择性肝动脉灌注治疗），肿瘤较前明显缩小。于2013年11月行切除手术加术后射频消融治疗，病理示高分化肝细胞性肝癌，梁索型。术后出现胸腔积液，查B超示大量胸腔积液。行胸腔穿刺抽液术后，仍有中等量胸腔积液及气喘、腹胀等症状，遂来本院就诊。症见：胁痛，腹胀，餐后明显，气喘，纳差，眠可，气促，便溏，面色晦暗，舌暗红，苔黄腻，脉沉弦有力。

中医诊断：肝癌（脾肾两亏，水湿瘀结证）。

西医诊断：原发性肝细胞癌。

辨治：患者感染乙肝疫毒之邪日久，失治、误治导致乙肝疫毒在体内肆虐，日久导致脾肾两亏，水湿泛滥，水湿阻滞，进而致气滞血瘀，手术及多次介入治疗、消融术后更伤中气，脾失健运，水湿内停，水湿泛于下肢肌肤，则双下肢浮肿，水湿停于腹中则腹大胀满，水湿困脾可见腹胀、纳差、便溏，舌暗红、苔黄腻、脉沉弦有力均乃水湿内停、脾肾两虚之象。治宜健脾利水，活血祛瘀，以葶苈大枣泻肺汤为主方加减，具体方药如下：

葶苈子15g	薏苡仁30g	茯苓30g	七叶一枝花15g
冬瓜仁15g	猕猴桃根30g	半枝莲20g	白花蛇舌草30g
猪苓15g	大腹皮20g	大枣15g	五指毛桃30g
白术15g	全蝎5g	厚朴10g（后下）	蜈蚣3条

7剂，每天1剂，水煎服，早晚分服。

2013年11月14日二诊： 首诊方适当加减治疗两周后，患者症状明显好转，仍有少许气喘，上腹胀，纳一般，舌红，苔薄黄，脉弦沉有力，二便正常。拟方如下：

半枝莲30g	山慈菇15g	石见穿30g	莪术15g
全蝎10g	猕猴桃根60g	薏苡仁30g	紫杉叶15g
夏枯草30g	牡蛎30g	茵陈30g	白花蛇舌草30g
大腹皮15g	赤芍15g	延胡索15g	七叶一枝花20g

7剂，煎服法同前。

2013年12月8日三诊： 以二诊方加减治疗20余天，初起患者症状缓解，近3天出现腹胀，气喘，动则加重，咳嗽，有痰难咯，纳差，大便不畅，舌红，苔黄厚腻，脉弦有力。考虑患者正虚为主，肺脾两虚，治疗上调整为健脾益气，助以清热解毒、宣肺平喘，方药如下：

白术15g	茯苓30g	厚朴10g（后下）	薏苡仁30g
黄芪25g	茵陈30g	灵芝15g	白花蛇舌草30g
鸡内金20g	枳实12g	半枝莲20g	砂仁10g（后下）
百部15g	杏仁15g	党参30g	

7剂，水煎至400mL，每天1剂，分早晚2次温服。

2013年12月16日四诊： 服药1周后，患者纳好转，气喘减轻，餐后腹胀，咳嗽有痰，苔薄黄，脉沉滑弦，大便正常，仍以扶正为主，继续守三诊方加减治疗2个月余。2014年3月复查AFP、肝功能等均正常，复查CT示右侧胸腔少量积液，肝脏呈术后改变。症见：少许腹胀，无气喘，时有咯。患者目前胃纳尚可，体重有所增加，无明显不适，舌瘦红，苔黄，脉沉弦滑数。舌脉提示仍有湿热之邪，治疗上以攻邪为主，方药如下：

石见穿30g	赤芍15g	半枝莲30g	七叶一枝花15g
猕猴桃根30g	薏苡仁30g	全蝎5g	牡蛎30g
白背叶根30g	紫杉叶15g	茯苓30g	女贞子15g
猪苓15g	丹参15g		

7剂，水煎至400mL，每天1剂，分早晚2次温服。

2013年12月24日五诊：患者自觉无明显症状，口干，纳可，大便正常，眠好，舌脉同前，仍以抗癌攻邪、健脾扶正为主，拟方如下：

半枝莲30g	三七5g	丹参15g	莪术15g
薏苡仁30g	茯苓20g	猪苓20g	猕猴桃根30g
白术15g	三棱10g	石见穿30g	紫杉叶15g
太子参15g	白花蛇舌草30g		

7剂，水煎至400mL，每天1剂，分早晚2次温服。

随访患者无明显症状，病情稳定。最近一次复查在2015年11月13日，血清铁蛋白617.3ng/mL，甲胎蛋白10.74ng/mL，癌胚抗原4.91ng/mL，糖类抗原199 60.30U/mL；血常规、肝功能、乙肝DNA均未见异常。于2015年11月18日复诊，患者无口干口苦，纳眠可，大便每天1次，舌瘦暗红，苔薄白，脉弦。治疗仍以抗癌攻邪、健脾扶正为主，拟方如下：

白术15g	茯苓20g	薏苡仁30g	紫杉叶15g
半夏15g	半枝莲30g	赤芍15g	猕猴桃根30g

　　石见穿20g　　冬凌草15g　　丹参15g　　　山慈菇15g

　　莪术15g　　　七叶一枝花15g

　　7剂，水煎至400mL，每天1剂，分早晚2次温服。

　　按：何世东教授认为防治肿瘤的重点仍是健脾扶正，故在治疗过程中一直注意顾护脾胃，非常注重结合患者病情发展变化，把握攻邪与扶正的动态平衡。患者首诊脾肾两亏，水湿瘀结，水邪凌肺，故以葶苈大枣泻肺汤泻肺平喘，配合活血祛瘀、攻邪散结之法治疗，收效颇显著。其后以健脾益气、扶正抗癌为主，结合患者实际情况灵活运用，疗效出众。何世东教授在抗肿瘤药物的运用方面，有着比较丰富的临床经验，如益气健脾药常用人参、白术、茯苓、炙甘草、黄芪、大枣、灵芝、山药、薏苡仁等。化痰散结药常用贝母、法半夏、胆南星、陈皮、全瓜蒌、牡蛎、猫爪草等。祛瘀药常用三七、水蛭、赤芍、全蝎、莪术、三棱、五灵脂、蒲黄。若为痰瘀化热者，可加用清热解毒药，如白花蛇舌草、七叶一枝花、蒲公英、半边莲、半枝莲等。然而法有定论，而兵无常形，能恰当地离合取舍，则其变无穷。

　　【案三】肝郁脾虚证。

　　罗某，男，45岁，2012年首诊。

　　主诉：肝癌切除术后10个月。

　　患者于2012年1月体检发现甲胎蛋白升高，伴疲乏，体重下降，余无明显不适。查腹部CT考虑肝右叶S3段原发性肝癌。2012年1月18日，于广东省人民医院行腹腔镜下肝癌切除术，术后病理提示肝细胞癌Ⅲ级，可见脉管癌栓。同年3月1日行肝动脉造影+化疗栓塞术，术中在肝左动脉注入盐酸表柔比星10mg+碘油3mL，在肝右动脉注入盐酸表柔比星30mg。2012年10月27日，复查PET-CT提示肝癌术后S3（单发）新病灶出现，无明显症状。2012年11月7日，全身麻醉下行左半肝切除+胆囊切除，术后病理诊断为低分化肝细胞性肝癌（梁索型）。患者为求中医调理，慕名到本院门诊就诊。症见：面容消瘦，术口疼痛，双胁酸痛，左胸背部闷痛不适，手脚冰冷，胃纳欠佳，无反酸，无腹胀，无身目黄染，无尿黄，无双下肢浮肿，眠可，大便每天2次，小便调，舌红，苔薄黄，脉细数。查体：双侧锁骨上淋巴结肿大，腹部平坦未见腹壁静脉曲张，右肋缘下见一约18cm长手术切口瘢痕，余无明显阳性体征。

辅助检查：甲胎蛋白104ng/mL。

中医诊断：肝癌（肝郁脾虚证）。

西医诊断：肝细胞性肝癌。

辨治：治法以健脾祛湿、疏肝行气、化瘀解毒为主，方药如下：

醋莪术10g	黄芪30g	白术30g	茯苓20g
猕猴桃根30g	五指毛桃30g	山药15g	丹参15g
当归15g	佛手15g	白花蛇舌草30g	半枝莲30g
猪苓15g			

7剂，水煎至400mL，每天1剂，早晚分服。

共服用此方7剂，患者双胁疼痛明显减轻，手脚冰冷、胃纳好转。复诊遣方随证加减，以疏肝行气、健脾祛湿为治法。

2013年2月22日复查MRI示肝S5结节较前明显增大，考虑复发，甲胎蛋白573.8ng/mL。2013年3月7日，于中山大学附属肿瘤医院行肝动脉栓塞化疗术，术中用药：盐酸表柔比星50mg，丝裂霉素6mg，洛铂50mg，碘油3mL。术后1个月无明显诱因下出现头晕，解黑便，考虑胃底静脉曲张破裂出血，至东莞市人民医院予输血、护肝治疗后病情好转出院。

二诊：患者右腹痛，疲乏，耳鸣，左胸背部闷痛不适，无解黑便，纳欠佳，眠可，脉弦滑数。现仍见患者有贫血貌，治以柔肝养血止血、补脾益肾为法，方药如下：

石见穿30g	海螵蛸20g	猕猴桃根30g	仙鹤草30g
白术20g	茯苓30g	黄芩30g	薏苡仁30g
三七10g	槐花15g	延胡索15g	白芍20g
蒲黄10g	鸡血藤30g	牡蛎30g	白花蛇舌草30g
炙甘草5g	阿胶粉15g		

5剂，水煎至400mL，每天1剂，早晚分服。兼服阿德福韦酯片抗病毒治疗。

共服用此方5剂，患者无右腹痛，少许疲乏，耳鸣、胃纳较前好转，大便偏硬，肛门灼痛，小便调，舌红，苔薄黄，脉细数乏力。考虑患者服药后症状明显好转，继续沿用上方，随证加减，拟方如下：

石见穿30g	紫杉叶15g	猕猴桃根30g	仙鹤草30g
白术15g	茯苓30g	黄芪30g	薏苡仁60g
三七5g	槐花15g	延胡索15g	白芍20g
蒲黄10g	半枝莲30g	太子参15g	

5剂，水煎至400mL，每天1剂，早晚分服。兼服阿德福韦酯片抗病毒治疗。

2013—2015年患者一直于门诊就诊，中药以疏肝行气、健脾化湿为主，复诊遣方随证加减，治疗期间患者病情稳定。2015年8月20日于东莞市人民医院查甲胎蛋白50.4ng/mL，2015年8月28日查CT示肝S5段高密度灶旁异常强化灶，较前增大，考虑肿瘤复发可能。患者左胸背不适，易疲乏，手脚冰冷，胃纳欠佳，无反酸，无腹胀，无身目黄染，无尿黄，无双下肢浮肿，眠可，二便调。舌尖红，质偏暗，苔薄白腻，脉弦细。以健脾祛湿、软坚散结、活血化瘀为治法，拟方如下：

黄芪15g　半枝莲30g　党参15g　冬凌草15g

白术15g　薏苡仁30g　砂仁5g　白花蛇舌草30g

赤芍15g　莪术15g　丹参20g　山药15g

重楼15g　茯苓30g

5剂，水煎至400mL，每天1剂，早晚分服。兼服阿德福韦酯片抗病毒治疗。

现患者病情恢复稳定，末次复诊时间为2015年10月13日，患者未诉明显不适。

按： 肝癌是由各种原因综合导致脏腑功能失调，毒邪凝聚，化而成癌。中医学里虽尚无"肝癌"的病名，但对于肝癌的治疗有着悠久的历史和丰富的临床经验。如《中藏经》中云："积聚、癥瘕、杂虫者，皆五脏六腑真气失而邪气并，遂乃生焉……盖因内外相感，真邪相犯，气血熏抟，交合而成也。积者，系于脏也。"对于其病机，何世东教授认为正气亏损，外邪侵犯，蕴结在肝，肝气郁结，气机不畅，血行瘀滞，痰、瘀、热毒互结，日久积而成肝癌。何世东教授结合长期临床实践，认为肝炎病毒大部分为湿热疫毒，在因疫致郁、因郁致病的基础上常有中伤脾胃、下劫肾阴等病机演变，脏气亏虚导致痰湿、热毒、瘀血等胶着重沓，正虚邪盛，邪毒化癌毒成瘤，进而使经络气机阻滞，真气进一步减弱。肝癌病机为本虚标实，因虚致实。正虚为气血阴阳亏虚，以脾虚为主；标实为毒邪蕴结、热毒瘀血。其病位在肝，与脾肾相关。何世东教授在治疗过程中注重扶正，治肝重脾虚。首诊方运用茯苓、白术、黄芪、薏苡仁、五指毛桃等益气健脾化湿，并在扶正的基础上针对热毒、血瘀和气滞等标实之症，配合白花蛇舌草、半枝莲等清热解毒。后癌症复发，何世东教授着眼"癌毒"，辨证以毒热内蕴为重，贯彻"清、消、行"三法："清"主要运用石见穿、紫衫叶、白花蛇舌草、半枝莲等清热利湿解毒；"消"则加三七、槐花活血化瘀；"行"选用延胡索等疏肝行气，兼以茯苓、白术、黄芪、薏苡仁等益气健脾化湿。何世东教授巧妙地在肝癌的治疗中将扶正和抗癌有机结合起来，充分发挥了辨病和辨证相互结合的优势，用药不但重视培补正气，而且使邪有去处，使祛邪而不伤正，扶正而不留邪。

【案四】肝郁脾虚、气滞血瘀证。

钟某，男，80岁，2005年1月8日首诊。

主诉：反复上腹部疼痛4年。

患者4年前无明显诱因下出现上腹部疼痛，呈阵发性隐痛，与进食无关，夜间疼痛为主，伴嗳气，无恶心呕吐，无腹泻，发病以来胃纳欠佳，矢气多，大便日解2次，舌暗红，苔薄黄，脉弦细。既往无特殊病史。在外院对症治疗后稍好转，但改善不明显，为求中医治疗，于本院门诊就诊。

中医诊断：腹痛（肝气郁滞）。

西医诊断：腹痛查因（慢性胃炎？）。

辨治：以疏肝理气止痛为主，拟方如下：

柴胡12g	五灵脂12g	蒲黄12g	乌药15g
香附15g	法半夏15g	黑老虎15g	砂仁6g（后下）
延胡索12g	甘松12g	川芎12g	海螵蛸13g

5剂，水煎服，每天1剂。

2005年1月13日二诊：服药之后患者腹痛稍缓解，但无明显改善，遂于门诊查甲胎蛋白147.89ng/mL，查肝功能未见异常。查乙肝两对半示乙肝表面抗原（＋），乙肝e抗体（＋），乙肝核心抗体（＋）。上腹部MRI示肝右叶第6段异常信号，考虑为肝癌可能性大。2005年1月20日在中山大学附属肿瘤医院行肝肿瘤切除术，肝组织活检病理结果回报示肝细胞性肝癌Ⅱ级，实体型。患者出院后定期复查，继续服用抗肿瘤药物。

中医修正诊断：肝癌（肝郁脾虚、气滞血瘀证）。

西医修正诊断：原发性肝癌。

2005年2月16日三诊：肝肿瘤切除术后，患者上腹部隐胀不适，大便每天约3次，质烂，小便正常，胃纳可，眠欠佳。舌暗红，苔白腻，脉弦细。拟方如下：

黄芪25g	干姜8g	白术15g	法半夏12g
砂仁5g	炙甘草6g	灵芝15g	川芎15g
茯苓20g	山药15g	海螵蛸20g	党参25g

3剂，水煎服，每天1剂。

2005年2月21日四诊：患者上腹部不适好转，肠鸣，大便每天约2次，小便黄，纳眠可。舌暗红，苔白腻，脉弦。拟方如下：

黄芪25g	半枝莲15g	白术15g	党参20g
砂仁6g	茯苓25g	灵芝15g	海螵蛸25g
香附12g	干姜10g	茵陈25g	乌药20g

7剂，水煎服，每天1剂。

2005年3月3日患者于中山大学附属肿瘤医院复诊，门诊查肿瘤标志物甲胎蛋白6.26ng/mL，查B超示肝内见一较高回声光团，大小12mm×10mm，边界欠规则，性质待查（术中填塞物？），未行手术及其他治疗。

其后半年坚持在本院门诊治疗，治以益气健脾、理气消癥、抑癌扶正为法，予四诊方随证加减。

2005年7月30日五诊：患者上腹部隐胀不适，食后腹胀明显，时有腹泻，大便每天1～3次，胃纳一般，眠可。舌暗红，苔白腻，脉弦。
拟方如下：

> 党参20g　薏苡仁30g　白术15g　海螵蛸15g
>
> 砂仁6g　炙甘草6g　厚朴10g　黄芪30g
>
> 莪术12g　法半夏12g　三七6g　五指毛桃30g

7剂，水煎服，每天1剂。

其后每月复诊1次，2005年9月复查甲胎蛋白、肝胆胰脾B超、肝功能均未见异常，以健脾益气、行气消积、软坚散结为法，予五诊方随证加减。

2005年12月19日六诊：患者上腹部胀闷，二便正常，纳眠可，舌暗红，苔薄白，脉弦。拟方如下：

> 灵芝15g　海螵蛸20g　厚朴10g　法半夏12g
>
> 白术15g　香附15g　砂仁6g　五指毛桃30g
>
> 茵陈15g　鸡内金15g　半枝莲15g　黄芪25g

7剂，水煎服，每天1剂。

此后继续规律复诊，予六诊方随证加减。

2006年8月8日七诊：患者口舌溃疡，偶有腹胀，胃纳可，眠差，二便正常，舌暗红，苔薄黄，脉弦。拟方如下：

> 莪术12g　茯苓30g　丹参15g　百合30g
>
> 灵芝20g　女贞子15g　乌药25g　甘草6g
>
> 三七6g　茜草12g　白术12g　太子参15g
>
> 海马（现已禁用）10根

7剂，水煎服，每天1剂。

患者症状日渐好转，效不更方，同方治疗2个月。其后规律复诊，随证加减。

2007年1月29日八诊：患者口腔溃疡消退，胃纳、睡眠可，二便正常，舌暗红，苔白腻，脉弦。继续于门诊复诊，后期患者病情稳定，多次复查肿瘤标志物等均未见明显异常，生存至今，末次复诊时间为2015年9月21日，患者未诉明显不适。

按：原发性肝癌属于中医"肝积""肝著""肥气"等范畴，《灵枢·百病始生》曰："若内伤忧怒，则气上逆，气上逆则六俞不通，温气不行，凝血蕴里而不散……而积皆成矣。"《圣济总录》曰："瘤之为义，留滞而不去也，气血流行不失其常，则形体和平，无或余赘。及郁结壅塞，则乘虚投隙，瘤所以生。"此病多因正气虚损，邪气侵袭，蕴结于肝，内因忧思恚怒，肝气郁滞，气不行血，又因肝郁乘脾，脾虚而水湿内停，聚而为痰，痰瘀互结，形成痞块。本案中患者早期肝郁气滞，气机受阻，不通则痛，治以疏肝理气止痛为主，方中柴胡、香附疏肝解郁，枳实、乌药、延胡索、川芎行气止痛，五灵脂、蒲黄相须为用，合黑老虎通利血脉、散瘀止痛，法半夏、甘松、砂仁燥湿醒脾、化痰降逆，海螵蛸和胃止痛。中期肝郁乘脾，木旺乘土，肝郁脾虚，脾运化失职，故上见胸胁胀满、嗳气，下见便溏、肠鸣、矢气，治以疏肝健脾为主，可予以四君子汤益气健脾，木香、川芎等疏肝理气，土得旺则不被木乘，木得抑则不过度克土。四诊见尿黄，加入半枝莲、茵陈清热解毒、退黄利尿。晚期肝郁脾虚，脾气不行，日久气郁化火，邪毒耗气伤血，肝肾阴虚，故见口腔溃疡、舌红、苔少或黄之象，治以滋阴补肾、养血柔肝为法，方中女贞子滋养肝肾，百合、太子参养阴生津。在治疗肝癌过程中，何世东教授总不忘时刻辨证论治，根据肝癌不同时期、不同特点采用不同的治疗原则。同时，肝癌为肝郁气滞血瘀所致癥结，故时刻不忘软坚散结、活血化瘀，如方中用莪术、海马（现已禁用）散结，三七、川芎、丹参行气活血。患者术后采用中医药治疗，既使术后顺利过渡，又预防肝癌复发，提高生活质量，延长生存期。随访至今，患者生活可自理。

【案五】湿毒内蕴，肝盛脾虚证。

叶某某，女，63岁，2004年首诊。

患者既往有"乙型病毒性肝炎"病史多年，未予治疗。1987年11月9日因发现肝癌于中山大学附属第一医院行手术切除（具体术式不详），术后甲胎蛋白恢复正常，因经济原因未行放疗、化疗及抗病毒治疗。2003年复查甲胎蛋白逐渐升高，转氨酶升高，腹部CT提示肝硬化，未见明显占位。2004年患者出现身目黄染，慕名就诊于本院门诊。症见：身目黄染，面容消瘦，胃纳欠佳，腹胀，食后腹胀加重，尿黄，双下肢轻度浮肿，舌边尖红，舌体瘦，苔黄腻欠润，脉弦细。

辅助检查： 甲胎蛋白15.63ng/mL，查B超提示肝右叶肝硬化。

中医诊断： 肝癌（湿毒内蕴，肝盛脾虚证）。

西医诊断： 原发性肝细胞癌。

辨治： 西药予以苦参碱静滴，中药以茵陈蒿汤加减，具体方药如下：

茵陈30g	茯苓20g	白芍25g	柴胡12g
甘草5g	白背叶根30g	女贞子15g	莪术12g
丹参15g	太子参15g	香附15g	白术10g

5剂，水煎至400mL，每天1剂，早晚分服。

二诊： 此方连续服用5剂，患者身目黄染渐退，腹胀减轻，胃纳恢复，可进食清淡食物，大便每天1次，稀烂，小便量多，黄渐退。尿色淡黄，舌淡，苔微黄腻，脉细。考虑黄疸已退，邪去正虚，治疗以健脾益气为主，方药如下：

太子参20g　白术12g　茯苓20g　酸枣仁12g

黄芪20g　炙甘草5g　五味子10g　白芍20g

女贞子15g　半枝莲20g

5剂，水煎至400mL，每天1剂，早晚分服。

2004—2013年患者一直于本院门诊就诊，中药以扶正益气健脾为主，复诊遣方随证加减，治疗期间患者数次出现黄疸，予以清热利湿、利胆退黄之法治疗后均可缓解。

2013年4月患者出现身目黄染，腹部胀大如鼓，偶有腹痛，双下肢轻度浮肿，伴气促、干咳，痰少，胃纳明显减少，厌油腻，尿黄，量偏少，大便数日未解，舌质暗红，苔少，脉细。

辅助检查：查肿瘤指标示癌胚抗原9.14ng/mL，甲胎蛋白10.47ng/mL，糖类抗原125 386.9U/mL。查肝功能提示直接胆红素23.6μmol/L，间接胆红素27.9μmol/L。乙肝病毒定量$6.02×10^5$copies/mL。查胸部CT示肝硬化改变，肝右前叶实性结节，性质待查（肝癌复发？）；脾大；胆囊未见显示；胰、双肾未见明显异常；腹腔大量积液。四诊合参，现属中医中的"臌胀"，治疗以清热解毒、利水渗湿为法，方药如下：

大腹皮30g　白芍20g　莱菔子15g　白术15g

茯苓30g　薏苡仁30g　半枝莲25g　黄芪30g

丹参15g　砂仁10g　三七5g　白背叶根30g

熟党参15g

12剂，加水煎至400mL，每天1剂，早晚分服。

服用上方12剂，并配合西医护肝治疗后，患者身目黄染已退，腹胀明显减轻，无明显腹痛，偶有咳嗽，无咳痰，无气促，无颜面水肿，双下肢无明显水肿，胃纳欠佳，小便尚可，大便稍干结，2天1次，舌红少苔，脉弦滑数有力。请何世东教授会诊后，拟方如下：

党参20g	黄芪30g	白术20g	大腹皮30g
茯苓30g	薏苡仁30g	全蝎10g	三七5g
丹参15g	夏枯草20g	石见穿30g	莪术15g
鳖甲15g	紫杉叶15g	茵陈30g	半枝莲30g

此后复诊随证加减，患者定期复查，随访未见腹水再生，生活可自理。1年余后患者因黄疸再发合并肺部感染，救治无效而逝。

按：本案患者在未行系统规范的放疗、化疗及抗病毒治疗的情况下，自发病到病逝仍能带瘤生存27年。其间多次出现黄疸、腹水等并发症，何世东教授均可应用中医药力挽狂澜。中医中无"肝癌"一病，关于肝癌的中医治疗，古今众说纷纭，何世东教授在多年治疗肝癌的临床经验中摸索总结，认为在肝癌的治疗过程中应始终抓住正虚邪实这一主线，在扶正中尤以扶脾为主。此案患者为肝癌术后、有乙肝肝硬化病史多年，西医认为需重视抗病毒、抗纤维化治疗以防止肝癌复发及并发症的发生，但患者因经济原因未能贯彻抗病毒治疗。何世东教授充分运用中医药整体调节的优势，通过灵活辨证，适当把握扶正与祛邪之度。首诊时，患者黄疸明显，治疗以清热利湿、利胆退黄为主，及至邪退正虚，则不可不顾护其虚，实脾胃以抑肝木之旺。故在后期并发症反复发作过程中始终注意顾护脾胃，扶持正气，以调动自身免疫力抗击病毒。同时，此方中加用鳖甲、莪术、三七、石见穿等消癥散结、活血化瘀之品，起到抗纤维化、抗肝硬化的作用。

【案六】肝郁脾虚证。

罗某，男，43岁，2014年9月26日首诊。

主诉：肝癌切除术后9个月。

患者于2013年11月因腹部不适至东莞市人民医院住院治疗，经检查后诊断为左肝癌。当时予护肝、调节免疫、抗肿瘤等措施对症支持治疗，并于2013年12月19日行"左肝癌切除术"，术后行化疗4程（具体方案不详），于2014年3月完成第4程化疗。2014年9月5日于东莞市人民医院复查胸部及腹部CT提示双肺多发性转移瘤，为求进一步治疗来本院住院治疗，并请何世东教授会诊。症见：精神尚可，腹胀，右上腹为主，偶有头晕不适，胃纳欠佳，无头痛，无腹痛，无咳嗽咳痰，无恶心呕吐，无恶寒发热，二便调。患者既往有乙肝大三阳病史20余年，曾口服"替比夫定"抗病毒治疗5年，后未定期复查。查体：皮肤黏膜黄染，肝掌（－），蜘蛛痣（－），无皮疹，无皮下出血点及瘀斑，全身浅表淋巴结无肿大。腹平软，右侧上腹部见一长约15cm斜形陈旧性手术瘢痕，未见色素沉着，腹壁未见静脉曲张，全腹部无压痛及反跳痛，肝脾肋下未扪及包块，墨菲征阴性，麦氏点无压痛，肝肾区无叩击痛，腹水移动性浊音阴性，肠鸣音正常，双下肢无水肿。

辅助检查： 2014年9月5日于东莞市人民医院查胸部及腹部CT示：①考虑右肺及左肺下叶多发性转移瘤，请结合临床及治疗后复查；②纵隔内小淋巴结；③肝S2-3段术后缺如，原肝S4段术后残腔基本消失，延迟期S4段片状强化，门脉左支显影欠佳，考虑术后改变可能，建议定期复查；④符合肝硬化改变，脾脏肿大，门静脉高压并轻度侧支循环开放；⑤门静脉期肝脏S8段边缘部低密度区，请结合临床；⑥右腹壁-肠系膜上静脉置管术后改变。2014年9月25日于东莞市中医院查肝功能示GLB 19.6g/L，TBIL 55.2μmol/L，IBIL 34.2μmol/L，DBIL 21μmol/L。甲胎蛋白59.96ng/mL。乙肝表面抗原（＋）。乙肝病毒DNA荧光定量PCR＜0.5E3copies/mL。

中医诊断： 肝癌（肝郁脾虚证）。

西医诊断： 左肝癌术后化疗后并双肺转移（Ⅳ期）。

辨治： 治疗以疏肝健脾、化痰散结为主，方拟四逆散加减。方药如下：

柴胡15g　　枳实15g　　白芍20g　　半枝莲20g

薏苡仁30g　白术15g　　茯苓20g　　太子参15g

石见穿30g　丹参15g　　醋莪术10g　猕猴桃根30g

黄芪15g　　山慈菇10g　制厚朴15g

14剂，每天1剂，水煎至400mL，早晚分服。

2014年10月11日二诊：服药后患者腹胀症状好转，双侧胁肋部疼痛，多虑忧愁，胃纳仍欠佳。何世东教授考虑患者肝郁气滞病机未变，故继续予以四逆散疏肝理气，并易厚朴为香附加强疏肝理气功效。患者胃纳仍较差，考虑肝木犯土，脾气虚弱，《金匮要略》曰："见肝之病，知肝传脾，当先实脾。四季脾旺，不受邪，即勿补之。中工不晓相传，见肝之病，不解实脾，惟治肝也。"大部分肝癌患者早期出现纳差、乏力等症状，到中晚期时出现腹水、消瘦等症状，皆为木旺克土，脾土虚弱，运化失常所致，故何世东教授认为在治疗肝病的过程中，实脾有着重要意义。实脾即调理脾胃功能，其目的是使脾胃功能正常，正气充实，这正是古人所言"培土抑木"。顾护脾土后天之本，才能达到驱邪不伤正的目的。故在首诊方基础上加山药、炙甘草补益脾胃。方药为首诊方去制厚朴、丹参、山慈菇，加香附15g、山药15g、炙甘草5g、鳖甲15g、白花蛇舌草30g，10剂。

2014年11月21日三诊：服药后患者精神好，双侧胁肋部疼痛缓解，咳嗽咳痰，痰中带血丝，纳可，大便软，乏力，舌尖红，苔白腻，脉细滑数。何世东教授考虑患者出现咳嗽咳痰，于二诊方中去柴胡，恐其生发疏散之性加重咳血，并加仙鹤草清热解毒、止咳止血，浙贝母、绞股蓝化痰止咳。患者舌苔白腻，健脾同时予以砂仁行气调中，和胃醒脾。方药如下：

仙鹤草30g	枳实15g	白芍20g	半枝莲30g
薏苡仁30g	白术15g	石见穿30g	猕猴桃根30g
醋莪术15g	白花蛇舌草30g	浙贝母15g	山慈菇10g
丹参15g	鳖甲15g	黄芪20g	绞股蓝6g
茯苓30g	夏枯草30g	三棱10g	砂仁10g

7剂，每天1剂，水煎至400mL，早晚分服。

2014年11月28日四诊： 患者精神可，咳嗽减少，暂无血丝痰，无腹胀腹痛，纳眠尚可，舌尖红，苔白腻，脉细滑数。效不更方，再予三诊方7剂。以后复诊遣方随证加减，患者精神明显好转，疼痛症状改善。

按： 肝癌是指原发于肝细胞或（及）肝内胆管上皮细胞的恶性肿瘤，又称原发性肝癌，是临床最常见的恶性肿瘤之一。目前，原发性肝癌的主要治疗手段仍是以手术为主的个体化综合治疗。但多数患者容易错过手术机会，术后癌细胞容易复发、发生转移。晚期肝癌患者平均生存期不超过半年。肝癌归属于中医中的"臌胀""黄疸""肝积""癥瘕"等范畴。中医脏腑学说认为肝为刚脏，主升发，主疏泄，喜调达，肝藏血，体阴用阳，肝癌发作时肝脏疏泄无常，肝气抑郁，肝血失养，导致正气内伤，肝阴内耗；肝木犯土，则脾气虚；肝阴耗损及肾，则肾水亏。何世东教授在多年治疗肝癌的临床经验中摸索总结，认为肝病发作时肝气横逆易犯脾土，脾为后天之本，脾虚则运化失司，故肝癌治疗过程中应在辨证的基础上重视疏肝理气、补益脾胃。四逆散为疏肝解郁、调和肝脾的祖方。方中柴胡为君药，既可疏肝解郁，又可升清阳、透郁热，芍药养血敛阴，与柴胡相配，一升一敛，透郁热而不伤阴。枳实行气散结，增强疏肝解郁之效，炙甘草缓急和中，调和诸药。何世东教授在四逆散的基础上加四君子汤健脾益气，再加夏枯草、半枝莲、猕猴桃根等清热解毒、散结抑癌，莪术、三棱等加强软坚散结之效。

八、急性血癌（急性粒细胞白血病）

【案】 邪毒内盛，热入营血证。

郑某，男，2014年4月11日首诊。

主诉： 反复发热2个月。

患者2014年2月开始反复出现发热症状，伴咳嗽，入院查血常规发现三系减少，行骨髓穿刺涂片提示"急性粒细胞白血病部分成熟型（M2）骨髓象"，住院期间予输注单采血小板及少白红细胞、抗感染、止咳化痰等治疗，患者拒绝化疗，症状好转后于2014年2月25日出院。2014年3月4日再次因"发热、皮疹2天"入院，入院后体温波动于37.9～38.5℃，伴全身红色无瘙痒性皮疹，无寒战，予以抗生素抗感染及激素、物理降温后热可退，但症状反复，隔日输注血小板及红细胞后血小板及红细胞水平未升高。症见：间断发热，体温最高可达39℃，伴恶寒，予冰袋降温及地塞米松静推后体温可降至正常，但热反复，口干饮多，纳差，眠欠佳，二便可，无咳嗽咳痰，无腹痛腹泻。查体：体温38.5℃，全身皮肤尤其是躯干部见充血性斑疹，部分融合，上腹部见少许紫癜，双侧睑结膜轻度苍白，桶状胸，双肺呼吸音低，双肺底可闻及湿啰音。舌暗红，苔薄白，脉弦实大。

辅助检查： 2014年2月13日外院骨髓检验结果示急性粒细胞白血病部分成熟型（M2）骨髓象。2014年3月5日查血常规示白细胞$10×10^9$/L，中性粒细胞百分比56.7%，淋巴细胞百分比29.1%，红细胞$2.73×10^9$/L，血红蛋白85g/L，血小板$6×10^9$/L。大便常规正常。查尿常规示尿红细胞23.47个/μL，尿白细胞13.11个/μL。C反应蛋白47.88mg/L。降钙素原4.23ng/mL。

中医诊断： 急性血癌（邪毒内盛，热入营血证）。

西医诊断： 急性粒细胞白血病（AML-M2）。

辨治： 治疗以清热解毒为主。方药如下：

柴胡15g	青蒿15g	甘草5g	大青叶15g
黄芩15g	太子参15g	僵蚕15g	板蓝根15g
青天葵15g	鸡血藤30g	防风15g	法半夏15g

2剂，水煎至400mL，每天1剂，早晚分服。

2014年4月13日二诊： 服药2剂后，患者仍反复发热，发热时伴恶寒，纳差，身上斑疹隐隐，解小便灼热感，舌尖红，少苔，脉细数。考虑热入血分，加用犀角地黄汤清热解毒凉血。方药如下：

柴胡15g	青蒿15g	黄芩15g	太子参15g
大青叶15g	紫杉叶15g	白花蛇舌草30g	僵蚕15g
仙鹤草20g	大蓟15g	甘草5g	水牛角30g
牡丹皮15g	生地黄20g		

3剂，水煎至400mL，每天1剂，早晚分服。

2014年4月16日三诊： 服药后患者由每天发热转为隔日发热，最高体温较前降低，身上斑疹渐退，但面红，口渴，舌红，少苔，脉浮大滑数。考虑患者血分之热尚未清，同时有气分之热，故治疗以犀角地黄汤加白虎汤清气血之热。方药如下：

柴胡30g	青蒿30g	山慈菇10g	半枝莲30g
大青叶15g	紫杉叶15g	生地黄25g	牡丹皮15g
水牛角50g	甘草10g	知母15g	薏苡仁30g
石膏30g			

3剂，水煎至400mL，每天1剂，早晚分服。

2014年4月19日四诊：服药后患者仍隔日发热一次，时有口渴，出汗多，纳可，大便正常，舌红，苔中剥，脉弱滑数。考虑患者时有口渴，出汗多，舌苔剥，恐其久热伤及气阴，组方中加用麦冬、五味子、北沙参、地骨皮养阴清热。方药如下：

柴胡30g	地骨皮20g	青蒿30g	半枝莲30g
紫杉叶15g	山慈菇10g	麦冬15g	五味子10g
黄药子5g	北沙参20g	水牛角50g	牡丹皮15g
石膏30g	薏苡仁50g	甘草5g	

3剂，水煎至400mL，每天1剂，早晚分服。另加服六神丸，每天3次，每次10粒。

服药后患者发热间隔天数逐渐延长，最高体温较前下降，输血间隔时间可达4天，且血小板在未输血情况下可保持在20×10^9/L左右，胃纳好转，精神好转，二便调。

按：急性白血病是一组起源于造血干/祖细胞的恶性克隆性疾病，临床常以贫血，出血，发热及肝、脾、淋巴结肿大为主要表现。其发病率有逐年上升趋势，已成为严重威胁人们生命健康的一种急性凶险性疾病。西医治疗以化学治疗为主，但治疗效果不佳，且部分患者出于各种原因无法接受化学治疗或被迫停止化疗，临床上只能以姑息支持治疗为主。我国历代医书中无白血病病名的记载，从症状来看，大致属于"发热""血证""温病""急劳"等范畴。在翻阅文献时，我们看到多数白血病患者治疗以滋阴为主，清热解毒为辅，但何世东教授认为本案患者未经化疗，邪毒内伏，临床表现为面红，口大渴，身上斑疹渐退，舌红，少苔，脉浮大滑数，辨证以热入营血、邪毒内盛为主，叶天士有言："在卫汗之可也，到气才可清气，入营犹可透热转气……入血就恐耗血动血，直须凉血散血。"故治疗当以清热解毒、凉血为主，方以白虎汤及犀角地黄汤加减，白虎汤清热泻火，除烦止渴，善清气分之热，甘寒滋润以清热生津。犀角地黄汤中牡丹皮泻血中伏火，水牛角透发血分之热邪，生地黄清热滋阴，加白花蛇舌草、紫杉叶、山慈菇、半枝莲、黄药子等加强清热及抗肿瘤之效，加大青叶、青天葵加强清热解毒、凉血止血之功。全方共奏清热解毒、凉血散瘀之效，可使气机畅顺，并能养阴以充汗源，服用后或可通身汗出，温毒之邪随之而解。

九、急性血癌（难治性急性髓系白血病）

【案】脾肾亏虚，血热妄行证。

陈某，女，43岁，2014年7月11日首诊。

主诉：乏力体双下肢瘀斑5个月。

患者于2014年2月10日自觉疲乏，上楼出现气喘，双下肢有多处瘀斑，遂到广东省中医院就诊，查血常规示白细胞17.60×10^9/L，红细胞3.54×10^{12}/L，血小板45×10^9/L。查外周血细胞分类提示中性杆状核粒细胞百分比升高，单核细胞百分比升高，原幼稚细胞占30%，网织红细胞百分比升高。2014年3月18日行骨髓穿刺术提示骨髓增生活跃，见15.5%原始粒细胞，疑似MDS-RAEB-Ⅱ（不除外AML）。免疫分型：原始细胞比例增高，髓系表达为主。髓系细胞占有核细胞46.5%，部分细胞考虑存在发育异常。淋系增殖受抑。2014年3月27日入住南方医科大学南方医院再次行骨髓穿刺术提示：①幼单占10%，片中可见灶性分布的此类细胞；②外周血幼单占5%，原粒占2%。诊断患者为MDS转AML。2014年3—5月予以化疗3程（方案：达珂+HAG），第三程化疗期间出现真菌性肺炎，予以治疗后症状好转。2014年6月23日至7月7日第四程化疗换为阿糖胞苷单药化疗，化疗后复查血常规示血小板30×10^9/L，血红蛋白55g/L，白细胞9.32×10^9/L，予输注红细胞及血小板后出院。出院后患者精神疲倦，咳嗽，咳白色泡沫痰，胸闷气促，全身多处红色皮疹，瘙痒，汗多，入住本院继续治疗。症见：精神疲倦，胸闷，气稍促，心悸，咳嗽，咳白色泡沫痰，咳时腰背痛，全身多处红色皮疹，瘙痒，出汗多，无发热，无恶心呕吐，纳眠差。舌淡暗，苔薄白，脉细弱。

中医诊断：虚劳（脾肾亏虚，血热妄行证）。

西医诊断：①难治性急性髓系白血病；②肺部感染；③药物性肝损害；④药疹。

辨治：中药治疗以益气健脾、活血凉血为法，方中黄芪、太子参、红景天、石斛益气生津，白术健脾燥湿，三七、鸡血藤活血化瘀，夏枯草清热散结，地骨皮、大青叶入血分，清热凉血，补骨脂、巴戟天温肾阳，"益火之源，以消阴翳"，枸杞子、山茱萸滋肾阴，拟方药如下：

黄芪30g	白术15g	炙甘草10g	太子参15g
红景天10g	夏枯草30g	补骨脂12g	枸杞子15g
石斛10g	地骨皮25g	三七5g	鸡血藤30g
山茱萸25g	大青叶15g	巴戟天15g	

5剂，每天1剂，水煎至400mL，早晚分服，温服。

2014年8月1日二诊：患者服药后精神渐渐好转，咳喘无痰，胸闷心悸减轻，双膝痛，全身皮疹较前暗淡，轻瘙痒，出汗减少，纳眠仍未见明显好转，二便调。舌淡暗红，苔薄黄腻，脉弦滑散，乏力。患者正气渐复，应注意祛邪，一味扶正易助邪，导致疾病加重或复发。

具体方药如下：

地骨皮15g	北沙参20g	炒薏苡仁50g	五指毛桃30g
白花蛇舌草30g	大青叶20g	绞股蓝6g	女贞子15g
鸡血藤30g	白术13g	黄芪30g	全蝎5g
半枝莲20g	重楼15g		

7剂，每天1剂，水煎至400mL，早晚分服，温服。

2014年8月22日三诊：患者服药后精神稍疲倦，稍咳嗽，痰少，出现皮下出血点，汗多，纳眠差，舌淡，苔薄白，脉弦细数。患者出现皮下出血点，血证当用血药，故使用水牛角、地骨皮、大青叶、牡丹皮、赤芍凉血解毒，具体处方如下：

五指毛桃30g	白术15g	茯苓20g	炙甘草5g
地骨皮20g	大青叶15g	炙黄芪25g	重楼15g
山茱萸15g	女贞子15g	煅牡蛎30g	半枝莲20g
水牛角30g	赤芍15g	牡丹皮15g	

5剂，每天1剂，水煎至400mL，早晚分服，温服。

2014年8月29日四诊：服药后患者精神未见明显好转，仍有咳嗽，痰黄，气喘，发热，纳眠差，二便可，舌淡暗，苔黄腻，脉沉弦滑数。处方如下：

黄芪25g	白术15g	薏苡仁30g	桃仁15g
地骨皮20g	川贝母10g	重楼15g	大青叶15g
半枝莲20g	女贞子15g	山茱萸15g	五味子6g
山慈菇10g	黄药子5g	延胡索5g	

5剂，每天1剂，水煎至400mL，早晚分服，温服。

治疗期间患者反复出现皮下出血点，多次复查血常规提示血小板及血红蛋白明显下降，考虑疾病进展，且合并严重肺部感染，病情危重，患者于2014年9月14日自动出院。

按： 难治性急性髓系白血病因其自身特性难以达到完全缓解，并发症多，生存期短，治疗极为困难。中医中无"白血病"这一病名，依据其发病特点及症状，本病当属中医中的"虚劳""血症"范畴。何世东教授认为本病发病原因在"虚"及"温热毒邪乘虚而入，内攻骨髓"，故治疗过程中应以扶正为本，祛邪为辅。扶正以健脾补肾为主，祛邪以凉血解毒为则。本案患者化疗效果差，化疗后仍出现疾病进展，化疗为大毒之药，严伤正气，故何世东教授在治疗初始阶段以补益脾肾为主，药物选用黄芪、白术、红景天、太子参、巴戟天、枸杞子等。在补益脾肾的同时，何世东教授注重行气运脾，脾得运，胃气方可生，同时可防滋补腻脾。三诊时患者全身多处出现出血点，复查血常规提示血小板及血红蛋白明显下降，白细胞明显升高，考虑疾病进展，此时正虚为主，但邪气幡盛，故在扶正的基础上加用血分药物凉血解毒，如水牛角、地骨皮、大青叶、牡丹皮、赤芍。白血病患者常出现全身瘀点瘀斑、舌紫暗等症状，何世东教授认为此为血瘀之证，皆因气虚无力，无以推动血液而致瘀，故治疗上应兼化瘀，何世东教授喜用鸡血藤、三七等化瘀止血养血之药。

十、淋巴瘤（非霍奇金淋巴瘤）

【案】 痰热瘀结证。

卢某，男，67岁，2014年11月22日首诊。

主诉： 咽痛8个月。

患者于2014年3月初无明显诱因下出现咽痛，并开始出现右颈部淋巴结肿大，无疼痛，左边无肿块。2014年5月4日，在中山大学附属第一医院耳鼻喉科行喉镜检查提示舌根肿物待查（癌？异位甲状腺？）。舌根肿物活检病理示（舌）鳞状上皮乳头状瘤。2014年5月6日，患者于广州军区广州总医院行PET-CT检查，报告提示：①口咽部团块者状高代谢灶，考虑恶性病变，口咽癌可能；②双侧颈部多发性淋巴结转移。2014年5月14日，患者到广州市中山大学附属肿瘤医院门诊查电子喉镜提示舌体肿物，恶性肿瘤与血管瘤鉴别，右侧梨状窝乳头状瘤。肿物活检病理提示黏膜慢性炎伴鳞状上皮增生及乳头状增生。当时患者及其家属考虑患者基础疾病较多，暂不同意行手术及放疗、化疗。2014年11月8日，患者因口咽部疼痛逐渐加重，吞咽困难入住本院，入院后完善相关检查，11月27日行右颈部淋巴结活检术，病理提示：（右颈部淋巴结组织）病变考虑为淋巴瘤。组织学图像与上述右颈部淋巴结肿物组织学图像相似。免疫组化示（舌体）非霍奇金淋巴瘤，B细胞型，符合弥漫大B细胞型。患者既往有肝硬化、脾切除史。症见：精神一般，咽痛、咽痒、咽干，偶有咽中有痰，舌根肿痛，口黏，吞咽困难，偶有咳嗽咳痰，伴有血丝。纳眠可，大便润，小便正常。查体：下颌淋巴结肿大，右侧淋巴结肿大，压痛，咽充血（+++），双侧扁桃体未及肿大。舌暗红，苔黄薄腻，脉滑数。

中医诊断：淋巴瘤（痰热瘀结证）。

西医诊断：①非霍奇金淋巴瘤（弥漫大B细胞型）；②肝硬化；③脾切除术后。

辨治：证系热毒痰瘀互结，治疗以清热解毒、化痰散结为法。予夏枯草、山慈菇、绞股蓝、猫爪草清热解毒散结，浙贝母、天竺黄、胆南星、青昆布、薏苡仁加强化痰散结之功效，茯苓利水渗湿、健脾宁心，僵蚕、全蝎搜风通络、辅助散邪，三七行气活血，茵陈、郁金护肝利胆。具体方药如下：

夏枯草30g　　山慈菇10g　　黄药子5g　　茯苓30g

僵蚕10g　　全蝎5g　　浙贝母15g　　胆南星10g

薏苡仁30g　　三七5g　　猫爪草20g　　茵陈20g

郁金15g　　天竺黄15g　　青昆布15g　　绞股蓝6g

3剂，水煎服，每天1剂，水煎至400mL，分2次温服，嘱患者服药期间忌辛热煎炸食物，宜调畅情志。

2014年11月28日二诊：患者诉舌根部疼痛减轻，颈部淋巴结仍肿大，疼痛稍减轻，纳眠可，二便正常。舌暗红，苔白黄腻，脉滑数。患者情况稍有好转，效不更方，继续予以首诊方3剂，水煎服，每天1剂。

2014年12月9日三诊：患者诉舌根部疼痛减轻，两侧淋巴结肿胀，压痛明显，纳可，睡眠一般，二便正常。舌暗红，苔腻，脉沉弦。患者淋巴结仍肿胀压痛，予首诊方加穿山甲（现已禁用）10g，《医学衷中参西录》云："穿山甲，味淡性平，气腥而窜，其走窜之性，无微不至，故能宣通脏腑，贯彻经络，透达关窍，凡血凝血聚为病，皆能开之。"何世东教授认为淋巴瘤病机为痰久聚成瘀，故用穿山甲加强走窜、散结消肿之功。予3剂，水煎至400mL，每天1剂，早晚分服。

2014年12月20日四诊：患者同意化疗后，现已完成第一程化疗（方案为"美罗华+CHOP"），诉两侧淋巴结肿胀，咯痰烂肉红色，嗳气，无反酸，无呕吐，无呼吸困难，纳可，睡眠一般，二便调。舌暗红，苔薄黄，脉弦滑数。患者刚结束第一程化疗，化疗药物属于大毒之药，易损伤人体正气，故将三诊方减绞股蓝、僵蚕、全蝎、浙贝母、胆南星、三七、茵陈、郁金、天竺黄等散结之品，加用紫杉叶以加强抗癌之功，白术以顾护脾胃，海藻、山海螺以益气化痰、解毒消肿，凤尾草、仙鹤草以清热解毒、补虚止血，患者诉嗳气，加用法半夏及紫苏梗以燥湿化痰、降逆止呕、消痞散结，具体方药如下：

夏枯草30g　　山慈菇10g　　茯苓20g　　　黄药子5g

仙鹤草20g　　紫杉叶15g　　凤尾草20g　　青昆布30g

薏苡仁30g　　白术15g　　　法半夏15g　　紫苏梗15g

海藻20g　　　猫爪草30g　　山海螺30g

4剂，水煎服，每天1剂，水煎至400mL，分2次温服。

2015年1月7日五诊： 患者刚结束"美罗华+CHOP"方案第二程化疗。化疗后患者精神一般，仍有咽痒，自觉肿块消除，咽痛较前好转，稍有吞咽困难，无头晕乏力及其他不适，纳可，眠差，二便正常。查体：双侧下颌部可触及2cm×1cm、3cm×2cm肿物，压痛（+），活动度尚可。舌根部肿大，咽充血（+），双侧扁桃体未及明显肿大。舌暗红，苔白黄腻，脉弦滑。患者嗳气已解，将四诊方去法半夏、紫苏梗，考虑患者化疗过后，精神一般，睡眠较差，为阴津受损之象，加女贞子、枸杞子以养阴生津，补骨生髓，加山药以顾护脾胃，具体方药如下：

夏枯草30g　　山慈菇10g　　茯苓20g　　　黄药子5g

女贞子15g　　紫杉叶15g　　凤尾草20g　　青昆布30g

薏苡仁30g　　白术15g　　　枸杞子15g　　山药20g

海藻20g　　　猫爪草30g　　山海螺30g

4剂，水煎服，每天1剂，水煎至400mL，分2次温服。

2015年1月28日六诊： 患者完成"美罗华+CHOP"方案第三程化疗。化疗后患者诉发热，最高至39.0℃，经对症处理后现已热退，间有咳嗽，咽中有少许痰，色白，能咯出，气短，疲倦，无头晕等不适，胃纳差，睡眠可，大便烂，小便可。查体：右侧下颌部可触及2cm×1cm肿物，无明显压痛，活动度尚可。伸舌居中，舌根部稍肿大，咽充血（±），双侧扁桃体未及明显肿大。双肺呼吸音稍粗，可闻及少许干湿啰音。舌暗红，苔黄，脉弦滑。考虑患者患有恶性肿瘤，日久正气受损，化疗后正气更伤，大便烂，纳差，气短，疲倦，治疗以补益脾肾为主，清热解毒散结为辅，予黄芪、白术、茯苓、红芪扶养脾胃，顾护后天之本，女贞子、白芍、鸡血藤以调补肝肾，补骨生髓，薏苡仁、青昆布利水散结，半枝莲、夏枯草、猫爪草、山海螺以解毒散结，灵芝以增强抵抗力，加强抗癌之功，具体方药如下：

黄芪15g	薏苡仁30g	白术15g	茯苓20g
夏枯草30g	白芍15g	半枝莲30g	灵芝15g
猫爪草20g	女贞子15g	山海螺30g	青昆布20g
鸡血藤30g	红芪15g		

7剂，水煎服，每天1剂，水煎至400mL，分2次温服。

2015年5月22日七诊： 患者完成"美罗华+CHOP"方案第八程化疗。化疗后患者诉易疲倦，活动后甚，双手指端、双足趾端麻木，无咽痛，咽中无异物感，无头晕头痛，无咳嗽气促，无胸闷心悸，无恶心呕吐，无腹痛腹泻。纳可，失眠，二便调。查体基本同前。舌淡暗，苔腻，脉细。患者患病日久，又行多程化疗，邪去大半，舌淡暗，脉细，治法继续以调补脾胃、扶正固本为主，将六诊方去夏枯草、半枝莲、山海螺、青昆布等解毒散结之品，加用枸杞子、山茱萸、山药补益脾肾，滋补肾阴，以防止骨髓抑制情况，三七活血通络。

服药后患者症状明显好转，后随诊随证加减，患者生活质量可，可自行前来复诊，化疗结束至今复查未见肿瘤复发。

按： 弥漫大B细胞淋巴瘤是成人淋巴瘤中最常见的一种类型，占非霍奇金氏淋巴瘤的30%～40%，多发于中老年男性。R-CHOP是淋巴瘤的经典治疗方案，但在一线治疗中仍有近50%的患者耐药或用药后复发。淋巴瘤常见症状为浅表淋巴结肿大，腹部包块等，属于中医的"石疽""恶核""失荣""痰核"等范畴。何世东教授认为其病机多为气滞痰凝，久而化热成瘀，痰瘀热毒互结而成肿块，若患者久病或经手术及放疗、化疗后，可损伤脾肾，出现脾肾亏虚，气血不足之证。故治疗中应时刻抓住"痰""瘀""虚"，围绕其虚实变化遣方用药。患者早期或未行其他治疗前多用清热解毒、散结消肿之药以祛邪，如夏枯草、半枝莲、青昆布、猫爪草、山海螺等，由于痰热久蕴成瘀，故兼用活血化瘀药物以加强散结之功效，若邪深则非虫类走窜之药所不达，可用全蝎、蜈蚣、僵蚕等虫类药物加强通络剔邪之效。后期或化疗后患者临床表现多以正虚为主，本案患者正虚中偏于阴虚，故治疗多以益气健脾、滋阴补肾为主，脾肾为后天之本，化疗易损伤脾肾，引起呕吐等消化道反应及骨髓抑制，故治疗中应时刻不忘顾护后天之本脾肾。

十一、乳岩（乳腺癌）

【案】脾虚气滞，肝肾亏虚证。

邓某，女，60岁，2013年1月15日首诊。

主诉：右乳癌根治术后6个月。

患者2012年7月无明显诱因下发现右侧乳房肿物，到东莞市南城医院检查示不排除乳腺癌，遂行乳腺肿物穿刺活检术，术后病理提示乳腺癌（具体不详），遂行右乳癌根治术，术后病理示浸润性导管癌Ⅲ级，脉管未见癌栓，淋巴结0/26（-），ER（-），PR（-），CerbB2（+++），ki-6750%（+）。术后于2012年8—10月在某医院行化疗4程（EC方案），化疗期间出现消化道毒性及Ⅳ度骨髓毒性。2012年11月

7日、2012年11月29日、2012年12月20日、2013年1月10日在本院行化疗4程（T方案，多西他赛），化疗后患者出现轻度白细胞下降，予以重组人粒细胞刺激因子注射液后恢复正常。症见：神疲乏力，面色少华，食少寐差，口干，胃脘部轻度不适，右侧胸部无疼痛，无咯血，无腰痛或其他骨痛症状，无头晕头痛，无泛酸嗳气，无腹胀腹痛，无胸闷气促，大便干结，小便调。查体：浅表淋巴结未触及肿大。胸廓对称无畸形，右乳房缺如，右胸部见一长约18cm手术瘢痕，愈合良好，左乳未扪及包块，乳头无凹陷或异常分泌物。舌苔薄，舌质红，脉细略数。

中医诊断：乳岩（脾虚气滞、肝肾亏虚证）。

西医诊断：乳腺癌术后。

辨治：治疗以益气健脾、调补肝肾为主，佐以行气开胃。具体方药如下：

黄芪30g	白术10g	茯苓20g	薏苡仁30g
桑寄生15g	枸杞子15g	山茱萸10g	夏枯草20g
鸡血藤30g	何首乌15g	苏梗10g	砂仁5g（后下）
陈皮5g	甘草5g		

5剂，每天1剂，水煎至400mL，分2次温服。

2013年1月20日二诊：患者服药后神倦乏力改善，胃纳稍有增加，胃脘部不适感缓解，大便每天1次，质可。首诊方减砂仁、苏梗。5剂，每天1剂，水煎至400mL，分2次温服。

患者服药后精神较前好转，以后复诊遣方随证加减，患者精神明显好转，随访至今无明显不适感。

按：乳腺癌是乳腺导管和乳腺小叶上皮细胞在各种致癌因素的作用下，细胞失去正常特性而异常增生，以致超过自我修复限度而发生癌变的疾病。临床以乳腺肿块为主要表现，是女性常见恶性肿瘤之一。中医学称乳腺癌为"乳岩""石奶"，其发生是由于内伤七情、饮食劳倦等致病因素作用于人体，引起阴阳失调。"足阳明胃经行贯乳中；足太阴脾经络胃上膈，布于胸中；足厥阴肝经上膈，布胸胁、绕乳头而行；足少阴肾经上贯肝膈而与乳相连；冲任二脉起于胞中，任脉循腹里，上关元至胸中；冲脉夹脐上行，至胸中而散"，乳腺癌的发生与胃、脾、肝、肾及冲任二脉密切相关。同时，何世东教授强调，在乳岩治疗的各个阶段，应根据不同病机确定不同治疗原则。本案患者术后刚结束化疗，临床表现为神疲乏力，面色少华，食少寐差，盖因化疗药物为大毒之药，损伤人体气血，导致脾胃受损，肝肾不足，故临床上治疗应以益气健脾、补益肝肾为主。方中以黄芪、白术、茯苓、薏苡仁健脾益气，苏梗、砂仁、陈皮、甘草和胃行气，使前药补而不腻。百病有胃气则生，故何世东教授以健脾开胃为先，用桑寄生、枸杞子、山茱萸补益肝肾，何首乌、鸡血藤养血，在补益药物中，何世东教授弃用阿胶等血肉有情之品，选择桑寄生、枸杞子等平补肝肾之药，意在防止血肉有情之品滋腻碍胃，全方共奏健脾益气、补益肝肾之效。

十二、肾癌 ［右肾透明细胞癌术后双肺转移（Ⅳ期）］

【案】痰瘀阻络，气阴两虚证。

彭某，男，45岁，2013年7月29日首诊。

主诉：右肾癌根治术后双肺转移6个月。

患者2006年因"血尿"确诊肾癌，行右肾癌根治术，术后病理提示右肾透明细胞癌。术后未行其他治疗，定期随访。2012年复查提示双肺转移瘤，行穿刺活检术，病理结果考虑右肾癌转移，遂于2012年12月行右中肺、右下肺楔形切除术，并于2013年1月行右侧支气管动脉及T5—T10肋间动脉栓塞术。术后于2013年1月11日开始服舒尼替尼片（37.5mg，每天1次）治疗，其间出现骨髓抑制及肝功能损害。予升白细胞、护肝等对症治疗后恢复，但纳差，疲乏，腰痛，痰多、色黄，口腔溃疡，皮肤瘙痒等症状改善不明显。症见：易疲乏，偶有咽痛，咽中有痰，腰背痛，纳眠不佳，二便正常。查体：浅表淋巴结未扪及肿块，左肺及右上肺呼吸音清，未闻及干湿性啰音。舌暗红，苔黄腻，脉沉弦。

辅助检查：查血常规示白细胞（2.85～2.9）×10^9/L，血小板（34～43）×10^9/L。查肝功能示谷丙转氨酶43U/L，谷草转氨酶57U/L。

中医诊断：肾癌（痰瘀阻络，气阴两虚证）。

西医诊断：右肾透明细胞癌术后双肺转移（Ⅳ期）。

辨治：辨证以热毒内盛、痰瘀阻络为主，治疗以清热化痰，活血逐瘀为主，方药如下：

桃仁10g	川芎10g	赤芍15g	生地黄20g
红花10g	甘草5g	薏苡仁50g	夏枯草30g
半枝莲30g	石见穿30g	白花蛇舌草30g	三七5g
当归15g	牛膝15g		

10剂，水煎服，每天1剂。

2013年8月10日二诊：服药10剂后，患者咽痛减轻，腰背痛缓解，仍咽中有痰，纳眠改善，夜尿每晚2次，大便烂，每天1～2次，将薏苡仁减量至30g，加用茯苓15g、蒲黄10g，取其健脾化痰、凉血活血之义。10剂，水煎服，每天1剂。

2013年8月20日三诊：服10剂后，患者上述诸症改善，但出现口干，口腔溃疡，皮肤瘙痒，此为服用舒尼替尼的常见不良反应，也是常见的限制舒尼替尼使用的原因。何世东教授考虑患者首诊以热毒之邪为主，热毒之邪耗伤正气，邪实正虚，故重用白花蛇舌草、半枝莲、夏枯草等清热化痰散结之品，如今热毒祛除大半，肾癌之病机本在肾虚，加之患者病程日久，肝肾亏虚渐现，阴虚火旺，故见口干、口腔溃疡，血虚则风动，肌表不荣则皮肤瘙痒。遂予六味地黄丸合二至丸，治疗以滋阴益肾潜阳为主，兼顾清热健脾，并以虫类药物搜风止痒，加强化瘀剔邪之力，组方如下：

龟板15g	山茱萸15g	山药20g	白术15g
薏苡仁30g	枸杞子15g	夏枯草30g	猕猴桃根30g
砂仁5g（后下）	赤芍15g	全蝎5g	炙水蛭5g
女贞子15g			

10剂，每天1剂，水煎服。

2013年9月2日四诊：患者口干、口腔溃疡减轻，仍有皮肤瘙痒，出现头痛，气促等症状，舌淡紫，苔薄黄，脉沉弦细。查体：血压150/95mmHg。高血压为服用舒尼替尼的常见不良反应，头痛、气促皆为血压升高所致。何世东教授考虑此时虚实夹杂，故治疗以清热化痰逐瘀为主，佐以滋阴之品，组方如下：

猕猴桃根30g	山海螺30g	茯苓30g	黄药子5g
夏枯草30g	半枝莲15g	石菖蒲15g	薏苡仁30g
三七5g	牡丹皮10g	白术15g	赤芍20g
巴戟天15g	川芎15g	炙水蛭5g	七叶一枝花15g
全蝎5g			

10剂，水煎服，每天1剂，早晚分服。

继服10剂，患者诸症明显好转，病情稳定，复查未见复发及其他部分转移。每次口服舒尼替尼即出现口腔溃疡、皮肤瘙痒症状，予以中药调理后症状皆可缓解。随访至今，自行复诊，生活自理。

按： 肾癌是泌尿系中最常见的恶性肿瘤之一，以透明细胞癌最为常见，由于其发病隐匿，临床症状多不明显，因此多数患者明确诊断时已为中晚期。舒尼替尼是治疗肾癌的一线药物，在延长患者无病生存期及总生存期上有一定的作用，然而其皮疹、高血压、腹泻等不良反应发生率较高，影响药物的持续使用。中医有关肾癌的论述归属"血尿""腰痛""癥积"等范畴。双肺转移癌的临床表现，散见于古典医籍中的"肺积""息贲""咳嗽""咯血""胸痛""痰饮"等病症。本病病位在肾，继则影响肺、脾、肝。病机虚实夹杂，肾气虚为本，寒湿邪毒或肝经湿热之邪乘虚下注肾腑，湿热灼邪胶着，局部经络阻塞，气血凝滞，凝为痰瘀而发为本病。病初邪实为主，故重用薏苡仁、夏枯草、半枝莲、石见穿、白花蛇舌草清热解毒散结，桃仁、红花、三七、当归、川芎活血通络逐瘀，佐以生地黄、女贞子滋阴养血；疾病后期，阴虚更显，予龟板、山茱萸、枸杞子、女贞子滋阴益肾，并以山药、白术、薏苡仁健脾祛湿，"脾旺不受邪"，时刻不忘顾护先后天之本，以全蝎、炙水蛭、川芎祛风通络逐瘀。何世东教授认为临证用药应注意补虚不宜太过，防止留瘀，祛瘀勿攻破太过，以防动血耗血。本案方药一收一行，动静结合，补虚不留瘀，祛瘀不伤正，尽显何世东教授用药之妙。

十三、石瘿（左侧甲状腺癌根除术后）

【案】 痰瘀内结证。

李某，女，35岁，2013年7月31日首诊。

主诉：声嘶1月。

患者40余天前发现颈前肿物，当时患者颈部肿物短期内增大，肿物质地较坚硬，活动性较差，全身未见明显不适，至东莞市人民医院住院治疗，完善相关检查后，行左侧甲状腺癌根治术。病理回报示：①（左侧）甲状腺乳头状癌（3灶，直径分别为0.7cm、0.3cm和0.05cm）；②（峡部及右侧）结节性甲状腺肿，未见癌。出院诊断为左侧甲状腺癌（PT1N0M0Ⅰ期）。术后予左甲状腺素纳片（50μg，每天2次）治疗。1周前返回医院复查甲功示游离三碘甲腺原氨酸（FT$_3$）4.04pg/mL，游离甲状腺素（FT$_4$）1.63ng/dL，促甲状腺素（TSH）0.014mIU/L。近一月来出现声嘶，遂至本院寻求中医治疗。症见：声音嘶哑，饮水呛咳，晨起有痰，不易咯出。胃纳尚可，口干口苦，眠可，小便正常，大便1～2天1次。舌红，苔薄黄腻，脉弦细。查体：心肺未见明显异常。颈部见手术瘢痕，左侧甲状腺缺如，峡部及右侧甲状腺Ⅰ度肿大，质软，无压痛，可触及结节，未闻及血管杂音。双下肢未见水肿。

中医诊断：石瘿（痰瘀内结证）。

西医诊断：左侧甲状腺癌根除术后。

辨治：治以理气散结，活血祛痰为法，具体方药如下：

法半夏15g　猕猴桃根30g　山海螺30g　茯苓20g
厚朴10g　猫爪草25g　夏枯草15g　薏苡仁30g
全蝎5g　赤芍15g　罗汉果1/2个　昆布15g
三七5g

7剂，每天1剂，水煎至400mL，分早晚2次温服。

2013年9月2日二诊：患者声嘶减轻，咽中仍有痰，易疲倦困乏，纳眠尚可，小便正常，大便2天1次。舌红，苔薄黄，脉弦滑。调整方剂，以解郁化痰的海藻玉壶汤加减，配合活血化瘀药物治疗，具体方药如下：

夏枯草20g　海藻15g　青昆布15g　三七5g

浙贝母15g　牡蛎30g　山海螺30g　法半夏10g

全蝎5g　　茯苓20g　白芍20g　　罗汉果1/3个

陈皮5g

10剂，煎服法同前。

2013年9月16日三诊： 患者轻度声嘶，咽中偶有痰，时有疲乏感，胃纳、睡眠尚可，二便正常。舌红，苔薄黄，脉弦滑。续以二诊方，调整用量。药后随访，患者仍有轻度声嘶，但较前明显减轻，晨起偶有痰，易咳出，精神、胃纳、睡眠可，大小便无异常，余无特殊不适。嘱患者若再发颈前肿物，生长较快时应及早就诊检查，日后亦应定期复查B超及甲状腺功能。应注意劳逸结合，勿大声嘶吼、过度发声，损伤声带，平时可自行泡罗汉果、胖大海、木蝴蝶等利咽开声的中药茶饮频服。

按： 甲状腺癌的治疗以外科手术、TSH抑制治疗及碘131放射治疗为主，而外科手术是甲状腺癌治疗的主要手段。但手术操作过程中常难以避免发生喉返神经暂时性损伤，而引起术后出现声嘶、饮水呛咳、声带麻痹等症状。中医认为甲状腺癌属"石瘿"范畴，本病多为情志内伤，肝脾气逆以致气郁、湿痰、瘀血凝滞，证属痰瘀内结证。本案患者治疗以海藻玉壶汤为基础方加减，酌情加活血化瘀的药物。方中用海藻、青昆布化痰软坚，为治瘿瘤主药；夏枯草、浙贝母、山海螺、法半夏散结消肿，牡蛎软坚散结，此五药配伍，为散结常用之药；茯苓渗湿健脾，陈皮理气化痰，白芍柔肝滋阴，罗汉果利咽开声，全蝎、三七活血以通经脉，配合理气药可使气血和调，促进石瘿的消散，共奏化痰软坚，行气活血之功。何世东教授在临床上喜用罗汉果治疗肿瘤，尤其对于鼻咽癌、喉癌、甲状腺癌等病机中阴虚燥热突出者，罗汉果清凉滋润，化痰散结，清散而不伤正，久服无毒。

十四、泄泻（恶性淋巴瘤）

【案】脾肾阳虚证。

陈某，男，40岁，2013年5月24日首诊。

主诉：大便次数增多10天。

患者8年前无明显诱因下出现反复腹泻，每天大便10余次，伴有里急后重，大便质稀。2009年3月就诊于四川省某医院，结肠镜示结肠多发溃疡。结肠、直肠病理报告示符合非特指外周T细胞性淋巴瘤（WHO侵袭性）。于2009年3月、6月、8月及9月行4次CHOP方案化疗，出院后予沙利度胺及干扰素治疗，患者未再行化疗，间断服用中药治疗。2年前患者出现乏力、四肢末端麻木等症状，2011年5月于东莞市东华医院住院治疗，予以DHAP方案化疗2个疗程，疗效欠佳，改用DICE方案化疗2个疗程，复查肠镜及下腹部CT均提示较前好转。后继以DICE方案化疗4个疗程，末次化疗于2011年11月24日结束。出院后曾多次在本院门诊就诊，服用中药治疗。2012年3月复查提示疾病进展，于外院行EPOCH方案化疗6个疗程，疗效评价为SD。近10天大便次数增多，每天10～15次，每次量少，质稀，带黏液，无脓血便，时有腹痛，四肢末端麻木，纳欠佳，眠一般，疲倦乏力，面色苍白，怕冷，无发热、恶寒，无恶心呕吐，近期体重减少3kg。舌淡，苔白，脉细弦滑。查体：体型偏瘦，浅表淋巴结未触及肿大，腹平软，未见胃肠型和蠕动波，全腹未扪及包块，全腹部无压痛及反跳痛，肝脾肋下未扪及包块，移动性浊音阴性，肠鸣音活跃。

中医诊断：泄泻（脾肾阳虚证）。

西医诊断：肠道非霍奇金淋巴瘤（非特指外周T）化疗后。

辨治：治疗以温补脾肾、涩肠止泻、化痰散结为主。方药如下：

黄芪30g	白术15g	干姜10g	补骨脂15g
鹿角胶10g	巴戟天15g	猫爪草30g	山海螺30g
猕猴桃根30g	山茱萸15g	枸杞子15g	穿山甲（已禁用）5g
皂角刺10g	三七5g	薏苡仁30g	法半夏15g
炙甘草5g	桃仁10g		

5剂，水煎至400mL，每天1剂，早晚分服。

2013年5月30日二诊：服药5剂后，患者大便质地稀烂症状较前稍缓解，但大便次数仍同前，四肢末端麻木感稍好转，余症状基本同前。舌淡，苔白，脉沉细弦。患者大便次数仍较多，怕冷，考虑脾肾阳虚不固，予以四神丸温补肾阳，涩肠止泻，用黄芪、白术、山药、薏苡仁、砂仁益气健脾、渗湿止泻。方药如下：

黄芪30g	白术15g	百部15g	山茱萸15g
山药15g	干姜10g	补骨脂15g	五味子5g
鸡血藤30g	煨葛根15g	薏苡仁30g	砂仁5g
炙甘草10g	赤石脂10g		

7剂，水煎至400mL，每天1剂，早晚分服。

2013年6月10日三诊：患者服药后大便次数较前减少，每天5次左右，每次量偏少，轻度稀烂，四肢末端麻木感明显减轻，胃纳较前好转，神倦乏力症状好转。考虑患者长期腹泻，脾肾俱损，命门火衰，脾失健运，且温补脾肾治疗有效，以理中丸为主方加减，继续以补益先后天之本为主，尤其重视后天之本，同时用地榆炭、儿茶、赤石脂、五倍子灌肠以达涩肠止泻之效。方药如下：

党参25g	白术25g	干姜12g	炙甘草10g
补骨脂15g	赤石脂20g	灶心土15g	石榴皮15g
砂仁5g	白芍20g	山药15g	黄芪30g

7剂，水煎至400mL，每天1剂，早晚分服。

灌肠方：地榆炭30g，儿茶15g，赤石脂30g，五倍子30g。

7剂，加水煎至500mL灌肠，每天1剂。

2013年6月18日四诊：患者精神好转，疲倦乏力好转，腹泻次数进一步减少，每天3～5次，胃纳可，舌淡，苔白，脉细弦。考虑患者病史长，脾肾亏损为主要病机，效不更方，三诊方继续口服14剂。

患者服药后腹泻症状明显好转。以后每月复诊遣方随证加减，患者精神逐渐好转，可正常上班，大便次数减少，每天3～5次，稀烂，2014年2月患者大便次数明显增多，每天15次，大便稀烂，带黏液，偶有未消化食物，考虑肿瘤进展，于2014年2月10日、3月11日分别行克DP方案化疗2疗程。化疗后患者腹泻症状未见好转，出现明显的骨髓抑制、肝肾功能衰竭，并出现严重肺部感染，最后于2014年4月救治无效而逝。

按：外周T细胞淋巴瘤作为一种异质性大的非霍奇金淋巴瘤，表现为侵袭性强、预后不良，目前尚无标准治疗策略，国外文献报道CHOP方案治疗5年生存率在20%～45%。本案患者化疗效果欠佳，临床表现主要为腹泻，四诊合参，当属中医中的泄泻病，患者经过反复化疗，毒药攻邪的同时更损伤脾胃，脾虚则不健运，湿邪内困，阴邪伤阳，《医方集解》释："久泻皆由肾命火衰，不能专责脾胃。"久病及肾，命门火衰，寒从中生，故何世东教授认为，本案患者泄泻病机以肾失封藏、脾失健运为主，肾阳虚则关门不固，脾阳虚则中焦虚寒，湿从内生，升降失常，水谷并走于下而为泻。故临床治疗当以温补脾肾、涩肠止泻为则。四神丸中重用补骨脂补命门之火，肉豆蔻温脾暖胃、涩肠止泻，吴茱萸温中散寒，五味子温敛收涩。全方脾肾兼治，命门火旺则可暖脾，脾得健运，肠得固涩，则久泻可止。理中丸中干姜温胃散寒，党参、白术、甘草健脾益气、止泻涩肠。两方同用加大涩肠止泻之功。首诊方中在温补脾肾、涩肠止泻的基础上加用猫爪草、山海螺、猕猴桃根等化痰散结的抗肿瘤药物，但二诊时患者大便次数未见减少，且怕冷症状明显，考虑患者病史长，脾肾阳虚较明显，故在首诊方基础上去猫爪草、山海螺、猕猴桃根等清热散结之药，意恐寒凉伤正，三诊症状未见好转，加灶心土、石榴皮、山药温补脾阳、涩肠止泻，同时予以地榆炭、赤石脂、五倍子、儿茶煎药灌肠，加强收涩力度。本案患者西医化疗效果不佳，副作用大，中医治疗以温补脾肾、涩肠止泻为主，可在一定时间内缓解症状，提高患者生活质量。

十五、虚劳（鼻咽癌放化疗后）

【案】脾肾亏虚，夹痰瘀证。

叶某，男，39岁，2009年5月12日首诊。

主诉：疲乏半年余。

患者2008年8月因"颜面及头痛"于当地医院就诊，查鼻咽部CT发现鼻咽肿物，遂至某院行纤维鼻咽镜取病理示鼻咽非角化性未分化型癌Ⅳ期。2008年9月入住外院，于9月22日开始行一次同期化疗后开始放疗，末次放疗于2009年2月25日结束。2009年5月12日来本院就诊，症见：神清，精神疲乏，反应稍迟钝，不欲言语，形体消瘦，听力下降，怕冷，腰酸膝软，口淡，口干不欲饮，无口苦，无吞咽困难，无头痛，纳差，大便烂，每天3次，眠差易醒。舌瘦红，苔薄黄干，脉弦细缓。查体：张口不受限，伸舌居中，咽部充血，鼻咽部黏膜增厚，双眼视力正常，双耳听力下降，颈部未及肿大淋巴结。2008年初体检发现白细胞偏低（具体不详）。既往有吸烟史4年。

辅查检查： 血常规示白细胞2.8×10^9/L，血小板62×10^9/L。

中医诊断： 虚劳（脾肾亏虚，夹痰瘀证）。

西医诊断： 鼻咽癌放化疗后。

辨治： 治疗宜以健脾补肾、化痰祛瘀为主，拟四君子汤加减，具体方药如下：

黄芪30g	白术20g	党参15g	山茱萸15g
鸡血藤30g	枸杞子15g	阿胶10g	三七5g
红景天10g	当归15g	丹参15g	茯苓20g
灵芝15g	巴戟天15g		

7剂，水煎服，每天1剂，早晚分服。

饮食指导： 宜消淡饮食，忌煎炸食物。用薏苡仁60g熬成稀饭作为早餐。海马（现已禁用）1对、新开河参5g、三七5g、瘦肉50g炖1h，去渣喝汤，1周2次。并疏导患者调畅情志，坚定带瘤生存的信念。

2009年5月22日二诊： 患者疲乏稍改善，无口淡、口干等症状，仍听力下降，怕冷，腰酸膝软，纳差，睡眠不安稳，舌红少苔，脉沉细缓。血常规示白细胞3.1×10^9/L。首诊方去阿胶、当归，加五指毛桃30g、白芍20g、沙棘15g以加强健脾行气之力，再服用7剂，水煎服。

此后患者坚持每2周或1月复诊1次，体力及精神逐渐恢复，睡眠渐安。5个月后正常上班至今，患者疲乏好转，纳眠可，舌红，苔薄黄，脉沉细缓。患者每年复查鼻咽部CT均示鼻咽癌放化疗后改变，未见明显复发。查血常规示白细胞波动（3.1～4.3）×10^9/L。随访至2015年3月，患者除听力尚未恢复外，无其他不适。患者发病后坚持中医药治疗6年余，病情稳定，生活如常人。

按：患者形体消瘦，精神疲乏，反应迟钝，口淡口干，舌红，苔薄黄干，脉沉细，表现以虚证为主，涉及脾肾二脏。脾主运化，肾主水，脾运化水湿失常致水湿滞留，郁久则成痰，痰阻经络则成瘀，痰瘀互结滞留于颃颡而为癌肿。加之患者在接受放疗、化疗后造成多个脏腑损伤，损伤其正气，故以四君子汤为基础加减，寓意"有胃气则生"，先以黄芪、白术、党参、茯苓健运脾胃，山茱萸、枸杞子滋补肾阴，佐巴戟天补肾阳，后取三七、丹参、鸡血藤活血化瘀，红景天、阿胶补益气血，灵芝健脾补气化痰。另外以海马参七汤补脾肾活血、化痰散结。

十六、癥瘕（宫颈癌并淋巴多处转移）

【案】脾肾两虚，痰湿内蕴证。

庞某某，女，40岁，2014年11月3日首诊。

主诉：宫颈癌放化疗后3个月。

患者于2014年5月在外院体检确诊为宫颈癌并淋巴多处转移，当时拒绝手术治疗，2014年8月进行放疗、化疗，化疗后口服单药化疗药物维持。近日出现消瘦，上腹部隐痛，进食后腹胀，纳差，口淡口苦，头晕心悸，恐惊，恶寒怕冷，四肢乏力，失眠，腹泻，解烂便，每天4～5次，无黑便，无胸闷胸痛，无恶心呕吐，无反酸，舌瘦红，苔白厚腻，脉沉弦有力。为求中医治疗，遂至本院就诊。

辅助检查：2014年10月在外院查血常规示白细胞2.8×10^9/L，红细胞

3.4×10^{12}/L。

中医诊断： 癥瘕（脾肾两虚，痰湿内蕴证）。

西医诊断： 宫颈癌并淋巴多处转移。

辨治： 治疗以健脾祛湿、化痰散结为主，拟方如下：

薏苡仁30g	白术15g	石菖蒲10g	山慈菇10g
茯苓30g	太子参20g	黄芪15g	夏枯草30g
赤芍15g	白花蛇舌草30g	砂仁5g	猕猴桃根30g
全蝎5g	蜈蚣2条		

7剂，水煎服，每天1剂。患者就诊过程中喃喃自语表现出轻生的念头，何世东教授遂讲述带瘤生存的希望，嘱患者多考虑家人，坚定意志，调整心态，舒畅心情。

2014年11月12日二诊： 服药7剂过后，患者仍有里急后重感，大便每天5～6次，口苦，肠鸣，气短，心悸心慌，时腹冷痛，胸闷，腰痛。舌瘦尖红，苔黄白厚腻，脉沉弦滑有力。肠鸣、大便次数多，脾虚寒仍较明显，首诊方减夏枯草、白花蛇舌草、猕猴桃根这类清热解毒药物及全蝎、蜈蚣这类走窜之药，恐其伤正，加干姜、补骨脂温补脾肾之阳，易石菖蒲为砂仁、陈皮，加强健脾燥湿之功效，同时加女贞子、鸡血藤补肾益髓。具体方药如下：

黄芪20g	熟党参15g	白术15g	薏苡仁30g
茯苓20g	砂仁5g	干姜10g	补骨脂15g
灵芝15g	海螵蛸15g	陈皮5g	鸡血藤30g
女贞子15g			

7剂，水煎服，每天1剂。

2014年11月19日三诊： 服药7剂过后，患者纳欠佳，恶心，胸闷、嗳气后减轻，里急后重稍好转，今早解大便3次，质软，眠可，舌瘦尖红，苔白腻黏，脉沉弦细。患者大便次数稍减少，但仍有里急后重感，加木香辛开苦降而行大肠气滞，苏梗辛甘而行气和胃，地榆性酸而敛而涩肠。患者放化疗已完成半月，正虚渐恢复，此阶段应注意疾病复发，故扶正之中不忘驱邪，予以山慈菇、白花蛇舌草、猕猴桃根、蜈蚣、全蝎，以加强清热解毒散结之功效。具体方药如下：

法半夏15g	茯苓30g	猪苓15g	薏苡仁30g
全蝎5g	木香10g	山慈菇10g	砂仁5g
地榆15g	白术15g	白花蛇舌草30g	干姜10g
猕猴桃根30g	紫苏梗15g	蜈蚣2条	

7剂，水煎服，每天1剂。

2014年12月3日四诊： 服药7剂过后，患者仍口苦，偶有里急后重感，牙痛，偶有牙龈出血，纳眠欠佳，大便每天约3次，偶有烂便，小便正常，睡眠浅，易醒。舌尖红，苔薄黄，脉沉弦滑细数。患者出现牙痛且牙龈出血，眠差，考虑虚阳上浮，予以龙骨、煅牡蛎重镇潜阳，余治疗同前。拟方如下：

龙骨30g	白芍20g	煅牡蛎30g	薤白15g
炙甘草10g	茯苓30g	蒺藜15g	紫杉叶15g
蛇舌草30g	白术15g	法半夏10g	山慈菇10g
全蝎5条	薏苡仁30g		

7剂，水煎服，每天1剂。

2014年12月10日五诊： 服药7剂过后，患者偶有心慌心悸，口苦口淡，肠鸣，腰痛，无腹胀腹痛，纳眠欠佳，二便正常。舌尖红，苔薄黄，脉沉弦细乏力。拟方如下：

茯苓30g	煅牡蛎30g	太子参25g	合欢皮15g
干姜10g	山慈菇10g	五味子15g	紫杉叶15g

　　　　白芍15g　　白花蛇舌草30g　　延胡索15g　　白术15g

　　　　灵芝15g　　炙甘草5g

　　7剂，水煎服，每天1剂。

　　2014年12月31日六诊： 患者偶有腹痛，伴肠鸣，心慌，胸闷，口苦口淡，大便次数增多，烂便，有黏液，纳眠欠佳。舌淡暗，苔厚白腻，脉沉弦滑。患者腹痛肠鸣，大便多而烂，予以乌梅丸中乌梅、熟附子、黄连、干姜温脏止痛涩肠，余治疗以健脾燥湿为主，拟方如下：

　　　　熟附子5g　　干姜10g　　茯苓20g　　白术10g

　　　　太子参15g　　地榆15g　　乌梅10g　　槐花15g

　　　　薏苡仁30g　　白芍15g　　灵芝15g　　山药15g

　　　　黄连5g　　　炙甘草5g　　绞股蓝6g　　补骨脂10g

　　7剂，水煎服，每天1剂。

　　2015年1月7日七诊： 患者胃纳好转，偶有胸闷，口苦，二便正常，眠可。舌瘦尖红，苔黄白厚腻，脉沉弦滑有力。方药如下：

　　　　白术15g　　薏苡仁30g　　茯苓30g　　黄芪15g

　　　　山药15g　　熟党参15g　　白芍15g　　灵芝15g

　　　　干姜10g　　山慈菇10g　　半枝莲15g　　白花蛇舌草30g

　　7剂，水煎服，每天1剂。

　　继续以七诊方加减，隔日服药，随访至2015年9月，患者精神可，胃纳正常，睡眠安，生活规律，定期复诊。

　　按： 子宫颈癌属于中医"癥瘕"范畴，《血证论》曰："瘀血在经络脏腑之间，则结为癥瘕。"本案中患者经放疗、化疗后出现白细胞减少、胃肠道反应、放射性肠炎，其中尤以放射性肠炎为多发与难治。放射性肠炎的临床表现主要有腹泻、腹胀、肛门坠痛及便血等，发病率高，严重影响患者的生活质量。西医治疗放射性肠炎多采用抗炎、止泻、止痛等措施对症处理，效果不甚满意。中医学中无放射性肠炎的记载，根据症状可归属泄泻、痢疾、腹痛等范畴。翻看文献，多数医家认为放射线为火热毒邪，多以清热解毒燥湿论治。但何世东教授认为治疗此病须不拘一格，如本案患者，其表现为肠鸣、腹痛、泄泻，然其腹痛多为冷痛，喜温，结合四诊，脾胃虚寒明显，予以干姜、熟附子、补骨脂等温补脾肾后症状减轻，是为有效。当然，在治疗过程中若温补固涩太过恐助湿生热或闭门留寇，故何世东教授在治疗过程中注意结合清热解毒燥湿药物，如白花蛇舌草、绞股蓝、猕猴桃根、山慈菇、夏枯草、半枝莲等，药理研究表明此类药物具有抗肿瘤功效。同时，在放射性肠炎治疗过程中何世东教授注意调气，湿阻气机导致大肠气滞，里急后重感明显，故以木香、苏梗、陈皮、砂仁等理气化湿。在本案患者治疗过程中，何世东教授在健脾祛湿的基础上辨证予以温补脾肾、调理气机之法，理法方药一致，收效明显。

十七、癥瘕（卵巢癌）

【案】肝肾阴虚，热毒瘀结证。

孟某，女，38岁，2013年3月15日首诊。

主诉：卵巢癌术后1年余。

患者2011年12月因"发现腹部包块1月余"入住东莞市某医院，2011年12月9日在全麻下行经腹右侧附件切除术+子宫全切术+大网膜切除术，术后病理提示卵巢卵黄囊瘤。术后于2011年12月19日至2012年3月25日行PEB方案化疗4个疗程，化疗期间出现明显的消化道毒性及轻度骨髓毒性，予以对症治疗后缓解。后定期复查未见复发征象。症见：精神稍疲倦，乏力，右下腹部疼痛，腰膝酸软，眠欠佳，早醒，无口干口苦，无头晕头痛，无恶心呕吐，二便调。舌瘦淡红，苔厚白，脉弦细。查体：体型偏瘦，浅表淋巴结未触及肿大，腹平软，未见胃肠型和蠕动波，全腹未扪及包块，无压痛及反跳痛，肝脾肋下未扪及包块，移动性浊音阴性，肠鸣音可。

辅助检查：2011年12月9日术后病理示（右侧附件肿瘤）恶性生殖细胞肿瘤，以卵黄囊瘤为主，（大网膜）未见明显异常。2011年12月5日（术前）AFP 122 171IU/mL。2011年12月10日（术后）AFP 4 650IU/mL，血红蛋白93.1g/L。

中医诊断：卵巢癌（肝肾阴虚，热毒瘀结证）。

西医诊断：卵巢卵黄囊瘤术后化疗后。

辨治：治疗以滋补肝肾、清热散结为主，方药如下：

龟板15g	生地黄15g	石斛10g	白术15g
茯苓15g	薏苡仁30g	枳实10g	猪苓15g
夏枯草30g	山海螺30g	白花蛇舌草30g	全蝎5g
山慈菇15g			

15剂，每天1剂，水煎至400mL，早晚分服。

2013年4月1日二诊：患者服药后精神稍好转，仍有左上腹部疼痛，腰膝酸软好转，眠仍欠佳，二便调。舌瘦淡红，苔薄白，脉沉细。何世东教授考虑大部分邪实已去，应转而以补虚为主。在肿瘤治疗过程中，应始终抓住正虚邪实这一主线，若患者未经手术及放疗、化疗，临床辨证上多以邪实为主，邪气深伏体内，治疗应以祛邪为主，兼以扶正。若患者经过手术及术后化学治疗，由于手术及化疗严重损伤正气，故临床辨证上多以正虚为主，治疗以扶正为主，兼以祛邪。本案患者为卵巢癌术后化疗后，手术伤正，化疗为大毒之物，对全身脏腑均有一定损伤，尤其是脾肾。脾主运化，脾胃受损，则运化失常，水湿内生，故化疗后易出现恶心呕吐、纳差等消化道症状。肾主骨生髓，化疗大毒之药伤肾后易出现白细胞、血红蛋白下降等骨髓抑制，故临证用药上应顾护脾肾之本。在补益脾肾上，何世东教授更倾向以健脾益气为主，脾胃得健则运化得司，气血生化有源，气血得旺则正气旺盛。故二诊在首诊方基础上去山慈菇、夏枯草等清热解毒之药，加健脾益气之党参、五指毛桃、炙甘草。同时，患者病为"癥瘕"中之"癥积"，痛有定处，大抵癥积为血病，故在二诊方基础上加用三七、鸡血藤等活血化瘀之药，加强散结之功效。具体方药如下：

白术15g	白花蛇舌草30g	全蝎5g	猕猴桃根15g
党参20g	炙甘草5g	五指毛桃30g	鸡血藤30g
三七5g	枸杞子15g	山茱萸15g	沙棘30g
白芍20g	薏苡仁30g		

15剂，每天1剂，水煎服，分2次温服。

服药后患者精神好转，腹痛缓解，胃纳增加，睡眠可，二便调。以后复诊遣方随证加减，2015年10月复诊，患者精神可，无明显不适。

按：卵巢癌是来自卵巢上皮、生殖细胞、性腺间质及非特异性间质的原发性肿瘤。近年来，我国卵巢恶性肿瘤的发病率有不断上升的趋势，其发病率仅次于子宫颈癌及子宫内膜癌，死亡率高，居妇科恶性肿瘤之首。总体来看，卵巢癌的5年生存率在50%左右，是威胁妇女健康的一大疾病。卵巢癌见于中医文献中的"癥瘕""积聚""肠覃"。其辨证与"癥积"相近，清代吴谦认为："凡治诸癥积，宜先审身形之强弱，病势之缓急而治之。如人虚，则气血虚弱，不任攻伐，病势虽盛，当先扶正，而后治其病；若形证俱实，宜先攻其病也。"而何世东教授认为，肿瘤经手术及化疗后，身形俱弱，应以补虚为主，故临证用药上应顾护脾肾之本。在补益脾肾上，何世东教授更倾向以健脾益气为主，脾胃得健则运化得司，气血生化有源，气血得旺则正气旺盛。同时，治疗癥积时不忘其多为血病，应加活血化瘀之药以加强散结之效。

（谢洁芸）